MANIFIESTO
POR LA
MENOPAUSIA

MANIFIESTO POR LA MENOPAUSIA

UN MANUAL REVOLUCIONARIO QUE DESTIERRA MITOS Y TABÚES

Dra. Jen Gunter

DIANA

Obra editada en colaboración con Editorial Planeta – España

First Published by Kensington Publishing Corp.
Translation rights arranged by Sandra Bruna Agencia Literaria, SL.

Diseño de portada: © Kristine Mills
Fotografía de portada: © Shutterstock
Fotografía de la autora: © Chloe Jackman Photography

Bajo el sello editorial DIANA M.R.
Avenida Presidente Masarik núm. 111,
Piso 2, Polanco V Sección, Miguel Hidalgo
C.P. 11560, Ciudad de México
www.planetadelibros.us

Primera edición impresa en esta presentación: abril de 2026
ISBN: 978-607-39-3754-2

Impreso en los talleres de Corporación en Servicios
Integrales de Asesoría Profesional, S.A. de C.V.,
Calle E # 6, Parque Industrial
Puebla 2000, C.P. 72225, Puebla, Pue.
Impreso y hecho en México / *Printed in Mexico*

Para todas las mujeres.
Son fabulosas, con estrógenos o sin ellos

Índice

Introducción

EL MANIFIESTO

Si la menopausia apareciera en Yelp tendría una estrella.

> *Este establecimiento tiene problemas de regulación de temperatura. Lo mismo hace un calor abrasador que un frío insoportable. Desafía las leyes de la termodinámica. No lo recomiendo.*
>
> *¡Un horror! Esperaba la regla en las fechas programadas, pero me la aplazaron sin notificación previa y llegó tres semanas más tarde, en mitad de un viaje en Uber. Manché el coche. ¡El conductor me hizo una valoración pésima!*
>
> *El sexo más reseco de mi vida.*

Y no me extraña. Pocas mujeres saben qué esperar cuando ya no esperan la regla y hay pocas cosas tan horribles y desempoderadoras como no entender lo que sucede en tu cuerpo ni por qué razón. La menopausia se parece a emprender un descenso en canoa sin instrucciones y con una idea más o menos vaga de hacia dónde te diriges; aunque imaginas que el destino será horrible. Nadie te explica cómo llegar allí ni qué hacer para afrontar los obstáculos que encontrarás, como los rápidos. Si acaso aparecen. ¿Quién sabe? ¡Averígualo si puedes! Que te vaya bien. Ah, y no escribas. A nadie le interesa tu aventura ni lo que encuentres a tu llegada.

¿Miedo? Verificado. ¿Inseguridad? Verificada. ¿Repercusiones médicas? Verificadas. ¿Síntomas desagradables? Verificados. ¿Irrelevancia social? Verificada.

Con razón la menopausia recibe unos comentarios tan negativos.

La cultura del silencio que rodea a la menopausia en nuestra sociedad patriarcal es para echarse a llorar. Ni siquiera es digna de la mirada crítica que la sociedad dispensa a la vulva y la vagina. Por lo visto, no hay nada tan ignominioso como el cuerpo de una mujer que envejece y buena parte de nuestra sociedad trata la menopausia, más que como una fase de la vida, como una fase de la muerte. Como una especie de «premuerte».

Lo poco que se comenta acerca de la menopausia suele girar en torno a la insuficiencia ovárica. Se parte del presupuesto de que es una enfermedad que existe porque las mujeres y sus ovarios son frágiles. Lo único que sustenta esa afirmación es el hecho de que los hombres no experimentan la menopausia. Sin embargo, comparar a hombres y mujeres en este aspecto equivale a comparar el hígado con el corazón. El primero no es frágil ni está enfermo porque no sea capaz de latir como el segundo y las mujeres no están enfermas porque sus ovarios dejen de producir estrógeno.

La ausencia de la menopausia de nuestro discurso priva de información a las mujeres, una actitud que puede resultar desempoderadora, aterradora y que les impide abogar por sus intereses. En consecuencia, numerosas mujeres padecen síntomas desagradables o no se someten a importantes controles de salud ni reciben terapias porque las han despachado con tópicos del estilo de «es lo que tiene ser mujer» o «no es para tanto». Ahora bien, los problemas que rodean a la menopausia sobrepasan incluso las lagunas de conocimiento y el abandono médico. Las mujeres me dicen que la menopausia se vive en soledad: no hay relatos ni cultura al respecto. Ni tampoco hay un intercambio de información furtivo que sustituya al silencio de la medicina. El consuelo brilla por su ausencia.

Pese a todo, muchas mujeres están deseando saber más sobre la menopausia para poder entender cómo y por qué cambia su cuerpo, y quieren información a partir de la que poder tomar decisiones que les funcionen. También necesitan hablar de lo que está sucediendo en su cuerpo.

Siempre comparo esas experiencias con la mía. Como empecé los estudios de medicina a los veinte años y la residencia de ginecobstetra a los veinticuatro, no recuerdo ningún momento en que no entendiera con detalle los cambios hormonales tanto del ciclo menstrual como de la menopausia. Y no hablo solo de la biología, sino también de cómo se manifestaban en mi organismo. Nunca me dije: «Vaya, esto no me lo esperaba». Ni: «¿Por qué sudo tanto de repente a los cuarenta y cinco años?». Tampoco me horroricé pensando: «¿QUÉ ME ESTÁ PASANDO? ¿POR QUÉ SANGRO COMO UNA FUENTE?».

Mis conocimientos médicos no me libraron del acné menopáusico ni de los sofocos ni de esos sangrados «especialmente» abundantes que son típicos de la transición menopáusica. Pero, como sabía muy bien lo que estaba pasando y cuándo pedir atención médica, el proceso se me antojó prácticamente rutinario. Puesto que conocía las pruebas que estaban indicadas y las que no, y cómo las entendía la farmacología, me resultó mucho más fácil orientarme entre las opciones de tratamiento, escoger la terapia más segura y efectiva, y evitar los remedios milagrosos. Y cuando alcancé mi propia transición menopáusica, llevaba más de veinte años hablando con mujeres acerca de las suyas, ayudándolas a gestionar sus síntomas e inquietudes relativas a la salud, así que había oído infinidad de relatos y tenía conocimientos sobre una gran variedad de experiencias, así como de las opciones de tratamiento. Tuve suerte de que la información a mi alcance no se limitara a lo que veía en casa. La menopausia de mi madre fue volcánica y, de no haber tenido nada más a lo que agarrarme, seguramente me habría asustado.

En internet, en las presentaciones de *La biblia de la vagina* y en el transcurso de entrevistas con periodistas, las mujeres a menudo me preguntaban (y todavía me preguntan): «¿Qué hago?», «¿Quién me puede ayudar?», en relación a la menopausia. Recuerdo una entrevista en particular, que no guardaba relación con el tema, ni siquiera con la menstruación, y cuando mencioné de pasada que usaba un parche de estrógenos la conversación cambió de tercio y la periodista ya no quiso hablar de nada más que de la menopausia. Escuchar una y otra vez a mujeres de distintos países expresar esa necesidad de conocimiento me llevó a obsesionarme con la idea de que todas deberían saber tanto sobre esta fase de la vida como una ginecóloga bien informada. Ese es el objetivo que tengo en mente al escribir estas páginas.

Para poder orientarse por la menopausia, las mujeres necesitan datos objetivos, porque el empoderamiento requiere información fiable, pero también precisan feminismo, porque el patriarcado ha colonizado nuestros cuerpos, el sistema de salud e incluso el pensamiento. La ausencia de la menopausia en el diálogo cultural no se da porque las mujeres quieran. El lenguaje peyorativo y el abandono médico no aparecen en nuestra lista de deseos relativos a la menopausia.

A menudo solo llegan a nuestros oídos historias terribles sobre esta etapa, pero la realidad es que la experiencia de la menopausia varía en cada caso. Muchas mujeres experimentan síntomas leves; algunas, moderados; y otras, severos. Con frecuencia esos síntomas son temporales, aunque en ocasiones se prolongan en el tiempo. La menopausia desencadena una serie de cambios biológicos que incrementan el riesgo de problemas médicos graves, como la enfermedad cardiovascular y la osteoporosis. Pero no es el único factor a tener en cuenta. La edad, otros problemas médicos, la dieta, el ejercicio e incluso las experiencias adversas en la infancia influyen también. Así pues, cuando una mujer se pregunta qué debería hacer, es importante retroceder y observar la imagen completa. Gestionar la menopausia requiere un esfuerzo intenso y abordar el cuerpo en su totalidad o una medicina holística.

No es una enfermedad. Se trata de una adaptación evolutiva que forma parte de la supervivencia de la especie, como la menstruación o la capacidad de inhibir el sistema inmune durante el embarazo para que el cuerpo no ataque al feto. E igual que sucede con esos otros fenómenos biológicos, la menopausia tiende a relacionarse con sus inconvenientes; en este caso, con los síntomas molestos que experimentan algunas mujeres y con un mayor riesgo de problemas médicos graves. Sin embargo, debemos tener en cuenta que llega cuando una mujer está envejeciendo, de modo que es importante no desdeñar los síntomas dando por supuesto que se deben a las hormonas. Es esencial que las mujeres se informen sobre la menopausia, pero también acerca de todo aquello que está sucediendo de manera simultánea, para que puedan entender lo que pasa en su cuerpo, adquieran perspectiva y defiendan sus intereses cuando sea necesario.

Un manifiesto es una declaración o proclamación pública. En el caso de la menopausia, era más que necesario, por cuanto en 2021 se cumplen doscientos años de la invención de la palabra. Mi manifiesto pretende que todas las mujeres posean los conocimientos con los que yo contaba en su momento, con el fin de ayudarlas en su propia menopausia. Exijo que la era del silencio y la vergüenza en relación a la menopausia ceda el paso a la información objetiva y al feminismo. Proclamo la necesidad de dejar de mirar la menopausia como una enfermedad, porque eso equivale a decir que ser mujer es una enfermedad y rechazo una hipótesis tan burdamente construida. También declaro que el patriarcado considera irrelevante la menopausia y que los hombres no tienen derecho a determinar el valor de las mujeres a ninguna edad.

Si todavía te faltan años para la menopausia, espero que el libro te ayude a entender lo que te vas a encontrar. Albergo la esperanza de que te permita contemplarla como una etapa de la vida, y que te informe de los cuidados preventivos que puedes buscar para minimizar el impacto de este hecho biológico en tu salud. Además, confío en que esta obra te proporcione los conocimientos que necesitas para abordar la menopausia desde tus inquietudes específicas.

Si ya formas parte del Equipo Menopausia, espero que mi libro te ayude a comprender cómo has llegado hasta aquí —biológicamente hablando— y te proporcione información sobre temas de salud importantes que te podrían afectar en el futuro. Nunca es demasiado tarde para buscar asistencia médica preventiva, y es muy posible que aún te queden por gestionar numerosos síntomas y problemas médicos.

Y si acaso te encuentras en plena transición hacia la menopausia y estás experimentando el desbarajuste hormonal que conlleva, ten presente que, para muchas mujeres, esta es la fase más compleja. A menudo, el mero hecho de saberlo supone una ayuda. Tengo esperanzas en que la información de esta obra te permita reenfocar lo que vive tu cuerpo y, si acaso estuvieras sufriendo, confío en que te consuele saber que hay muchas explicaciones a lo que estás sintiendo, así como terapias que te pueden ayudar. Estos rápidos no durarán para siempre. Espero de corazón que mi obra contribuya a estabilizar la canoa y te proporcione un respiro.

Los datos objetivos aportan orden al desbarajuste y a la inseguridad que acarrea la menopausia, porque el conocimiento disipa los miedos y nos permite tener presentes opciones de tratamiento. Aun si tu opción fuera no hacer nada, esta sigue resultando una posición de poder, porque se trata de una decisión tomada desde el libre albedrío. El feminismo ayuda a las mujeres a percibir los prejuicios que han influido en sus ideas anteriores y a replantearse la menopausia no como un suceso terminal sino como otra fase de la vida.

Las mujeres quieren más información sobre la menopausia y ese conocimiento puede reducir el sufrimiento. Saber lo que sucede en tu cuerpo, así como que no eres la única en sentir lo que estás sintiendo constituye una poderosa medicina. La información objetiva empodera a las mujeres para que puedan tomar decisiones de salud que les funcionen; no puedes ser una paciente informada con datos inexactos.

Entender cómo funciona el propio cuerpo no debería requerir un acto de feminismo, pero así es. Y parece ser que no hay mayor acto de feminismo que hablar de un cuerpo menopáusico en la sociedad patriarcal.

Así pues, vamos al asunto.

Primera parte

REIVINDICAR EL CAMBIO: ENTENDER EL PROPIO CUERPO COMO ACTO DE FEMINISMO

CAPÍTULO 1

Un segundo rito de paso: por qué la menopausia es importante

La menopausia es la pubertad a la inversa: la transición de una fase biológica marcada por la función ovárica a otra. Sin embargo, las ideas acerca de estos dos acontecimientos no podrían ser más distintas.

La pubertad a menudo constituye un tema, o al menos un subtema, de las novelas para adolescentes y jóvenes. (¡Gracias a Dios que existe Judy Blume!). Acostumbra a formar parte —como mínimo, los aspectos generales— de los programas de biología y educación sexual (si bien, por desgracia, la educación sexual no es universal ni todo lo rigurosa que cabría esperar). Los profesionales de la salud controlan los hitos de la pubertad, como el desarrollo de los pechos y la aparición de vello púbico, para asegurarse de que esta avanza sin incidentes, e incluso el sencillo gesto de marcar la altura en el marco de la puerta durante el estirón es un modo de dejar constancia de su llegada. El paso de la infancia a la adolescencia o a la edad adulta se celebra o, cuando menos, se reconoce en numerosas culturas y/o religiones (aunque, dicho sea de paso, es importante señalar que tener la menstruación no convierte a una niña en una mujer por arte de magia). La pubertad también desencadena una serie de problemas médicos. Por ejemplo: acné, reglas dolorosas y depresión. La pubertad es incluso el inicio de una cadena de acontecimientos que algún día podrían desembocar en cáncer de mama.

Si bien la asignatura «introducción a la pubertad» variará en exactitud y profundidad en función de la cultura, la escuela o la familia, casi todo el mundo reconoce su existencia y, en general, es capaz de hablar de la pubertad sin convertirla en una enfermedad ni considerar la infancia —la época de la vida en que esos problemas aún no se manifiestan— el patrón de referencia de la salud.

La menopausia, a diferencia de la pubertad y aunque es una experiencia universal para toda mujer con ovarios que vive el tiempo suficiente, está rodeada de secreto. No hay un tema sobre la menopausia en los currículos escolares, y los profesionales médicos rara vez la abordan de antemano. Por lo general, la conversación únicamente aparece cuando una mujer expresa la inquietud de que *podría ser la menopausia*. En la sociedad occidental, se suele hablar de la menopausia desde un prisma negativo, como una broma cruel o incluso una enfermedad. Esta actitud surge de la idea dañina de que las mujeres pierden valor cuando su función reproductora cesa, así como de la falsa hipótesis de que la menopausia constituye un defecto biológico por cuanto no existe un equivalente en el hombre, que puede seguir fabricando esperma a una edad avanzada. Sin embargo, usando ese mismo argumento, podríamos decir que los hombres son biológicamente defectuosos, ya que no se pueden quedar embarazados o por desarrollar la enfermedad cardiaca antes que las mujeres. Además, seamos realistas: si bien, en teoría, los hombres poseen la maquinaria biológica para reproducirse hasta la muerte, la edad influye de manera significativa en la fertilidad masculina así como en la capacidad física de un hombre para ser sexualmente activo.

Si tomamos como referencia el cuerpo masculino cisgénero, resulta muy sencillo considerar defectuoso el cuerpo femenino. Este es un principio básico del patriarcado.

Dejemos, pues, las cosas claras. La menopausia merece al menos la misma atención que la pubertad (incluso más, diría yo) y no se puede considerar una enfermedad, como tampoco puede hacerse con el hecho de ser un hombre.

¿Qué es la menopausia?

La palabra no tiene nada que ver con *men*, «hombres» en inglés. Fue acuñada en 1812 por el doctor Charles de Gardanne, un médico francés que usó por primera vez el término *ménèpausie*, una combinación de los vocablos griegos *men*, mes, y *pausis*, cese (un sustantivo habitual para referirse a esta fase de la vida). En 1821, De Gardanne actualizó la palabra como *ménopause*, y, en algún momento posterior, la palabra perdió el acento en la literatura médica.

La menopausia se produce cuando no quedan folículos en los ovarios capaces de ovular, es decir, cuando se agotan los óvulos. La edad media de este suceso se sitúa entre los cincuenta y los cincuenta y dos años. Una de las características determinantes es la caída en picada de los niveles de estrógeno, por cuanto los folículos son la fuente principal de la hormona. Esa caída de estrógenos provoca buena parte de los síntomas y problemas médicos relacionados con la menopausia; sin embargo, algunas investigaciones sugieren que otros cambios hormonales (de los que hablaremos más adelante) también son importantes.

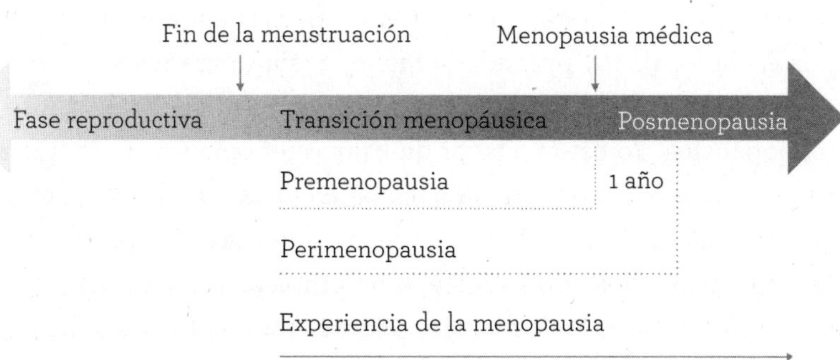

Figura 1: Fases de la función ovárica.

Desde una perspectiva médica, la transición menopáusica es la fase que antecede a la menstruación final. Esta marca la menopausia en sí y, a partir de ese momento, hablaríamos de posmenopausia (ver figura 1). Como no es posible saber de antemano cuál será la regla final, la menopausia se confirma formalmente doce meses después de que una mujer haya menstruado por última vez.

La transición a la menopausia concluye con el último periodo menstrual y se caracteriza por fluctuaciones hormonales que provocan reglas irregulares y síntomas como los sofocos. Existen otros dos términos que hacen referencia a la transición menopáusica: «premenopausia», que es intercambiable con «transición menopáusica», y «perimenopausia» (no se debe confundir con «premenopausia», porque designa algo distinto), que incluye tanto la transición menopáusica como el primer año tras el fin de la menstruación.

La duración de la transición menopáusica (o premenopausia) varía de una mujer a otra de manera significativa y no siempre es posible determinar una fecha exacta. Durante la transición menopáusica se pueden producir varios finales falsos, por los cuales la mujer cree haber tenido la regla final y no, todavía no, mientras que para otras la experiencia de la menopausia se parece más a un proceso gradual aunque sinuoso. O ambas cosas. Lo único predecible de la menopausia es su imprevisibilidad.

El habla coloquial añade confusión a la terminología relativa a esta etapa de la vida. Muchas mujeres y profesionales de la salud a menudo emplean la palabra «menopausia» de manera más ligera. Dicen, por ejemplo: «Estoy pasando la menopausia», para referirse a la transición menopáusica. O: «Estoy menopáusica», al hablar de la fase posmenopáusica. Yo estoy a favor de usar «menopausia» para hablar de todo el proceso o experiencia que abarca de la transición menopáusica en adelante, en la medida en que los síntomas y los problemas médicos relacionados con esta etapa no empiezan ni terminan por arte de magia con el fin de la menstruación. El momento exacto de la regla final es importante para la investigación, la fertilidad y para evaluar el sangrado uterino anómalo pero, por lo demás, es más una nota al pie que la entrada. Usar el término «menopausia» de manera general y concretar su relación con la menstruación final cuando sea relevante médicamente me parece el mejor modo de facilitar la comunicación.

Laguna de conocimiento

Si bien la menopausia es universal, muchas mujeres carecen de información sobre los síntomas habituales, los cambios físicos que acarrea, los aspectos médicos a tener en cuenta o las opciones de tratamiento. Este vacío informativo nace de una combinación tóxica de la incapacidad de los proveedores de atención médica para atender las necesidades educativas de sus pacientes (la medicina adolece de graves problemas de comunicación) y de la misoginia médica, a saber, el abandono de las mujeres sostenido por la medicina a lo largo del tiempo.

En consecuencia, las mujeres ven cómo se desdeñan sus síntomas e inquietudes relativos a la menopausia por considerarse inventados, irrelevantes o simplemente «parte del hecho de ser mujer», es decir, algo que deben soportar sin más.

Ahora bien, el estigma social se extiende más allá de la consulta de los profesionales. Hay un desdén generalizado hacia las mujeres según envejecen. Tal vez «desdén» no sea la palabra adecuada, por cuanto las inquietudes de las mujeres mayores se suelen considerar tan intrascendentes que no merecen la más mínima atención... Sencillamente se les ignora.

En la adolescencia, leía libros cuyas protagonistas tenían su primera menstruación o se peleaban con el brasier, y había unas cuantas madres en mi grupo de amigas que estaban dispuestas a comentar con nosotras los productos menstruales. Mis amigas y yo hablábamos de la regla. Era emocionante. No tengo claro por qué motivo, pero yo era consciente de que formar parte de ese grupo constituía un indicativo de mi relevancia social. Me acordé de esas conversaciones durante un viaje reciente a Winnipeg, cuando almorcé con Tiffany, una amiga de la escuela. ¿Qué era lo que más recordábamos de aquella época? Que fuimos las dos últimas del grupo a las que les vino la regla. A mí, a principios de la primavera de 1980, y a Tiffany, un mes más tarde.

En cambio, no hay historias de ritos de paso relativas a la menopausia y, cuando el tema se menciona, lo que rara vez sucede, se hace desde un prisma eminentemente negativo. Las mujeres casi nunca hablan de la menopausia, ni siquiera entre ellas. Es posible que no tengan claros los hechos objetivos, así que son menos propensas a compartirlos, o que den equivocadamente por supuesto que la mayoría de las terapias son ineficaces o inseguras, o incluso que no hay tratamientos.

Así pues, ¿por qué molestarse? Por si fuera poco, a diferencia de la primera regla, el fin de la menstruación parece marcar el inicio de la tercera edad, ¿y quién quiere tener cuarenta y ocho años y empezar a prepararse para convertirse en una intrépida detective cuyos éxitos no se deben al talento sino a una serie de golpes de suerte, en una vengativa matriarca que se desquita de su impotencia social con todo aquel que se cruza en su camino o en una anciana hogareña y asexuada que vive rodeada de un grupo creciente de gatos que no atinan a usar el arenero?

En los más de veinticinco años que llevo ejerciendo como ginecóloga, la ciencia de la terapia hormonal para la menopausia (THM) ha cambiado significativamente y es complicado comunicar de manera eficaz la evolución de los hallazgos científicos. Las certezas nos tranquilizan, pero la verdad es que en el ámbito de la medicina imperan las medias tintas y lo que hoy consideramos médicamente cierto podría cambiar tan pronto como se lleven a cabo nuevas investigaciones o se desarrolle una nueva tecnología capaz de responder preguntas que ni siquiera nos habíamos formulado. Por no hablar de los titulares. El miedo vende, y tengo la sensación de que buena parte de lo que publica la prensa exagera los peligros de algunas terapias. Además, aparte de la prensa tradicional, las mujeres se mueven también por redes sociales que no siempre ofrecen información de calidad.

Y existe aún otro factor que contribuye a la mala información e incluso a la desinformación. Tanto la industria farmacéutica como aquellos que venden complementos alimenticios y otros productos supuestamente naturales explotan el desafortunado silencio sobre la menopausia y las lagunas de conocimiento que existen al respecto.

Menopausia: información básica

La mayoría de las mujeres vivirá un tercio de su existencia o incluso la mitad en fase de posmenopausia. Si contamos también la transición menopáusica, estamos hablando sin duda de la mitad de la vida. En la actualidad hay setenta millones de mujeres en Estados Unidos mayores de cuarenta y cinco años, una cifra que asciende a más de mil millones en el mundo. A medida que la caída de la natalidad vaya provocando un envejecimiento de la población, el porcentaje de mujeres en transición a la menopausia o posmenopáusicas no hará sino aumentar.

Las fluctuaciones hormonales que empiezan a manifestarse durante la transición a la menopausia pueden desencadenar una gran variedad de síntomas. Para algunas mujeres resultarán tan molestos que las inducirán a pedir tratamiento; a otras les bastará tal vez con saber que lo que les sucede es frecuente. Pensar que eres la única que se siente extraña con su cuerpo puede resultar tremendamente desempoderador y muchas mujeres experimentan alivio solo con saber que sus experiencias son habituales y esperables. También es importante informar a las mujeres de que sus síntomas podrían ser señales de algo más grave, o tranquilizarlas cuando son engorrosos pero no peligrosos.

Por ejemplo, viajé a Europa ocho meses antes de mi regla final y, como había sufrido importantes sofocos, estaba convencida de que había llegado el momento. No llevaba compresas ni tampones. Y entonces, a los cinco minutos de un vuelo de diez horas —la luz del cinturón todavía estaba encendida—, ¡pam!, noté algo que manaba a borbotones y me empapé de sangre. Me sentí como Michael Corleone *(El padrino III)* sentada en el baño del avión y murmurando a mis ovarios: «Justo cuando pensaba que estaba fuera, vuelven a involucrarme».

Cambiarme de ropa interior en el baño de un avión (un espacio más de tantos que no están pensados para la menstruación) y usar compresas baratas durante las diez horas de vuelo, que al final me provocaron un sarpullido en la vulva, fue inquietante. La cantidad de sangre, no. De haber tenido que realizar a menudo vuelos internacionales, tal vez me hubiera planteado recurrir a algún medicamento para regular el periodo, porque las fechorías menstruales a una altitud de crucero no son lo mío. Por eso es importante que las mujeres conozcan sus opciones, para que puedan decidir si desean tratamiento o no. Las inquietudes relativas a la calidad de vida no son triviales; para eso está la medicina.

Los síntomas habituales que las mujeres pueden experimentar durante el proceso de la menopausia se detallan en el cuadro 1 y los comentaremos con todo detalle a lo largo del libro. Dejando a un lado la calidad de vida, la menopausia también es importante porque se asocia con diversos problemas de salud (también detallados en el cuadro 1). No hablamos de detalles sin importancia en cuestión de salud femenina, sino de verdaderos motivos de preocupación. La enfermedad cardiovascular, que está relacionada con la menopausia, acaba con la vida de casi cuatrocientas mil mujeres al año en Estados Unidos; una de cada tres muertes. En comparación, el cáncer de mama mata a cuarenta mil aproximadamente, y sin embargo muchas mujeres en riesgo estadístico tanto de enfermedad cardiovascular como de cáncer de mama tienen miedo al cáncer, aunque es mucho más probable que fallezcan por problemas del corazón. No se trata de escoger tu enfermedad favorita, por así decirlo. Trata de dar un paso atrás y observar la totalidad de enfermedades que afectan a las mujeres para adquirir perspectiva.

A veces oigo decir que debería haber una asignatura sobre la menopausia en las facultades de medicina, pero no se puede separar la menopausia de las mujeres. La solución no es guardar la menopausia en un compartimento estanco, porque eso implicaría segregar a las mujeres. En vez de eso, los estudios sobre problemas médicos y fármacos deben incluir mujeres de todas las edades para que podamos entender cómo abordar la salud femenina a lo largo del proceso menopáusico.

CUADRO 1: SÍNTOMAS HABITUALES Y ENFERMEDADES ASOCIADAS A LA MENOPAUSIA

SÍNTOMAS	ENFERMEDADES
Sangrado menstrual anómalo (abundante y/o reglas irregulares, sangrado entre reglas)	Enfermedad cardiaca
Sofocos y sudoraciones nocturnas	Osteoporosis
Trastornos del sueño	Demencia y enfermedad de Alzheimer
Cambios cognitivos temporales (niebla mental)	Depresión
Sequedad vaginal	Síndrome metabólico
Relaciones sexuales dolorosas	Diabetes tipo 2
Descenso de la libido	Síndrome genitourinario de la menopausia
Dolores articulares	Infecciones del tracto urinario

La menopausia no es un hecho aislado

Un aspecto espinoso de la menopausia es el hecho de que llega cuando nos hacemos mayores, así que diferenciar qué se debe a las hormonas y qué guarda relación con la edad puede resultar complicado. Además, a medida que cumplimos años vamos acumulando enfermedades y muchas de ellas acarrean síntomas que se pueden confundir con los de la menopausia.

Centrémonos en una experiencia habitual en la menopausia: los problemas para dormir. Los trastornos del sueño pueden guardar relación con la edad o deberse a una enfermedad, como la apnea del sueño o la depresión; por si fuera poco, la transición menopáusica puede provocar depresión, y la falta de sueño tiende a empeorarla. Es un nudo gordiano médico. Así pues, el profesional de la salud y la paciente deben asegurarse de que han tenido en cuenta todos los factores concomitantes y cómo se relacionan entre sí antes de dar por supuesto que un síntoma experimentado durante la transición menopáusica o la posmenopausia se debe realmente a las hormonas. Es importante no despedir a las mujeres alegando que «son cosas de la menopausia» o asegurando que las hormonas «lo arreglarán todo» cuando en realidad hay otras enfermedades —algunas potencialmente graves— que podrían estar provocando los síntomas.

Y la complejidad no acaba ahí. Nuestra salud y cómo envejecemos —no solo nuestros ovarios, sino todo el cuerpo— dependen en parte del macroentorno. Por ejemplo, la dieta, el ejercicio, el estrés, las relaciones personales o si hemos tenido hijos y, en ese caso, ¿les dimos el pecho? Algunas personas se refieren a esas circunstancias como factores relativos al estilo de vida, pero a mí personalmente no me gusta ese término porque no estamos hablando de escoger un gimnasio.

También hay que tener en cuenta los condicionantes de la salud, que son las condiciones sociales y económicas en las cuales las personas nacen, crecen, viven, trabajan y envejecen, y que afectan a la salud y la calidad de vida. A menudo pienso en esos factores como el microentorno. Generan diferencias injustas y predecibles en el estado de salud a través de numerosos mecanismos, como la falta de acceso a una educación y cuidados médicos adecuados, condiciones de trabajo inseguras, hacinamiento en el hogar, racismo y malnutrición. Saber en qué medida afectan esos factores socioeconómicos a la salud es complicado porque a menudo se entrelazan y pueden sumarse. Los condicionantes sociales de la salud influyen en la edad de la menopausia así como en muchos de los síntomas y enfermedades asociados a esta etapa.

Un condicionante de la salud muy importante es la exposición a la adversidad en la infancia, conocida como EAI (experiencias adversas en la infancia). Las EAI incluyen traumas como el maltrato emocional o físico ejercido por un progenitor, comida o ropa insuficientes, pérdida de una figura parental, vivir con alguien con problemas de abuso de drogas o alcohol, presenciar violencia doméstica y abuso sexual.

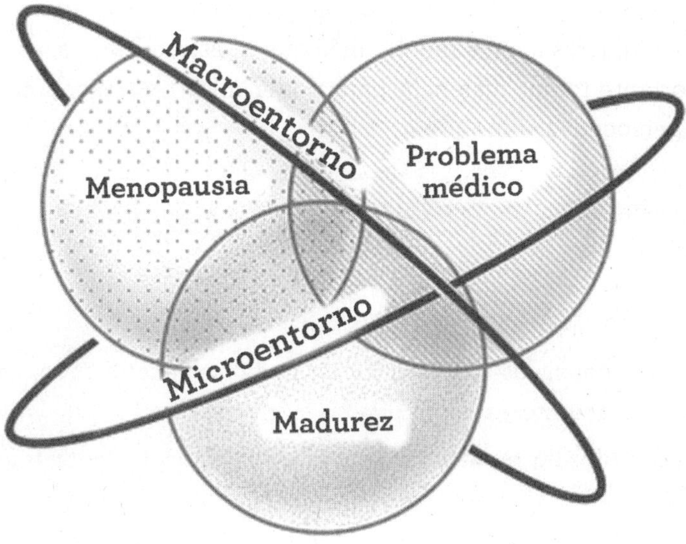

Figura 2: Diagrama M: la menopausia en contexto.

Las EAI se relacionan con algunas conductas que podrían tener impacto en la menopausia, por ejemplo si una mujer empieza a fumar o la edad de su primer embarazo. Pero su influencia es mucho mayor. Cada vez hay más literatura que demuestra que las experiencias adversas en la infancia pueden desembocar en problemas de salud, por cuando desencadenan respuestas de estrés desproporcionadas que afectan al cerebro en desarrollo así como a los sistemas endocrino e inmune. Este fenómeno se conoce como reacción de estrés tóxico y puede provocar complicaciones muy negativas. La exposición a cuatro o más experiencias adversas en la infancia aumenta el riesgo de numerosas enfermedades interrelacionadas con la menopausia como el infarto, el ictus, los trastornos del sueño, la enfermedad de Alzheimer, la diabetes, la depresión y el cáncer de mama. Los traumas literalmente reprograman el cerebro y el cuerpo.

Me parece útil, cuando valoro alguna inquietud de salud, lo que llamo mi diagrama M: un diagrama de Venn (o diagrama de Jenn™) de la menopausia. El núcleo está formado por la menopausia, los problemas médicos y la madurez (edad), y alrededor de este núcleo se encuentran el macroentorno y el microentorno (ver figura 2).

Las mujeres somos mucho más que nuestros ovarios, así que es importante tomar distancia para poder mirar la imagen completa con perspectiva.

EN RESUMIDAS CUENTAS

- La menopausia es la transición de una fase de la función ovárica a otra; básicamente, es la pubertad a la inversa.
- Los cambios hormonales durante la menopausia pueden tener consecuencias biológicas en cascada que conduzcan a síntomas preocupantes e inquietudes concernientes a la salud.
- El proceso de la menopausia abarcará de un tercio a la mitad de la vida de muchas mujeres.
- Existe una enorme desconexión entre lo que conocemos desde el punto de vista médico y la información a la que tienen acceso las mujeres.
- La edad, los problemas médicos, los factores ambientales y los condicionantes sociales de la salud influyen en la experiencia de la menopausia.

CAPÍTULO 2

Historia y lenguaje de la menopausia: desde una época crítica hasta el cambio

¿Podemos considerar que la palabra «menopausia» dio inicio a la medicalización de un proceso fisiológico normal? ¿O, por el contrario, nombrar la experiencia sería la máxima afirmación del matriarcado en la medida en que valida los síntomas y visibiliza aspectos de la salud femenina largo tiempo desatendidos?

Pues resulta que ambas cosas podrían ser ciertas. Cuando hablamos de la menopausia, las respuestas nunca son sencillas.

La menopausia vista por la medicina, desde la antigüedad hasta principios de siglo XIX

El fin de la menstruación al alcanzar cierta edad está documentada tanto en los textos médicos de la China tradicional como en los de la Antigua Grecia, y se daba por hecho que implicaba el final de la fertilidad. En la medicina china tradicional, la época posterior al último periodo no se contemplaba como algo distinto de la vejez, e igual que las mujeres dejaban de menstruar los hombres adolecían de escasez de semen. Los antiguos griegos sentían un extraordinario interés por la menstruación como signo vital. Según el pensamiento de la época, los hombres estaban en armonía con el mundo mientras que las mujeres poseían un exceso de agua por cuanto la textura de su carne era más blanda y esponjosa, de lo que deducían que absorbían un exceso de líquido de la dieta. Para compensar, el útero de las mujeres liberaba fluidos una vez al mes. Cada vez que alguien esgrime a Hipócrates o idealiza lo «antiguo» en lo que concierne a la salud, yo me acuerdo de que los antiguos médicos griegos creían que las mujeres eran un sistema de tuberías defectuoso con patas.

La ausencia del periodo menstrual en la medicina de la Antigua Grecia —en la que se inspiró el Imperio romano, la medicina persa, la árabe y, más adelante, la moderna medicina occidental— se consideraba preocupante en la medida en que indicaba un posible problema de fertilidad así como una acumulación peligrosa de fluido. Saberlo nos ayuda a entender buena parte de la obsesión de los médicos antiguos por los periodos menstruales; el 80 por ciento de las 1,500 recetas farmacéuticas que forman parte del corpus hipocrático se refieren a la menstruación. También arroja luz sobre los motivos por los que, en muchos de los antiguos tratados médicos occidentales, se detalla con tanta precisión la edad a la que cabía esperar el último periodo menstrual. Los médicos de la Antigua Grecia y Roma constataron con gran exactitud la edad media de la menopausia; consideraban la pérdida de la fertilidad un acontecimiento digno de atención.

Los antiguos galenos tenían muy presente el concepto del periodo menstrual final; en cambio, los síntomas —si acaso los había— y lo que pasaba después no les parecía digno de interés. Es importante recordar que la medicina, como todo lo demás, existía ante todo para satisfacer los intereses (y, en consecuencia, granjearse el mecenazgo) de una élite masculina a la que, con toda probabilidad, le importaba más bien poco el cuerpo de las mujeres de edad. Curiosamente, en algunas sociedades de la Antigua Grecia nombraban sacerdotisas a las mujeres posmenopáusicas (la menopausia se consideraba una nueva virginidad, que les proporcionaba el nivel de pureza que una mujer precisaba para el sacerdocio).

La primera mención en la literatura médica occidental de síntomas que hoy podemos relacionar con la menopausia aparece en 1582. El doctor Jean Liébault, un médico francés, describía *petites rougers* o rubores —lo que hoy llamaríamos sofocos— que afectaban a la cara y que a menudo desembocaban en *moiteurs* o sudores. Esas palabras no difieren demasiado de las que escucho hoy día en mi consulta.

El doctor Liébault estaba especializado en enfermedades femeninas y era el médico de Catalina de Borbón (hermana de Enrique IV, rey de Francia), dato que apoya la idea de que el mecenazgo está directamente relacionado con los descubrimientos médicos. Con todo, Liébault estaba adelantado a su época en muchos otros sentidos. Escribió que «una mujer no es un varón imperfecto», desaprobaba el matrimonio forzoso para las mujeres, pensaba que el flujo menstrual era sangre y no fluido tóxico, describía la hinchazón previa a la menstruación y opinaba que tan importante era el placer femenino durante el acto sexual como el masculino. Estaba casado con Nicole Estienne, que escribió el manifiesto *Las miserias de la mujer casada,* una denuncia de la institución matrimonial y de los hombres. Si el suyo fue un matrimonio feliz o no escapa al alcance de este libro.

Si bien, habida cuenta de sus observaciones sobre la salud femenina, Liébault era sin duda un médico eminentemente renacentista, la mayoría de los galenos de la época seguían instalados en la idea de que las mujeres eran una versión inferior de los hombres, así como en su falta de conocimientos sobre anatomía femenina y una incapacidad absoluta para comprender los mecanismos de la menstruación. Aunque sabían que esta desaparecía a partir de cierta edad, igualmente se culpaba a esa ausencia de la mayoría de las enfermedades que afectaban a las mujeres tras el periodo final. La sangre menstrual se consideraba tóxica, el motivo de una larga lista de problemas médicos, desde abortos hasta cáncer pasando por tuberculosis y rabia. La sangre menstrual también era capaz de matar plantas y estropear espejos. La salud de las mujeres empeoraba con la edad, porque se debilitaban demasiado como para expulsar esa sustancia tóxica, que a partir de entonces se acumulaba en el cuerpo.

La primera disertación formal de lo que ahora llamamos menopausia se escribió en 1710 (el título en latín podría traducirse como *Última menstruación*, inicio de la enfermedad, que constituye un resumen muy exacto de las ideas de la época) y bien podría haberse titulado *Ser mujer: de mal en peor*. Las enfermedades se incrementaban con la edad, eso lo sabían. Sin embargo, cuando un hombre enfermaba, había una explicación, tal vez no las que ofreceríamos hoy, pero una explicación al fin y al cabo que encajaba con las nociones del cuerpo humano de la época. En el caso de las mujeres, la causa de todo era el útero. Si consideras a las mujeres como seres inferiores, débiles, sucios o defectuosos, no te costará demasiado ingeniártelas para que los conocimientos médicos encajen con tu visión del mundo, como era el caso. Se trata de una lección importante que los profesionales de la medicina no deberíamos olvidar.

Poco después de aquella primera disertación sobre la menopausia, empezó a publicarse literatura sobre el tema en Europa e Inglaterra, tanto para la profesión médica como para el gran público. *The Ladies Physical Directory* (Guía del cuerpo femenino), publicado por primera vez en 1716 y firmado de manera anónima por «un médico», tuvo múltiples reimpresiones. En 1727 iba por la sexta edición e incluía información sobre cómo tratar diversos problemas médicos que debían de ser habituales entre las mujeres de cuarenta y tantos en adelante: reglas abundantes, periodos irregulares y prolapso uterino. Así pues, había interés al respecto. Casi todos los tratamientos de la época involucraban sangrías, sanguijuelas y purgantes (laxantes); métodos para extraer «toxinas» y/o fluidos que se habían acumulado debido a la falta de menstruación. Analizando los remedios, es imposible que fueran médicamente eficaces, aunque muchos debían de provocar diarrea y tal vez contracciones uterinas, que seguramente provocaban cierto sangrado en mujeres en tránsito a la menopausia (no menstruaciones normales, más bien una señal de que algo iba mal en el cuerpo). Esos efectos aparecían como cortesía de los peligrosos ingredientes de los remedios, como aceite de sabina, raíz de aro y virutas de hierro. Es probable que otras recetas fueran inocuas e ineficaces, o quizá dieran algún resultado gracias al efecto placebo o, con más probabilidad, a la copa de vino y al largo paseo que a menudo se recomendaba como parte de la terapia. También había todo un despliegue de mezclas herbales para la vagina que harían palidecer de envidia a Gwyneth Paltrow.

En esos textos encontramos una gran variedad de términos que describen la menopausia; muchos se parecen a los que usamos en la actualidad y otros son aún mejores. Lo que hoy llamamos «transición menopáusica» se conocía en la Inglaterra de los siglos XVIII y XIX (e incluso antes, tal vez) como «el regateo», pues las mujeres regateaban con sus periodos. Durante el regateo, las mujeres podían experimentar dolores de cabeza, de espalda, síntomas vasomotores (lo que ahora conocemos como sofocos y sudoraciones nocturnas), dolores intermitentes y malestar general. Los términos para los sofocos eran «calores febriles», «calores bochornosos» y «eclosiones de calor».

El término «regateo» resulta delicioso de tan descriptivo. Ahora lo uso en consulta cuando explico la transición menopáusica y en casi todas las ocasiones provoca una sonrisa. Hablar de «bochornos» me parecía aceptable hasta que empecé a experimentarlos. Para mí, un bochorno se produce en las mejillas y, si bien es verdad que noto calor en la cara, la sensación no se limita a esa zona. Aparte de eso, bochorno me suena recatado, como si fuera un personaje de Jane Austen que se ruboriza y experimenta cierto desmayo ante la mirada de un hombre con una renta de cuatro mil libras al año. Eso de «eclosión de calor» me parece increíblemente apropiado, porque el calor parece comenzar dentro y luego eclosionar hacia arriba y hacia fuera en dirección a la cabeza, el cuello y los brazos. (Dicho sea de paso, comentar que me desagrada el término «calores súbitos», que se alterna con «sofocos», porque un calor súbito evoca una sensación efímera, que no es el caso, y opino que degrada la magnitud de la experiencia).

Como buena parte de las sensaciones que experimentaban las mujeres nos han llegado por tradición oral, es difícil saber cuántas palabras de distintas culturas se han perdido a causa del desinterés o de la *machoexplicación* (*mansplaining*) médica, entendida como «te voy a escuchar, voy a interpretar tu experiencia desde mis estrechas miras y los prejuicios culturales y religiosos, y luego te la explicaré en mis manuales médicos».

La medicina occidental era consciente de las inquietudes médicas que albergaban las mujeres en tránsito menopáusico, pero los síntomas se atribuían ante todo a la patología principal: las toxinas acumuladas. En consecuencia, la menopausia se consideraba otra deficiencia femenina y algo que temer. En 1776, John Fothergill, un influyente y astuto galeno inglés, desafió esta idea en su artículo *De la gestión adecuada del cese de la menstruación*. El doctor Fothergill afirmaba que las mujeres habían aprendido a contemplar la menopausia con «cierto grado de ansiedad» y que «las diversas y absurdas opiniones relativas al cese del flujo menstrual y sus consecuencias habían quitado el sueño a muchas mujeres sensatas».

El doctor Fothergill no pensaba que la sangre menstrual fuera tóxica y, si bien pudiera contener algunos «humores mórbidos», también los hombres, según Fothergill, tenían esa clase de humores, que liberaban a través de las hemorroides. Se había fijado igualmente en que las damas que habían aprendido a temer la menopausia eran más propensas a sufrir sus síntomas. Para el doctor Fothergill, la menopausia era un proceso normal y había observado que para muchas mujeres no tenía mayores consecuencias. Igualmente advertía con acierto que la menopausia suponía un alivio para las que sufrían periodos dolorosos o abundantes. También reconocía que algunas mujeres sí experimentaban síntomas preocupantes, como sofocos seguidos de «sudores instantáneos», dificultades para dormir, cambios de humor y dolores articulares, aunque a menudo eran temporales. Muchas de sus terapias eran las habituales de la época: sangrías y laxantes (las suyas eran mucho más suaves y algunas todavía las usamos hoy, como el sen y el magnesio). La diferencia es que ninguna de sus recetas parece contener ninguna planta venenosa, seguramente porque era también un experto botánico. Recomendaba asimismo modificaciones en la dieta y el vinito de rigor.

Hasta el artículo del doctor Fothergill, buena parte del lenguaje sobre la menopausia adoptaba un tono de fatalidad, como si no hubiera un horror más grande que una menopáusica, y por desgracia su trabajo no bastó para poner fin a esas actitudes negativas. En 1787, Claude Jeannet des Longrois, un médico francés, se refería a las mujeres en la menopausia como reinas destronadas. Muchos de los textos de la época que son aplicables a mujeres menopáusicas cuentan con secciones relativamente extensas sobre cáncer de cérvix, útero y mama, y si bien en aquel entonces eran enfermedades fatales en todos los casos que concluían con muertes horribles, el lenguaje empleado resulta menos deprimente que el usado para la menopausia. Pese a todo, el artículo del doctor Fothergill se tradujo a varios idiomas y empezó a llamar la atención. Esto coincidió con un cambio de actitud generalizado respecto al envejecimiento.

El nacimiento de la menopausia

Como comentábamos anteriormente, la palabra «*ménèpausie*» apareció por primera vez en 1812 en una disertación escrita por el doctor De Gardanne. Posteriormente, en 1816, publicó un libro sobre la *ménèpausie* titulado *Consejos a las mujeres que alcanzan la edad crítica* o *Avis aux femmes qui entrent dans l'âge critique*. La segunda edición, publicada en 1821, actualizó el título a *Menopausia: la edad crítica de las mujeres* o *De la ménopause, ou de l'âge critique des femmes*.

En su artículo de 1812, De Gardanne explica que hacía falta un nuevo término, por cuanto había demasiados en circulación. Entre los más típicos de la época estaban los aceptables —climaterio, fase crítica, estadio crítico y cambio de vida—, los inaceptables —declive de la mediana edad— y los sencillamente horribles: infierno femenino, invierno femenino y muerte sexual. Imagínate diciendo: «Tengo que ir un momento a la consulta de mi especialista en invierno femenino para plantearle unas inquietudes... ¿Compro el pan al volver?». Exacto. Supongo que proponer un nombre que no sonara peyorativo y que fuera específico para las mujeres (términos como «climaterio» y «cambio de vida» se aplicaban también a los hombres) vendía bien y seguramente creaba la sensación de que tenía algo nuevo que ofrecer.

En su disertación de 1812, De Gardanne explica que el término «*ménèpausie*» está compuesto de dos palabras griegas, μήνας o *mois* en francés (*mes* en español) y παῦσις o *cessation* en francés (*finalización* en español), que, según afirma, procede de παύω, traducido como *je finis* o *je cesse*; *termino* o *ceso* en español. Para De Gardanne, esos dos vocablos griegos se unían fonéticamente en francés como *ménèpausie*. Puede que su elección final también estuviera influida por la palabra francesa *menstrues* (*menstruación*, del latín *menses*, plural de *mes*).

Si bien hoy pensamos en la palabra «pausa» como un descanso temporal, De Gardanne deja muy claro que no pensaba que la menstruación volvería a empezar al cabo de un tiempo, y que la *pausie* de su *ménèpausie* se consideraba definitiva.

Lo que no explica De Gardanne es por qué razón la *ménèpausie* quedó abreviada como *ménopause* en la segunda edición de su libro, de 1821. ¿Y por qué usó la palabra en el título de esa segunda edición? ¿Acaso había ganado tanta popularidad o el término se asociaba con el autor hasta tal punto que la empleó como estrategia comercial para que su obra destacara entre otros libros sobre el tema?

Leí el libro de De Gardanne en la lengua original, pero el francés canadiense que aprendí en mis tiempos de prepa tenía poco que ver con el que se hablaba en la Francia del siglo XIX. Para asegurarme de que entendía el contenido, conté con la generosa ayuda del doctor Martin Winkler, el ginecobstetra francés que escribió la introducción de la edición francesa de *La biblia de la vagina*.

El libro de De Gardanne viene a ser un lamento por el destino de las mujeres que envejecen, así que de revolucionario tiene bien poco. No comenta los síntomas de la menopausia con detalle y, como tantos otros médicos de la época y que lo antecedieron, culpa al climaterio de muchas de las enfermedades que afectan a las mujeres al hacerse mayores. No explica cómo es posible que el útero provoque problemas de gota o de digestión en las mujeres cuando los hombres sufren esas mismas enfermedades. Es la misma historia rancia de siempre: los hombres envejecen y las mujeres sufren la traición de su vientre. (No me gusta esa palabra, pero la usaré en este caso).

El libro de De Gardanne está lleno de consejos relativos a la alimentación, como la importancia de comer alimentos ricos en almidón y evitar cualquier tipo de alcohol excepto vino aguado, en qué cama dormir y recomendaciones de higiene; hay páginas y más páginas sobre los peligros de teñirse el pelo y usar maquillaje (el rubor es particularmente problemático). También habla de ropa, aunque no comenta qué tejidos son más frescos, sino que insiste en señalar la tragedia que supone ver a una mujer de más de cincuenta años vestida como una jovencita, en particular si enseña los brazos. E incluye esta perla: «En la fase de la menopausia, cabría pensar que las mujeres han ganado sabiduría con la edad; por el contrario, el hábito junto con la necesidad las induce a acudir a la tienda de moda más que a la consulta del médico».

Teniendo en cuenta la clase de consejos patriarcales que recibían y la calidad de las terapias médicas (¿sanguijuelas vulvares, en serio?), no me extraña que las damas optaran por la terapia de las compras. Y espero que abundaran las mangas cortas y los escotes que dejaran a la vista pechos protuberantes. La obra de De Gardanne no tuvo buena recepción entre sus colegas, quienes señalaron con gran acierto que ofrecía muy poca información y se limitaba a atribuir a la menopausia la mayoría de las enfermedades que aparecían con la edad.

Numerosos libros de la época del doctor De Gardanne se parecían al suyo: pobres en medicina y rebosantes de patriarcado. Una notable excepción es el texto del doctor Edward Tilt, publicado en 1857: *The Change of Life in Health and Disease* (*Cómo afecta el cambio de vida a la salud y a la enfermedad*). Era popular, científico y avanzado para la época. Tilt emplea la palabra «menopausia» una sola vez y únicamente para señalar que, si bien otros la han usado, a él le parece innecesaria. El comentario parece un desafío directo a De Gardanne (me encantan las rencillas médicas). Él prefiere el término «cese» o c., para abreviar. El libro del doctor Tilt es fascinante. Igual que Fothergill, no contempla la menopausia como una enfermedad e incluye datos de mujeres cuyos síntomas ha estudiado. El doctor Tilt utiliza el término «sofocos», por ser «breve y expresivo», pero menciona también las «eclosiones de calor», una expresión que, según él, «describe fielmente lo que sucede en realidad». Hizo numerosas observaciones médicas que todavía se sostienen en la actualidad. Si bien muchas de las terapias que propone son horribles, tienen base científica, dentro de lo que cabe, y en cualquier caso los tratamientos médicos en general eran espantosos en aquellos tiempos.

Antes de que De Gardanne introdujera el término «menopausia», las expresiones más habituales en los manuales eran «climaterio», «edad crítica» y la abreviatura «c.» para referirse al cese de la menstruación, pero la palabra «menopausia» pronto entró a formar parte de la nomenclatura médica. Aparece en la revista de la sociedad médica de Massachusetts, el *New England Journal of Medicine*, en 1871, y con el paso de los años «menopausia» y «climaterio» empezaron a usarse de manera indistinta para designar la época del fin de la menstruación y los años siguientes.

Después de leer el libro del doctor Tilt y muchos artículos sobre menopausia en las publicaciones médicas entre las décadas de 1920 y 1940, me sobrecogen los retazos de angustia y sufrimiento que reflejan, habida cuenta del estilo explicativo de la época: fragmentos de vidas en lugar de los cuadros y gráficos despersonalizados que se emplean en la actualidad. Párrafos como: «H. L., treinta y un años, casada, menopausia artificial en noviembre de 1925 (radiación intrauterina y vaginal por endometriosis), quien sufre bochornos cada cinco minutos» al igual que «dolores de cabeza y de espalda, fue ingresada en el hospital en 1929 y dada de alta sin diagnóstico», hasta que finalmente pudo ser atendida en una clínica de menopausia en 1932.

En una época previa a los gigantes farmacéuticos, los artículos, uno tras otro, detallaban síntomas idénticos a los que hoy escuchamos: sofocos, sudores, insomnio, dolor articular y cambios de humor; si bien, para su desgracia, muchas de las mujeres que se citaban en esos textos sufrían insuficiencia ovárica precoz causada por las radioterapias, la menopausia quirúrgica u otras causas desconocidas. Muchas eran erróneamente etiquetadas como histéricas o «nerviosas».

Incluso había clínicas dedicadas a la menopausia, por considerarse un gran desafío médico, pues en aquella época todavía no existía una terapia hormonal para la menopausia (THM) fiable. En 1932, los doctores Samuel Geist y Frank Spellman del Centro Médico Monte Sinaí de Nueva York escribieron lo siguiente en el *American Journal of Obstetrics and Gynecology*, la revista profesional de Obstetricia y Ginecología:

> Ningún síntoma complejo se ha resistido más al tratamiento y ninguno está tan envuelto en tinieblas desde el punto de vista etiológico como el grupo de manifestaciones que se conocen como menopausia.

Los doctores Geist y Spellman habían advertido en el trabajo clínico que el mero hecho de ser escuchadas y tener contacto con un médico podría ser tan terapéutico para las pacientes, si no más, como los tratamientos que ellos ofrecían.

Que validen tus experiencias es una medicina poderosa.

El término «menopausia» suplantó a «climaterio» como expresión de referencia en Estados Unidos en la década de 1960. ¿Qué había cambiado? Si bien las hormonas llevaban recetándose más de treinta años, eran un asunto engorroso y caro que casi siempre requería inyecciones y seguramente producía oscilaciones brutales en los niveles hormonales. La novedad en la década de 1950 fue un método de producción que permitía tomar las hormonas en forma de comprimido. Había un producto mucho mejor que comercializar. Las agencias de publicidad se pusieron las pilas: ¿Tiene la menopausia? ¡Viva la transición sin sufrimiento! Que la industria optara por «menopausia» y no por «climaterio» o «cambio» se debe seguramente a que el público estaba más familiarizado con el primer término, pero tal vez hubiera otras razones. Yo, personalmente, pienso que al *marketing* le gustaba la idea de «pausa»; sugería que con esas nuevas hormonas la menopausia sería realmente temporal.

Por fortuna, los tiempos han cambiado y hemos dejado atrás el modelo de la menopausia como enfermedad. En 2020, volvemos a considerarla una fase o cambio en la vida que se puede facilitar con cuidados preventivos y que puede requerir o no intervención médica. Ahora bien, de momento, la palabra «menopausia» está en el mundo occidental para quedarse.

¿Tiene importancia el término empleado?

La charla TED de la doctora Lera Boroditsky sobre «Cómo el lenguaje moldea nuestra forma de pensar» tiene más de diez millones de visitas, y con razón. Resulta fascinante darse cuenta de que el lenguaje no es en absoluto un descriptor pasivo, sino un participante activo. Las palabras que usamos influyen en el pensamiento.

En diversas lenguas las palabras tienen género, como el español, así que un mismo término puede ser femenino en un idioma y masculino en otro. Cuando los investigadores analizaron las ideas de los hablantes nativos de esas lenguas, descubrieron que un mismo concepto podía inspirar pensamientos distintos en función del género de la palabra. Uno de los ejemplos que la doctora Boroditsky ofrece en su charla es «puente», gramaticalmente masculino en español y femenino en alemán. Los hablantes nativos de alemán tienden a describir un puente con adjetivos que los estereotipos relacionan con el género femenino; por ejemplo, «bello». En cambio, los hablantes de español lo asocian con términos masculinos, como «resistente».

¿Qué pasaría si aplicáramos esta idea a la terminología médica? Por ejemplo, la palabra «pudendo» —un adjetivo que se suele emplear para hablar de los genitales externos de las mujeres— procede del latín *pudor*, que significa vergüenza; o el término clítoris viene del griego *kleio* y del latín *claudere*, que significa cerrar. ¿Es posible que estos orígenes hayan influido en la mirada de los galenos sobre estas partes del cuerpo, reforzando así la misoginia social generalizada?

¿Y cómo afecta la palabra «menopausia» a nuestras ideas sobre la experiencia?

El primer problema es la *pausa*, que en el mundo actual no genera asociaciones positivas, habida cuenta de la opinión social generalizada de que las mujeres deberían quedarse en segundo plano, cambiar su manera de presentarse ante el mundo o acobardarse al hacerse mayores. La palabra «pausa», además, sugiere algo transitorio, pero esa última regla es en realidad el final de la menstruación. Otro problema es que la finalización del periodo menstrual es un síntoma, no la causa, y concentrarse en la última menstruación implica obviar que muchas mujeres presentan síntomas y problemas de salud asociados con la menopausia años antes de que la menstruación llegue a su fin. Además, es misógino vincular la descripción de un tercio de la vida de una mujer o la mitad incluso a la función de su útero y sus ovarios. No definimos a los hombres cuando envejecen por un cambio físico evidente en su función reproductora. Sí, el proceso de la menopausia marca el inicio de un mayor riesgo de enfermedad cardiaca en las mujeres, pero lo mismo sucede con la disfunción eréctil en el caso de los hombres; de hecho, muchos expertos médicos consideran la disfunción eréctil el «canario en la mina» en relación a la salud cardiaca masculina.

Ahora imaginemos un mundo en el que habláramos de hombres *erectopáusicos.*

Bien.

Numerosas culturas se las arreglan de maravilla sin la palabra menopausia. En neerlandés, se usa la palabra *overgang,* que significa el camino o el paso entre A y B. En finés, el término empleado es *vaidhevoudet,* «cambio de año»; en sueco es *klimacterium,* «transformación» o «etapas de la vida», y en Japonés se usa la palabra 更年期 o *konenki,* que se traduce como «cambio de vida». Algunas investigaciones sugieren que las mujeres de culturas que no emplean la palabra «menopausia» tienden a sufrir menos durante la transición. Con eso no pretendo decir que un término baste para evitar los sofocos o la sequedad vaginal, pero es posible que si una sociedad acepta la menopausia como un cambio y no como una terrible enfermedad, haya efectos en cadena. No es nada distinto de lo que el doctor Fothergill propuso a finales de 1776. Al fin y al cabo, difícilmente te vas a sentir bien contigo misma cuando todo el mundo te está diciendo hasta qué punto eres un asco.

Es obvio que muchas mujeres desean hablar sobre las transformaciones que experimentan sus cuerpos, así que hace falta una palabra. Pero ¿menopausia? Si podemos ocuparnos de mujeres de veinte y treinta años sin vincularlas a su primer periodo, seguro que somos capaces de hacer lo mismo con las mujeres que han dejado atrás la menstruación. Cuando tenga sesenta, me voy a sentir ridícula si tengo que describir mi salud a partir de mi última regla. Ya me siento ridícula a los cincuenta y cuatro, en particular si tenemos en cuenta que el último periodo menstrual únicamente es relevante en relación a la capacidad de quedarte embarazada y a la evaluación del sangrado menstrual anómalo.

Algunos líderes de opinión del campo de la medicina han considerado problemáticos otros aspectos del lenguaje de la menopausia y han propuesto variaciones en consonancia. Antes, el síndrome genitourinario de la menopausia (SGM) —los cambios que experimenta la vagina durante la transición menopáusica— se conocían como atrofia vaginal o vaginitis atrófica. Sin embargo, hablar de atrofia vaginal favorecía que se olvidaran otros tejidos vaginales que también pueden estar afectados. Además, la palabra «atrofia» es peyorativa; las mujeres ya sufrimos bastante menosprecio cuando envejecemos como para ir añadiendo palabras que evoquen merma. La insuficiencia ovárica primaria —el cese de la ovulación antes de los cuarenta años— se conocía antes como «insuficiencia ovárica prematura», una expresión espantosa. La terminología médica se transforma constantemente según se va incorporando nueva información, así que la idea de que costaría demasiado emplear un término distinto para la menopausia no se sostiene.

Si bien hablar de transición a la menopausia sería aceptable para referirnos a la época que desemboca en la menstruación final, caracterizada por cambios hormonales impredecibles, la palabra «transición» funciona perfectamente y no hace hincapié en el periodo, aunque a mí me parecería de maravilla hablar de regateo. Considero «climaterio» un término más apropiado para cuando se alcanza cierto equilibrio —después de la última menstruación— y de hecho se empleó durante siglos para describir la fase de la mediana edad en adelante, tanto en el caso de las mujeres como de los hombres. Los primeros textos de la medicina occidental y oriental describían la vida en fases, así que «climaterio» hace honor también a esa herencia común.

La palabra «menopausia» nació antes de que la ciencia conociera la existencia de las hormonas. Nadie pretendió nunca que significara algo parecido a «pausa». Lo inventó un hombre que pensaba que las mujeres debían taparse los brazos y abstenerse de llevar rubor, cuyo libro sobre el tema no aportó nada valioso al cuerpo de conocimiento; lo único que hizo fue vincular para siempre a las mujeres con la menstruación. El término «menopausia» se convirtió a partir de entonces en un arma arrojadiza en manos de la industria farmacéutica, que transformó una fase de la vida en una enfermedad vitalicia que afectaba a todas las mujeres. Y no una enfermedad cualquiera, sino la peor que se pueda imaginar: una que las tornaba indeseables a ojos de los hombres. Como precuela, no es fantástica. Ya va siendo hora de que actualicemos la palabra «menopausia».

Cuando hablamos de menopausia, lo estamos haciendo tanto de puntos de vista e imagen de marca como de hormonas y ciencia.

EN RESUMIDAS CUENTAS

- La menopausia no es un fenómeno descubierto en una época reciente gracias al incremento de la esperanza de vida.
- La medicina occidental lleva documentando los síntomas de la menopausia desde 1500.
- La palabra «menopausia» fue acuñada por un médico francés, el doctor De Gardanne.
- Las palabras influyen en nuestras percepciones.
- Los síntomas habituales de la menopausia acostumbran a ser más llevaderos entre las mujeres que viven en culturas cuyas terminologías hablan de un cambio vital y no de menopausia.

Capítulo 3

La biología de la menopausia: la conexión entre cerebro y ovarios

Para entender la menopausia como lo hace una ginecóloga tenemos que empezar por el principio: el desarrollo fetal hasta finales del primer trimestre (sobre las nueve semanas de embarazo). En ese momento, los ovarios y los testículos (también llamados «testes») son estructuras idénticas. Si existe un cromosoma Y, el tejido recibe la señal necesaria para desarrollarse como testículo y en ausencia de dicho cromosoma, el tejido se convierte en ovario. *Sí, el ovario es la estructura por defecto.* La ironía del asunto salta a la vista, por cuanto muchos relatos sobre «el origen del hombre» cuentan que la mujer, llámese Eva o Pandora (la primera mujer según la mitología griega) apareció a continuación del hombre o fue creada a partir de este.

Los folículos primordiales son óvulos inmaduros junto con el tejido circundante. Se desarrollan y se multiplican en las primeras etapas del desarrollo fetal y hacia las veinte semanas de vida fetal hay de seis a siete millones de folículos primordiales. A partir de entonces, ya no se pueden fabricar más. El dato es importante, porque la menopausia acaece cuando ya no quedan folículos capaces de ovular, es decir, de fabricar óvulos maduros. El plan básico de la menopausia está fijado desde antes del nacimiento.

Un dato genial y en realidad bastante impresionante es que cuando tu abuela se quedó embarazada de tu madre también albergaba, en uno de los ovarios de tu madre, el folículo primordial a partir del cual tú existirías algún día.

El número de folículos primordiales a las veinte semanas de gestación a menudo se describe en los textos médicos como «cenit» o «cumbre», y si bien ambas palabras se usan como sinónimos de «máxima cantidad», cenit también significa momento culminante, y cumbre implica éxito. Yo no estaba en mi cenit ni en mi momento cumbre cuando era un feto de veinte semanas. No debemos asignar juicios de valor a procesos fisiológicos normales, en particular cuando hablamos de cuerpos femeninos, que históricamente se han valorado en función de su juventud o fertilidad.

Pasadas las veinte semanas, millones de esos folículos primordiales empiezan a desaparecer en un proceso conocido como atresia. Este proceso continúa después del nacimiento hasta la pubertad, cuando quedan alrededor de trescientos mil folículos primordiales. Imagina que siembras semillas en una maceta. Si las condiciones son las adecuadas, habrá muchas más plántulas de las que el reducido espacio físico de la maceta puede albergar. El plan siempre fue retirar las plántulas de aspecto más frágil y conseguir la proporción adecuada de plantas para el espacio disponible con el objeto de optimizar las condiciones de las que quedan.

El ciclo menstrual: nociones básicas

Los folículos primordiales permanecen inactivos hasta la pubertad, cuando una compleja señalización cerebral pone en marcha el proceso de ovulación. Por increíble que parezca, esos minúsculos folículos fabrican enormes cantidades de estrógenos que desencadenan la pubertad así como cada uno de los ciclos menstruales. El folículo pasa por diversas fases de desarrollo en su camino a la ovulación y en cada uno de esos pasos recibe un nombre ligeramente distinto (ver figura 3). En aras de la simplicidad, hablaremos de folículos primordiales para referirnos a los que están en espera y de folículos para referirnos a los que están activos en la fase principal de fabricación de hormonas, aunque en realidad atraviesan diversas fases.

La señales por las cuales un folículo primordial es seleccionado para iniciar el camino de la ovulación y desarrollarse a lo largo del proceso son muy complejas y requieren la señalización coordinada de varias hormonas tanto del cerebro como del ovario. Dos de las hormonas cerebrales más importantes en la ovulación son la hormona foliculoestimulante o FSH y la hormona luteinizante o LH. Los folículos, a medida que desarrollan las células que rodean el óvulo (ovocito), fabrican dos tipos de hormonas, estradiol y estrona (el estradiol es un estrógeno más potente). La cantidad de estradiol fabricada es significativa, por cuanto tiene que viajar por la corriente sanguínea para estimular distintos órganos, incluido el cerebro, así como activar el desarrollo del revestimiento uterino. El folículo también fabrica pequeñas cantidades de testosterona y otras hormonas.

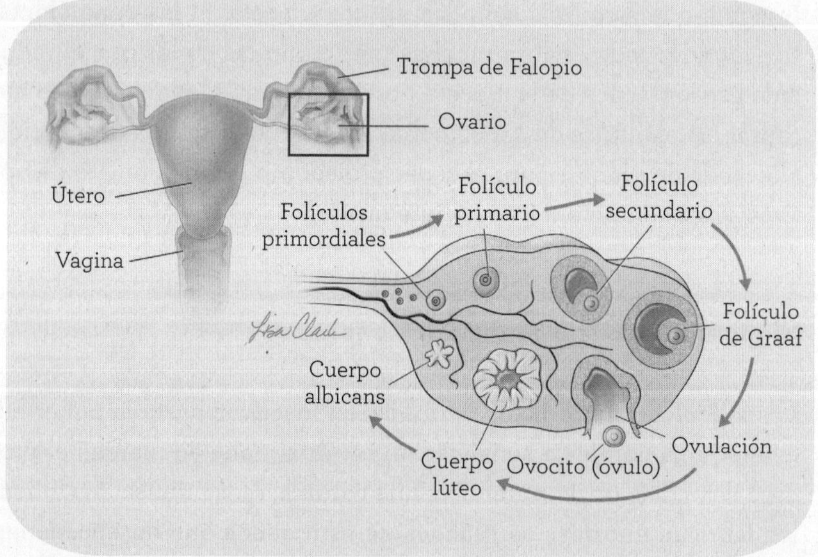

Figura 3: el ciclo vital del folículo.

La primera mitad del ciclo menstrual se conoce como fase folicular. A través de una señalización compleja un folículo se impone y el resto desaparece. No debe considerarse un desperdicio; se trata de un trabajo en equipo para que prevalezca el folículo mejor equipado para un embarazo sano. Hay un flujo constante de comunicación química entre el folículo, el cerebro e incluso el revestimiento del útero. Cuando los niveles de estrógeno son lo bastante altos, el cerebro envía mensajes que desencadenan la ovulación, que es la liberación del ovocito maduro, ahora denominado óvulo.

La ovulación señala el principio de la fase lútea del ciclo menstrual. Algunas personas visualizan el folículo reventando, pero no sucede bajo presión. La superficie del folículo se abre y el óvulo maduro avanza por la trompa de Falopio. Tras la ovulación, el tejido sobrante del folículo se organiza en una estructura llamada cuerpo

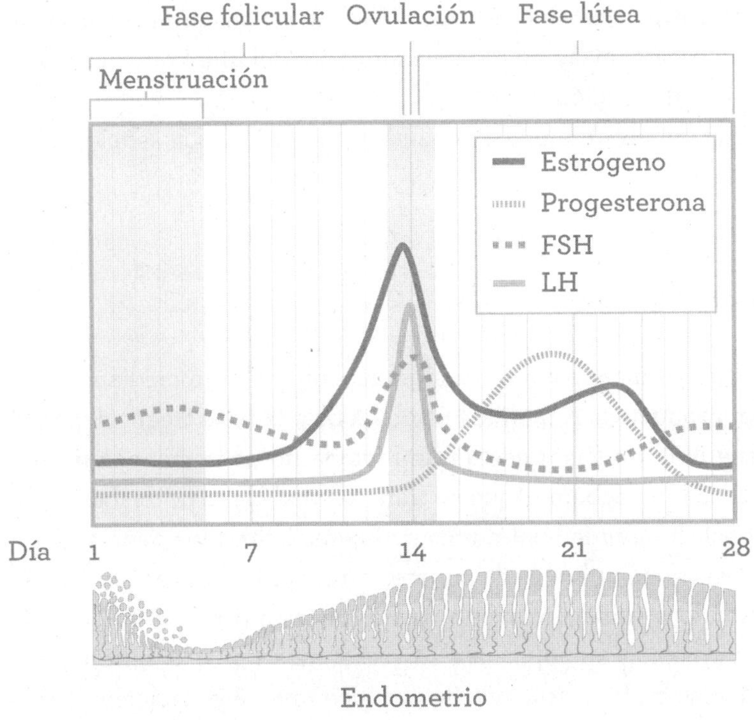

Figura 4: Niveles hormonales en el ciclo menstrual

lúteo, que fabrica la hormona progesterona. Esta hormona estabiliza el revestimiento del útero y genera otros cambios para que la implantación se pueda llevar a cabo («progesterona» viene de *progestación*). La trayectoria de las cuatro hormonas principales en el ciclo menstrual se describen en la figura 4.

Imagina las células que forman el revestimiento del útero (endometrio) como ladrillos. El estrógeno construye y coloca los ladrillos, pero una pared necesita algún tipo de apoyo. La progesterona actúa como la argamasa que estabiliza el revestimiento. Si se produce la implantación, la señalización hormonal procedente del embrión garantiza que el cuerpo lúteo siga fabricando progesterona hasta que la placenta pueda hacerse cargo. Si no hay señales del embrión, el cuerpo lúteo posee una vida de catorce días (que pueden oscilar de doce a dieciséis). Más allá, los niveles de progesterona caen y el cuerpo lúteo se encoge hasta convertirse en una pequeña cicatriz llamada cuerpo albicans. Es la retirada de la progesterona lo que produce la desestabilización del revestimiento del útero que desemboca en la menstruación.

El ciclo vuelve a empezar cuando el cerebro envía señales al siguiente grupo de folículos.

La transición menopáusica

La transición menopáusica es algo así como el hijo mediano de la salud reproductiva. A menudo se obvia bajo la falsa creencia de que no tiene importancia, puesto que todavía no es la menopausia en realidad. Ahora sabemos que se trata de una época de desbarajuste hormonal durante la cual muchas mujeres sufren los peores síntomas. Casi veinte millones de mujeres estadounidenses estarán experimentando la transición menopáusica ahora mismo.

La transición menopáusica se caracteriza por una serie de circunstancias biológicas clave. Se produce una pérdida acelerada de folículos, se altera la producción de hormonas en los folículos restantes y hay cambios en la señalización cerebral. Estas variaciones podrían deberse a diversas razones. En lo concerniente a los ovarios, los propios folículos primordiales podrían estar envejeciendo o los folículos que quedan nunca fueron los más sanos; de ahí que nunca llegaran a ser seleccionados. También se produce una reducción del flujo de sangre a los ovarios asociada a la edad, lo que podría afectar a la capacidad de fabricar hormonas. Algunos de los cambios en la señalización cerebral se producen como reacción a las transformaciones en la producción hormonal de los folículos, pero otros guardan relación con la edad. Básicamente, se trata de un proceso complicado que involucra distintos mecanismos.

La transición menopáusica posee una duración indeterminada y puede variar de manera significativa de una mujer a otra. Las mujeres afroamericanas suelen protagonizar una transición menopáusica más larga, aunque la edad a la que entran en la menopausia es la misma. No hay manera de prever la llegada a la transición. Una o dos faltas podrían deberse al estrés o ser el comienzo. Algunas mujeres podrían apreciar incluso pequeñas fluctuaciones en la cantidad de flujo menstrual o en la regularidad de los ciclos que anunciarían la transición menopáusica, pero no hay posibilidad de saber si se trata de un preámbulo o no. Eso supone a menudo una fuente de frustración; en realidad no tienes claro si estás transitando a la menopausia hasta que te encuentras en pleno proceso.

Desde el punto de vista médico, la transición menopáusica se divide en dos fases: incipiente y tardía (ver figura 5). La diferencia principal entre estas dos fases viene determinada por los cambios en la duración del ciclo menstrual, es decir, el retraso entre una menstruación y la siguiente. Durante la fase incipiente, es probable que algunos de los ciclos se alarguen siete días o más o incluso que se produzca una falta completa. La transición tardía se caracteriza por más faltas, a saber, sesenta días entre menstruaciones. Cuando una mujer experimenta dos faltas seguidas, hay un 95 por ciento de posibilidades de que la menstruación llegue a su fin en los cuatro años siguientes. Los síntomas como los sofocos o el insomnio a menudo comienzan en la fase tardía, pero no se trata de una norma fija; algunas mujeres empiezan a experimentar síntomas en la primera fase mientras que otras están cerca de su último periodo, después de tres o cuatro faltas seguidas, y no han tenido ningún síntoma.

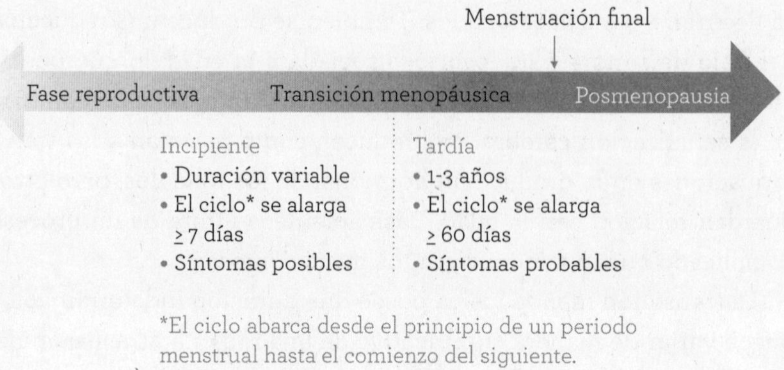

Figura 5: La transición menopáusica incipiente y tardía.

Cada uno de los ciclos menstruales durante la transición menopáusica es una sorpresa, de modo que la regla puede devenir un caos. No obstante, cuanto más cerca estamos de la última menstruación, menos responden los folículos primordiales, así que las faltas por ausencia de ovulación empiezan a ser más habituales.

Lo único verdaderamente predecible de la transición menopáusica es su imprevisibilidad.

Menopausia y posmenopausia

La menstruación final marca la menopausia. En ese momento solo quedan de un centenar a un millar de folículos primordiales y no poseen la capacidad de ovular. Las mujeres no conocen la fecha de su aniversario menopáusico hasta doce meses después de su última menstruación, algo que puede resultar irritante. Sin embargo, desde una perspectiva médica, tan solo tiene importancia de cara a evaluar sangrados anómalos o necesidad de anticonceptivos. La posmenopausia comienza tras el último periodo, pero es habitual hablar de menopausia también en esa fase.

Al describir la menopausia, no es infrecuente que los manuales y los artículos hablen de «agotamiento» cuando no quedan folículos capaces de ovular, pero los ovarios no se agotan, se cansan ni se consumen. No es como si empezaran una carrera y tuvieran que parar por culpa de una lesión o de un entrenamiento inadecuado. La ovulación termina cuando lo hace porque así estaba previsto. Si empleáramos ese mismo tono para hablar de disfunción eréctil, los manuales tendrían que declarar que el pene «se agota». En medicina, a los hombres se les permite envejecer con amables eufemismos mientras que las mujeres somos desterradas al reino de «Ya no eres guapa». A varias generaciones de profesionales de la medicina se les enseñó a usar ese lenguaje y es probable que muchos hayan utilizado esas mismas palabras al hablar con sus pacientes. Las cosas tienen que cambiar.

Durante mucho tiempo se pensó que los ovarios dejaban de ser funcionales después de la menopausia. En parte se debía a la incapacidad de medir niveles muy bajos de estradiol, testosterona y otras hormonas en las mujeres posmenopáusicas. Es verdad que, en la década de 1980 y principios de 1990, cuando yo estaba estudiando, no existía la tecnología con la que contamos en la actualidad. Sin embargo, la falsa idea de que los ovarios mueren tras la menopausia procedía también del anticuado concepto de que el valor de una mujer radica en su capacidad reproductiva y, en consecuencia, el final de la fertilidad significa que las mujeres ya no pueden hacer nada más que matar el tiempo en la sala de espera de la Parca hasta que las llamen. Así pues, si la «sabiduría» convencional afirmaba que los ovarios carecen de valor después de la menopausia, ¿qué sentido tenía estudiarlos, si ya se conocía la «verdad»?

Ahora sabemos que los ovarios están implicados en la producción de hormonas después de la menopausia, si bien en un grado mucho menor. No se debe a que algunos folículos sean unos pillines que siguen operando de extranjis, sino a que el estroma ovárico —el tejido del ovario que contiene los folículos— es capaz de fabricar un precursor hormonal llamado androstenediona, que otros tejidos pueden convertir en estrógenos y testosterona.

En consecuencia, extirpar los ovarios después de la menopausia provoca un pequeño descenso en los niveles de estradiol y testosterona, porque puede afectar a la capacidad de otros tejidos de fabricar esas hormonas.

Manual de las hormonas

Para entender qué papel tienen las hormonas de la transición menopáusica en adelante, hay que empezar por lo más básico. Las hormonas son mensajeros químicos; básicamente podrían compararse con minillaves que pululan por el cuerpo en busca del receptor adecuado (la cerradura) en las células. Cuando la llave encaja en la cerradura, la hormona transmite su mensaje a la célula. Algunas hormonas se fabrican en grandes cantidades, pues tienen que viajar por el cuerpo para afectar a otros tejidos, como el útero o el cerebro, mientras que otras se producen en menor cantidad para uso local.

Hay numerosas hormonas importantes involucradas en el proceso de la menopausia. Algunas de las que ocupan puestos clave son las siguientes:

- **ESTRADIOL:** el término técnico es 17-beta estradiol, pero se la conoce por estradiol sin más. Es el estrógeno principal antes de la menopausia. Se fabrica en el folículo en desarrollo en grandes cantidades, pues debe penetrar en el torrente sanguíneo y provocar efectos diversos en distintos tejidos. Otros tejidos fabrican también estradiol en menor cantidad para uso local, como el tejido adiposo (o grasa), el endometrio (revestimiento del útero), hígado, cerebro, hueso y músculo. Los niveles de estradiol varían de manera significativa durante el ciclo menstrual; pueden ser tan bajos como 30 pg/ml al inicio de la fase folicular y multiplicarse por diez (normalmente 200-300 pg/ml) justo después de la ovulación. Durante la transición menopáusica los niveles de estradiol podrían incluso ser más altos de lo habitual debido a la errática señalización hormonal. Después de la menopausia los niveles de estradiol caen significativamente y por lo general se sitúan en 10-25 pg/ml, y el estradiol en sangre en estos momentos procede de la hormona fabricada por otros tejidos (como la grasa o el músculo) que se ha filtrado al torrente sanguíneo.

- **ESTRONA:** un estrógeno más débil que el estradiol. Al igual que este, se fabrica también en el folículo en desarrollo, así como en otros tejidos. La estrona se puede convertir en estradiol y el estradiol, en estrona. Este flujo bilateral se produce en el interior de las células y permite hacer ajustes a nivel celular. Después de la menopausia, la caída de producción de estradiol es más importante que la de estrona.
- **ESTRIOL:** lo fabrica la placenta principalmente. Se cree que no tiene ningún papel en la menopausia.
- **TESTOSTERONA:** fabricada en el folículo en desarrollo, el cuerpo del ovario y las glándulas suprarrenales. La fuente principal de testosterona es la glándula suprarrenal, de ahí que los niveles de testosterona no desciendan de manera significativa con el fin de la menstruación; más bien se produce un declive gradual a lo largo de la vida que se debe ante todo a cambios relacionados con la edad de la glándula suprarrenal. Es probable que la pequeña cantidad de testosterona que fabrican los ovarios antes de la menopausia tenga un papel en la ovulación.
- **PROGESTERONA:** fabricada por el cuerpo lúteo, que es el tejido que se forma en el folículo después de la ovulación. Los niveles de progesterona decaen durante la transición menopáusica porque el cuerpo lúteo se vuelve menos eficiente en la producción de progesterona o debido a un lapso de tiempo más largo entre ovulaciones. Cuando faltan dos años para la menstruación final de una mujer, solo el 50 por ciento de sus ciclos menstruales fabrican niveles adecuados de progesterona.

- **HORMONA ANTIMÜLLERIANA O AMH:** los folículos son los encargados de fabricar esta hormona, que está involucrada en la señalización de la ovulación: forma parte del sistema de comunicación que controla la reserva de folículos primordiales, para que se active la cantidad adecuada en cada ciclo. Sin este tipo de control local, decenas de miles de folículos o incluso más estarían compitiendo por ovular. La AMH es útil en la evaluación de la infertilidad. Se están realizando estudios para comprobar si se podrían usar los niveles de AMH para predecir la menopausia.
- **ANDROSTENEDIONA:** se fabrica a partir del colesterol, en un proceso de varias etapas, y es la hormona precursora que se crea en los folículos para fabricar, bien estrona (y luego estradiol), bien testosterona (ver figura 6; para observar el proceso completo por el que se produce la transformación del colesterol en hormonas, ver el apéndice A). No posee ninguna función hormonal en sí misma. También se produce en el tejido (estroma) del ovario y en las glándulas suprarrenales, así que los niveles de androstenediona decaen con la menopausia, pero sigue habiendo en abundancia, por cuanto ya no es necesaria para fabricar altos niveles de estradiol.

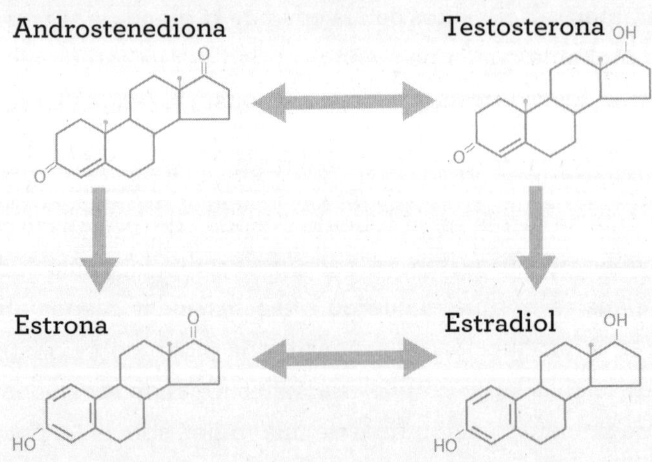

Figura 6: producción de estradiol, estrona y testosterona.

El estrógeno y la testosterona pueden flotar libremente en la sangre o pueden estar unidas a una proteína de transporte llamada «globulina fijadora de hormonas sexuales» o SHBG. Solo las hormonas libres son capaces de interactuar con los tejidos. Uso el siguiente truco mnemotécnico para acordarme de la hormona SHBG: «¿Hay sitio hoy en el autobús, guapa?». Cuando escasea la SHBG hay menos asientos en el autobús, de manera que habrá más hormonas divirtiéndose por fuera. En cambio, con niveles más altos de SHBG hay más asientos disponibles y, por tanto, menos hormonas pululando por las calles del cuerpo. Como la testosterona se une mejor a la SHBG que el estrógeno (yo me la imagino empujando al estrógeno con fuerza para quedarse con los asientos), niveles inferiores de SHBG implican un salto mayor de la testosterona disponible frente al estrógeno.

Cómo cambian las hormonas durante la transición menopáusica

Resumiendo, están por todas partes.

Antes se creía que los niveles de estradiol descendían gradualmente, lo que inducía al cerebro a liberar más hormona foliculoestimulante (FSH) para que los folículos primordiales fabricaran más estradiol. La idea era, en suma, que el cerebro les gritaba a los ovarios porque no recibía suficiente retroalimentación en forma de estradiol. A medida que sabemos más sobre la menopausia, vamos comprendiendo que se trata de un proceso muy complejo y que no todo gira en torno al estradiol. Los altos niveles de FSH podrían no ser la consecuencia de un cerebro que se esfuerza por activar el desarrollo de folículos, pero sí ser responsables de algunos de los síntomas y problemas asociados con el proceso de la menopausia. Por ejemplo, tenemos pruebas recientes que sugieren, con poco margen de error, que los altos niveles de FSH podrían ser un factor significativo en el desarrollo de la osteoporosis. Cuando enfocamos la menopausia como una deficiencia de estrógenos, algo que encaja con el relato patriarcal de la pérdida de la hormona «feminizante», pasamos por alto otros cambios hormonales importantes.

Los niveles de estradiol, progesterona y FSH pueden variar de manera importante de un ciclo a otro. Los folículos tienden en ocasiones a desarrollarse mas despacio, lo que daría lugar a ciclos más largos. Sin embargo, si el ciclo es más breve de lo esperado, la primera mitad se acortará y pasaremos proporcionalmente más tiempo en la segunda mitad o fase luteica, que es el momento en que la mujer experimenta el síndrome premenstrual (SPM). De modo que múltiples ciclos cortos reducen el descanso que de otro modo una mujer tendría entre SPM. Los ciclos con niveles más altos de estrógeno tal vez provoquen periodos más intensos, migrañas y dolor de pecho, pero los vaivenes en los niveles hormonales también podrían ser fuente de síntomas. Algunas mujeres son más sensibles a los cambios hormonales que otras —por ejemplo, solo algunas experimentan SPM o depresión posparto— y ese mismo principio se aplica en este caso, por cuanto la variedad de síntomas y su gravedad pueden abarcar desde los preocupantes con un impacto importante en la calidad de vida hasta mínimos o inexistentes.

El Estudio Nacional de Salud Femenina o SWAN, por las siglas en inglés, es una investigación iniciada en Estados Unidos en 1996 que incluía a grupos de mujeres racial y étnicamente diversos, cuyo seguimiento se prolonga hasta la actualidad. Ha proporcionado abundante información sobre las tendencias de las hormonas durante la transición menopáusica; si los cambios de un ciclo a otro que hemos estado comentando fueran los árboles, la tendencia sería el bosque. A partir del SWAN se pudieron identificar cuatro tendencias en los niveles de estradiol:

- **ASCENSO Y CAÍDA BRUSCA:** un ascenso en los niveles de estradiol durante la transición menopáusica y luego una caída brusca alrededor de un año antes de la menstruación final. Es el patrón más habitual entre mujeres caucásicas.
- **ASCENSO Y CAÍDA LENTOS:** un aumento de los niveles de estradiol durante la transición menopáusica y luego un lento declive que se prolonga durante dos años tras la menstruación final. Se trata del patrón menos frecuente, con una distribución parecida entre razas/etnias.

- **UNIFORME:** los niveles de estradiol empiezan bajos y el declive es menos pronunciado. Se trata del patrón más habitual entre las mujeres afroamericanas.
- **DECLIVE LENTO:** Los niveles de estradiol experimentan un descenso lento y gradual. Este patrón es más común entre las estadounidenses de origen chino, las de origen japonés y las hispanas.

En lo que concierne a la FSH (hormona foliculoestimulante), hay tres patrones: un incremento alto, medio y escaso. El último es el menos habitual. Hay más probabilidades de que se produzca un incremento escaso cuando los niveles de estradiol no ascienden tras la menstruación final, lo que significa que existe un grupo de mujeres cuyas variaciones tanto en estradiol como en FSH son menos pronunciadas durante la transición menopáusica.

¿Se puede diagnosticar la menopausia mediante un análisis hormonal?

La respuesta rápida es «no». No te queda otra que esperar, amiga.

Para cuando una mujer entra en la posmenopausia, sus niveles de estradiol suelen ser < 25 pg/ml y los de FSH superiores > 30 IU/ml, pero eso no significa que analizar cada hormona sirva para diagnosticar la menopausia. En primer lugar, los niveles hormonales varían de un día para otro. Además, como ya hemos comentado, estos pueden aumentar o descender en cada ciclo, así que un resultado de estradiol bajo con FSH alto podría ser la menopausia, pero igualmente aparecerían esos niveles tras un par de faltas. En ocasiones, la última ovulación genera los niveles de estradiol y FSH que veríamos en una mujer de treinta y cinco años.

Recuerda que no necesitamos medir los niveles hormonales para saber si una niña de doce años que está creciendo y empieza a tener pechos está entrando en la pubertad. De manera parecida, si una mujer pasa de los cuarenta años y tiene reglas irregulares y/o sofocos, sabremos que sus niveles hormonales están cambiando y se encuentra en la transición menopáusica. Analizar los niveles de hormonas para asegurarnos no ayuda a saber en qué momento de la menopausia estás ni cuando tendrás el periodo final. Además, es innecesario, porque los niveles hormonales no marcan las recomendaciones sobre la terapia hormonal para la menopausia (THM). En cambio, esa clase de pruebas resultan útiles cuando la regla cesa antes de los cuarenta (ver capítulo 6). Los análisis hormonales también son valiosos en las investigaciones y como parte de la evaluación de la infertilidad, algo que sobrepasa el alcance de este libro. De momento, el diagnóstico de la menopausia se basa en la edad y un historial de irregularidad menstrual seguido de doce meses sin periodos (suponiendo que no haya otras explicaciones médicas para las faltas).

Hay otros factores que provocan periodos irregulares, así que una mujer de treinta o cuarenta años tal vez necesite un análisis de sangre para determinar la causa. Por ejemplo, un problema de tiroides podría producir desarreglos menstruales y eso lo detectaría un análisis de sangre.

En los casos en que sea necesario conocer los niveles de hormonas, por ejemplo para descartar un síndrome de ovario poliquístico o SOP (un problema que provoca desarreglos en la ovulación y afecta del 6 al 12 por ciento de las mujeres en edad reproductiva) o cuando existen sospechas de insuficiencia ovárica primaria (ver capítulo 6), también habrá que hacer un análisis de sangre. Algunos médicos ofrecen análisis hormonales a partir de saliva (prueba de hormonas salivales), pero estos nunca están indicados. Las pruebas de hormonas salivales no son fiables y ni siquiera reflejan los niveles en sangre. En mi opinión, si un profesional de la salud te ofrece un análisis de hormonas salival para evaluar algún desarreglo relativo a la menopausia, no está capacitado para tratarla.

¿Y cómo se diagnostica la transición menopáusica en mujeres que acostumbran a tener periodos irregulares, como las que sufren SOP o algún otro problema que les provoca esa irregularidad? En esos casos tal vez no sea posible considerar el inicio de las irregularidades como un indicativo de que la transición menopáusica ha comenzado.

Tal vez se aprecie un cambio en los patrones de sangrado respecto a los que son habituales para ella, pero podría sufrir otros síntomas relacionados con la transición, como sofocos o dificultades para dormir, que se pueden tratar al margen del ciclo menstrual. Hace falta más investigación sobre la transición menopáusica y el SOP.

Las mujeres que han sido sometidas a una histerectomía, una ablación endometrial (una intervención que consiste en retirar el revestimiento del útero) o aquellas que llevan un DIU (dispositivo intrauterino) y no menstrúan, no podrán recurrir a la regla para saber si están en transición hacia la menopausia o para determinar la fecha de su comienzo. De ser necesaria terapia, habría que basarla en los síntomas o en los factores de riesgo.

EN RESUMIDAS CUENTAS

- Al principio de la pubertad contamos con aproximadamente trescientos mil folículos inmaduros con ovocitos (óvulos) en los ovarios y para cuando llega la menopausia nos quedan mil o menos, pero ya no son capaces de ovular.
- La transición a la menopausia es una etapa de duración variable que se produce antes de la menstruación final y se caracteriza por unos niveles hormonales erráticos.
- El rasgo distintivo de la menopausia es la irregularidad de la menstruación. Las mujeres que pasan más de sesenta días sin reglas están en la última fase de su transición menopáusica. Eso significa que el último periodo acontecerá en un plazo máximo de tres años.
- Durante la transición menopáusica se producen muchos cambios hormonales; la menopausia abarca mucho más que el estradiol.
- Los niveles hormonales no deberían emplearse para predecir la llegada del periodo final, diagnosticar la menopausia o tomar decisiones relativas a terapia entre mujeres mayores de cuarenta años.

Capítulo 4

La ventaja evolutiva de la menopausia: un signo de fortaleza, no de debilidad

Corre por ahí la falacia de que las mujeres no «deberían» experimentar la menopausia. Según esta afirmación, la menopausia es un estado accidental surgido de esa esperanza de vida más larga que la sanidad y la medicina han propiciado y que permite a las mujeres seguir existiendo cuando sus ovarios han dejado de funcionar.

Una benevolente sociedad patriarcal nos ha permitido descubrir el defecto que traíamos de fábrica: la menopausia.

La perseverancia de esta leyenda demuestra la fuerza del dogma patriarcal.

Borrar la menopausia femenina de la historia supone literalmente reducir a las mujeres a la función del útero y los ovarios. Cuando algo me chirría, sustituyo la palabra «mujeres» por «hombres» para comprobar qué tal suena. Si la afirmación me parece razonable, estoy más dispuesta a someter la hipótesis a examen, pero si jamás hablaríamos de los hombres en esos términos, empiezo a contemplarla con desconfianza.

¿Alguien en la historia de la medicina ha pronunciado alguna vez esas palabras? ¿«Gracias a las medidas higiénicas y a un buen sistema sanitario, los hombres viven ahora el tiempo suficiente como para experimentar disfunción eréctil»? Lo dudo mucho.

El mito de la esperanza de vida

La esperanza de vida es el promedio de años que se espera que vivan las personas de una comunidad determinada y no se puede aplicar al debate sobre la menopausia. Por ejemplo, una esperanza de vida de treinta años no significa que todo el mundo vaya a morir a los treinta; significa que el 50 por ciento de las personas de esa comunidad ha vivido más allá de los treinta años y que otro 50 por ciento ha fallecido antes de cumplir esa edad. Pensemos en unas gemelas idénticas: una fallece a los dos días de nacer por una infección y la otra vive hasta los setenta y dos años. Su esperanza de vida media sería de treinta y seis años, pero el dato no nos ofrece información útil sobre la vida de ninguna de las dos gemelas.

La esperanza de vida media se ha incrementado significativamente tanto para los hombres como para las mujeres. Este hecho se debe ante todo a que, gracias a la higiene, a los cuidados sanitarios y a las vacunas, hay más niños que sobreviven al primer año de vida. Hasta un momento más o menos reciente de la historia humana, el índice de mortalidad en el primer año de vida era muy alto; a veces del 50 por ciento. Observando mi propio árbol genealógico, mis tatarabuelos, John y Elizabeth Gunter, tuvieron seis hijos entre 1846 y 1862; dos de los chicos —ambos llamados Thomas— murieron antes de cumplir un año.

Históricamente, si sobrevivías a tu primer cumpleaños, tus posibilidades de disfrutar de una vida larga se incrementaban de un modo espectacular.

Los documentos obtenidos de algunas civilizaciones tempranas sugieren que si un hombre sobrevivía a la infancia, tenía posibilidades de vivir de sesenta a setenta años. Un estudio que analizó los documentos de reyes, filósofos y poetas que vivieron antes del 100 a. e. c. (excluidas las muertes violentas, por cuanto el objetivo del estudio era la esperanza de vida natural) descubrió que aquellos privilegiados que ocupaban dichas posiciones sociales vivían un promedio de setenta y dos años. Las personas afectadas por la pobreza tenían menos probabilidades de disfrutar de una existencia larga a causa de la malnutrición, las lesiones acumuladas y el desgaste producido por el trabajo físico.

¿Y las mujeres? Los datos son más escasos, porque había menos probabilidades de que sus nacimientos y muertes fueran documentados. Por ejemplo, en la Antigua Roma, si una mujer fallecía antes que su marido, era más probable que se inscribiera su nombre en la lápida que si lo hacía después. Como los maridos acostumbraban a ser mayores que las mujeres, ellas los sobrevivían con frecuencia, de modo que las muertes de mujeres jóvenes están sobrerrepresentadas en las lápidas y eso fomenta la impresión de que muchas mujeres perdían la vida en la juventud o poco después de dar a luz, cuando todo se debe a lo que en medicina llamamos un error de muestreo.

La idea de que las mujeres fallecían en el parto con tanta frecuencia que la mayoría no alcanzaba la mediana edad se ha promovido para apoyar la teoría de la menopausia como experiencia moderna. Sin embargo, durante buena parte de nuestra historia documentada, es poco probable que la mortalidad materna sobrepasase el 1 o 2 por ciento. Yo atribuyo buena parte de esta noción errónea a la obstetricia moderna, porque ¿se les ocurre mejor modo de reivindicar tus intereses que insinuar que buena parte de las mujeres perdería la vida sin tu intervención? Si bien la gran cantidad de huérfanos que pueblan la literatura popular inglesa de los siglos XVIII y XIX sin duda apoya la supuesta hecatombe de mujeres en el parto, el arquetipo de la vieja bruja en la antigua mitología y la literatura refuta claramente esta idea. Pero si tu objetivo es borrar del mapa a las mujeres mayores, procurarás que solo se recuerden las historias en las que no aparecen.

Sabemos que las mujeres sobrepasaban los cincuenta años. De no ser así, los médicos de las antiguas civilizaciones griega y romana no habrían podido documentar con exactitud la edad media de la menopausia. Plinio el Viejo (escritor romano, hacia 23-79 e. c.) menciona a varias mujeres de noventa años o más en su obra.

Antes de la llegada de la sanidad moderna y la medicina, las mujeres que alcanzaban los cuarenta y cinco años tenían probablemente una esperanza de vida de sesenta y cinco a setenta años, igual que los hombres. Este dato concuerda con las observaciones llevadas a cabo entre las culturas de cazadores-recolectores actuales, que han mantenido las formas de vida tradicionales y no tienen acceso a la medicina moderna. Entre los hadza, una comunidad de Tanzania que ha resistido los intentos de colonización y fue estudiada por los antropólogos en la década de 1980, cuando vivían a la manera tradicional, si una mujer sobrepasaba la edad de cuarenta y cinco años podía esperar vivir de sesenta y cinco a sesenta y siete años.

La menopausia no es un producto de la industrialización ni de la medicina moderna. Lo que nos han aportado las medidas higiénicas, una mejor nutrición y la medicina, tanto a las mujeres como a los hombres, son años de vida más allá de los setenta. Actualmente, en Estados Unidos, una mujer de cuarenta y cinco años tiene una esperanza de vida de casi ochenta y tres, tres años más que un hombre de cuarenta y cinco.

Menopausia y la carga de la reproducción

Por lo general, cuando pensamos en la evolución y en la supervivencia del más apto, solo tenemos en cuenta al individuo y su descendencia. Eso no se puede aplicar a la menopausia, por cuanto las mujeres posmenopáusicas no se reproducen y, en consecuencia, no pueden pasar sus genes a la siguiente generación. Sin embargo, después de la menopausia, las mujeres todavía pueden proteger su legado genético al contribuir a la supervivencia de sus nietos.

La ventaja evolutiva de la menopausia son las abuelas. Se conoce como la hipótesis de la abuela y está respaldada por abundante investigación científica.

Es cierto que la mayoría de los mamíferos —hembras y machos por igual— mueren relativamente pronto tras perder su capacidad reproductiva. Sin embargo, los seres humanos no son como la mayoría de los mamíferos. La inversión biológica del embarazo es mucho mayor en el caso de las personas. No solo desvía calorías y nutrientes, sino que los partos de los seres humanos son horribles, comparados con los de otros mamíferos. Conozco a muchas personas que consideran el parto un acontecimiento hermoso, o cuando menos piensan que el nacimiento de sus hijos lo fue, y me parece bien, pero desde una perspectiva biológica se trata más bien de una situación forzada que depende de la capacidad de las mujeres para soportar el dolor y los daños. Vi a una cierva parir en mi jardín y el proceso consistió en poco más que expulsar, levantarse y partir. Rápido. Mínima pérdida de sangre. Sin daños físicos visibles. Por si fuera poco, los cervatillos no tienen que ir a la escuela.

Los partos de los seres humanos son más largos y complicados que los de otros mamíferos a causa del gran tamaño de la cabeza al nacer y de una pelvis relativamente pequeña que nos permite desplazarnos sobre dos piernas. La inteligencia y la capacidad de caminar erguidos, con las manos libres para otras tareas, nos han aportado enormes ventajas evolutivas. ¿El problema? Conseguir que la gran cabeza fetal, necesaria para toda esa inteligencia, pase por la pequeña pelvis que precisamos para ser bípedos. Es doloroso, los tejidos se dañan y se produce una pérdida de sangre significativa. También existe el riesgo de muerte materna, devastadora desde un punto de vista evolutivo, porque si una mujer muriera durante el embarazo y dejara huérfano a un hijo o más, los niños tendrían más probabilidades de perder la vida a su vez.

Después del parto, todavía somos responsables de criar al niño hasta que pueda cuidar de sí mismo. Los infantes humanos son tremendamente vulnerables en comparación con otros mamíferos al nacer, en parte porque nuestro cerebro y sistema nervioso no están del todo desarrollados. Dar el pecho y criar a los hijos requiere calorías adicionales de la unidad familiar, y los niños pequeños dificultan la búsqueda de alimento y refugio.

¿Quién puede descargar a la familia de una parte de esas pesadas tareas? La abuela. Sin embargo, solo podrá buscar agua y comida, proporcionar refugio y cuidar de los niños si ella misma se ha librado de esas tareas. La abuela será más útil si ha pasado tiempo desde que finalizó su propia labor reproductiva: cuando han pasado tantos años desde que dejó atrás sus tareas de crianza que su descendencia ya no precisa su atención.

Es una teoría genial, pero ¿qué pruebas hay?

Los investigadores analizaron los nacimientos y muertes de mujeres en Canadá y Finlandia documentados en 1700 y 1800. Descubrieron que, cuantos más años vivía una mujer, más nietos tenía. Tuvieron en cuenta el número de hijos que las abuelas tenían, por cuanto se trata, como es obvio, de una variable importante en el número de nietos.

Descubrieron que las hijas no heredaban unos genes que les facilitaran el parto, porque el efecto abuela se reflejaba tanto en las hijas como en los hijos. Y si bien es cierto que la genética podría influir en alguna medida —las abuelas que viven más tiempo tal vez cuenten con una genética que favorezca la supervivencia en la infancia—, los genes no eran un factor clave, porque el efecto abuela desaparecía con la distancia. Si los hijos vivían cerca, las abuelas tenían un mínimo de dos nietos más respecto a aquellas que residían lejos de su descendencia. No se trataba solo de que la abuela disfrutara de una salud tan robusta como para sobrevivir; lo importante era la cercanía. De verdad hace falta una tribu.

Claro, dirán. Una abuela joven puede ser de gran ayuda, pero ¿a los sesenta o setenta años? Es verdad que hace cientos de años las abuelas tendían a ser más jóvenes de lo que suelen ser hoy. Sin embargo, el valor de una abuela no mengua con la edad. Por cada década que una abuela sobrevivía más allá de los cincuenta, había dos nietos más. Las abuelas posmenopáusicas ofrecían un valor añadido a la unidad familiar que no se reducía con el paso del tiempo.

Es probable que las abuelas disfrutaran de una relación simbiótica con la unidad familiar. Ofrecer comida y cuidados a los nietos incrementaba el valor de la abuela. Si un porcentaje significativo de las calorías familiares proceden de la abuela, parece lógico pensar que el grupo las protegerá a su vez, lo que incrementa las probabilidades de supervivencia de esta.

He aquí lo que han demostrado las observaciones de las mujeres hadza. Según el trabajo llevado a cabo por la doctora Kristen Hawkes y su equipo, las mujeres hadza que cuentan con la ayuda de una abuela tienen más hijos que aquellas que carecen de ese recurso, y las mujeres hadza posmenopáusicas pasan buena parte de su tiempo recolectando alimento; aún más que los hombres adultos. Cuando la hija está amamantando, la cantidad de tiempo que la abuela hadza dedica a recolectar comida se incrementa.

Abunda la creencia de que durante buena parte de nuestra historia eran los hombres los que conseguían alimento mediante la caza mayor. Sin embargo, hablamos de una tarea increíblemente agotadora y de una fuente de alimento poco fiable. Si bien encaja con el relato patriarcal del hombre como protector, en las sociedades de cazadores-recolectores gran parte de la nutrición familiar procedía de la búsqueda y esta tarea se les daba de maravilla a las abuelas. Traer las piezas grandes tal vez contribuyera en otros aspectos, por ejemplo, ganar prestigio delante del colectivo

Los psicólogos hablan de dos tipos de inteligencia, fluida y cristalizada. La inteligencia fluida incluye el pensamiento rápido, la memoria a corto plazo y la multitarea, y se encuentra en su momento álgido en la veintena y la treintena. A medida que nos acercamos a la mediana edad se desarrolla la inteligencia cristalizada, que es la manera de emplear lo aprendido y la aplicación práctica de ese conocimiento. Este tipo de inteligencia debió de ser especialmente útil para nuestras abuelas ancestrales, que ofrecían una gran contribución a la comunidad, quizá localizando alimento en tiempos de sequía o identificando especies de plantas comestibles.

Los únicos mamíferos, además del ser humano, que tienen la menopausia son los cetáceos dentados, los más estudiados de los cuales son la orcas. Igual que los humanos, las orcas hembras dejan de reproducirse sobre los cuarenta y pueden vivir hasta los noventa, así que también para ellas la menopausia abarca la mitad de la vida. (Estrictamente hablando no sería menopausia, porque las ballenas no menstrúan, experimentan un ciclo estral, pero usaremos «menopausia» para entendernos). Las orcas macho mueren alrededor de los cincuenta años.

Está claro que las orcas hembras no siguen viviendo después de la menopausia gracias a la benevolencia patriarcal.

Los investigadores han reunido datos sobre las orcas del Pacífico Noroeste a lo largo de décadas. Igual que los seres humanos, viven en grupos pequeños, son gregarias y poseen inteligencia. Su descendencia permanece en la misma manada, lo que permite observar las dinámicas abuela-madre-cría. Igual que sugerían los datos sobre los grupos humanos de Canadá y Finlandia y sobre las mujeres hadza, una abuela orca incrementa la probabilidad de supervivencia del ballenato. Si la abuela orca muere, el riesgo de muerte del nieto aumenta durante dos años. Los investigadores han descubierto también que, cuando escaseaba la comida, las abuelas orcas eran las más hábiles en la localización del salmón y en conducir a su manada hasta la comida. Además, compartían su captura con las crías.

¿Cómo ha evolucionado la menopausia?

Muchas personas, médicos incluidos, abordan esta cuestión desde una perspectiva incorrecta, al pensar en la menopausia como «fallo» ovárico. Es el resultado de prejuicios que consisten en considerar a las mujeres más débiles y de quienes sugieren que la fisiología masculina representa algún tipo de patrón humano. La falsa hipótesis de que un defecto biológico hace que las mujeres pierdan la capacidad reproductiva antes que los hombres no difiere mucho de los antiguos griegos que pensaban que las mujeres eran demasiado húmedas porque tenían tejidos defectuosos comparados con los masculinos.

Para entender mejor la evolución de la menopausia podemos fijarnos en nuestros parientes más próximos del reino animal: los chimpancés. Procedemos de un antepasado común de hace millones de años y compartimos el 98 por ciento del ADN. ¿Entre nuestros parecidos? La función ovárica. Tanto los humanos como los chimpancés tienen ovarios con folículos primordiales y ciclos menstruales. Hacia los treinta y siete años, los chimpancés, al igual que los seres humanos, presentan una pérdida acelerada de folículos primordiales y la fertilidad empieza a decrecer. La diferencia es que los chimpancés mueren sobre los cincuenta y, por tanto, no siguen viviendo mucho tiempo después de perder la función ovárica. Además de la longevidad hay otras diferencias importantes entre humanos y chimpancés; los partos de estos últimos son más sencillos y sus crías alcanzan la autonomía antes que las humanas.

Así pues, la cuestión no debería ser por qué la función ovárica y por tanto la fertilidad cesan en torno a los cincuenta años. En lugar de eso, deberíamos preguntarnos cómo llegaron a ser las mujeres tan competentes físicamente como para empezar a vivir más allá de su capacidad reproductiva.

Y eso nos lleva de vuelta a las abuelas.

Es interesante saber que las abuelas chimpancé no se involucran en la crianza de los nietos. En cambio, en el caso de los humanos, implicarse con los nietos implica supervivencia del más apto; es una apuesta a largo plazo. Los grupos familiares con una abuela atenta e implicada habrían adquirido una ventaja evolutiva y su genética se habría tornado dominante a la larga. Cuanto más tiempo vivía una abuela, más nietos nacían, etcétera. También es posible que la abuela tuviera cierto valor como asistente al parto, por cuanto se ha demostrado que el apoyo constante de una doula durante el nacimiento acorta la duración del parto, mejora el resultado e incrementa el éxito del amamantamiento. Si bien los estudios centrados en las doulas modernas no se pueden aplicar directamente a las mujeres de tiempos ancestrales, contar con alguien que posee conocimientos básicos del alumbramiento, así como la capacidad de ofrecer cuidados y apoyo por fuerza, tenía que ser positivo.

Las orcas macho mueren mucho antes que las hembras —sobre los cincuenta años—, tal vez porque su longevidad afecta negativamente la supervivencia de la manada. Quizá a causa de la competencia por el alimento o por alguna otra razón. Si bien la evolución masculina no es el tema de este libro, parece razonable pensar que la longevidad en el caso de los varones humanos otorga también ventajas evolutivas, ya sea ayudando directamente a los hijos y a los nietos, ya apoyando a la abuela, o de manera indirecta incrementando el estatus social de la unidad familiar o colaborando con el grupo en general. Como las mujeres viven de media más años que los hombres, surge la pregunta de si las abuelas longevas impulsaron nuestra supervivencia como especie. También reconozco que podría estar equivocada, habida cuenta de que la longevidad de la orca hembra no contribuye a alargar la vida del macho, pero me gusta la idea de un matriarcado universal orquestando la longevidad humana.

Dicho sea de paso, a veces me pregunto si el motivo de que los relatos sobre mujeres atraigan tanto a otras mujeres no será porque constituyen un modo de burlar el silencio público que nos envuelve desde hace siglos. Quizá estemos programadas para pasar historias de generación en generación, por cuanto ese gesto facilitaría la transmisión de información vital para encontrar comida y agua. Si las mujeres eran las recolectoras principales, su capacidad de obtener información de otras mujeres sería de suma importancia.

El valor de una mujer en el mundo actual no guarda relación con el hecho de ser abuela

La inteligencia nos ha permitido sobrepasar en muchos aspectos nuestro programa evolutivo, así que, si bien la hipótesis de la abuela explicaría cómo apareció la menopausia, eso no significa que las mujeres mayores solo sean valiosas en tanto que abuelas. Para lo que debería servir la hipótesis de la abuela es para patear el trasero de la sociedad sobre el valor de las mujeres en la menopausia. Hace aún más ofensiva si cabe la idea de que el valor de una mujer disminuye cuando deja de ovular, porque las mujeres menopáusicas literalmente impulsan la evolución. También debemos ser conscientes de que no todas las mujeres son abuelas, ya sea por elección o por alguna desgraciada circunstancia, como la infertilidad o la muerte de sus hijos o nietos. Aparte de eso, no todas las abuelas suman en la vida de sus nietos.

¿Por qué la menopausia está relacionada con tantos problemas de tipo médico, si las abuelas eran parte del plan?

¿Sofocos? ¿Osteoporosis? ¿Enfermedad cardiaca? ¿Sequedad vaginal? Vaya futuro.

No se puede evitar la vejez. Si el deterioro del cuerpo fuera un impedimento para la evolución, no tengo claro dónde estaríamos. Ni siquiera se me ocurre un programa evolutivo alternativo. Si la enfermedad cardiaca que aparece tras la menopausia fuera contradaptativa, ¿no lo sería también en el caso de los hombres? Aunque la pérdida acelerada de masa ósea empieza en torno a los años en los que se produce la menstruación final, el riesgo de fractura no empieza hasta los sesenta años de edad aproximadamente, así que no supondría un problema con una esperanza de vida de entre sesenta y setenta años. También se desconoce si el riesgo incrementado de fracturas con la edad era el mismo hace miles y miles de años. La dieta, el ejercicio y la exposición al sol eran muy distintos, así como muchas otras variables que contribuyen a la salud de los huesos.

La menstruación y el embarazo forman parte del plan de la evolución y sin embargo ambos guardan relación con síntomas desagradables y problemas de salud, algunos graves. La desafortunada realidad es que cuando tienes útero y ovarios te toca seguir adelante por más síntomas molestos que experimentes. Si los sofocos y las sudoraciones nocturnas de entonces se parecían a los de ahora, es improbable que las mujeres dejaran de recolectar alimentos por las molestias. También es posible que una vida al aire libre la mayor parte del tiempo y/o la dieta así como una mayor actividad física hicieran que los síntomas fueran menores o distintos a los que hoy experimentan las mujeres.

Cada vez que me preocupa algo relacionado con la menopausia o con la edad, me recuerdo que de no existir la menopausia las mujeres actuales seríamos muy distintas y tendríamos una esperanza de vida mucho más corta. Y que la menopausia no es un signo de debilidad; más bien es una prueba de fortaleza.

EN RESUMIDAS CUENTAS

- La menopausia ha tenido un papel esencial en la evolución humana.
- Las abuelas supusieron una ventaja de supervivencia para sus nietos, probablemente recolectando comida y ayudando con el cuidado de los hijos y con el refugio.
- Algunos cetáceos dentados, en particular las orcas, experimentan la menopausia y las abuelas orca son esenciales para la supervivencia de las crías.
- El chimpancé, nuestro pariente más próximo, deja de ovular a la misma edad aproximada que el ser humano, pero muere poco después.
- Las mujeres han evolucionado para seguir viviendo tras la pérdida de la función ovárica porque la menopausia beneficia al colectivo.

Capítulo 5

La cronología de la menopausia: entender el reloj

La edad promedio de la menopausia en Estados Unidos se sitúa en torno a los cincuenta y un años, y es la misma para las afroamericanas, chinoamericanas, hispanas, nipoamericanas y caucásicas.

Estudios más antiguos sugieren que las afroamericanas y las hispanas que viven en Estados Unidos entrarían en la menopausia a una edad inferior, pero los datos del SWAN (Estudio Nacional de Salud Femenina, una investigación longitudinal entre grupos de mujeres de distintas etnias) tuvieron presentes distintos factores que pudieran contribuir a las disparidades raciales relativas a la salud y los datos sugieren que no hay diferencia. Desconocemos si la edad de la menopausia se ha elevado entre las mujeres afroamericanas e hispanas y ahora es la misma que entre las caucásicas o si los datos anteriores que apuntaban a una edad inferior eran espurios a causa del racismo en la investigación médica.

Las mujeres canadienses, británicas, australianas, noruegas, neerlandesas, griegas y de algunas partes de Asia experimentan la menopausia a la misma edad media que las estadounidenses —entre los cincuenta y los cincuenta y dos años—, mientras que en los países en desarrollo la edad promedio de la menopausia natural tiende a ser ligeramente más baja. Las mujeres que viven a grandes altitudes (por ejemplo, en el Himalaya o en los Andes) también acostumbran a entrar antes en la menopausia.

Desde una perspectiva médica, la edad de la menopausia es importante porque los riesgos de salud son mayores para las mujeres que entran en ella a una edad más temprana. Por ejemplo, hay un riesgo mayor de enfermedad cardiovascular, osteoporosis y demencia. Esos problemas de salud son mayores entre las mujeres cuyo último periodo se ha producido entre los cuarenta y los cuarenta y cinco años. Las mujeres que entran pronto en la menopausia pueden reducir parte de esos riesgos mediante la THM (terapia hormonal para la menopausia) (ver capítulos 17 y 18). Una menopausia tardía, de los cincuenta y cuatro en adelante, está asociada con un mayor riesgo de cáncer de mama y endometrial. Cuando la ovulación cesa antes de los cuarenta años el diagnóstico es de insuficiencia ovárica primaria y requiere información aparte (ver capítulo 6 para saber más).

Cuando sopesamos todos estos factores, advertimos que una menopausia temprana supone mayor peligro de muerte que la tardía, porque la enfermedad cardiovascular es mucho más común que el cáncer de mama y de endometrio. Por cada año que se retrasa la menopausia a partir de los treinta y nueve, el riesgo de enfermedad cardiovascular decrece ligeramente.

¿La edad de la primera regla guarda relación con la edad de la última?

El hecho de empezar a menstruar a una edad temprana no implica que una mujer vaya a entrar antes en la menopausia; la edad media es la misma tanto si empezó a tener el periodo a los nueve como a los catorce. La única excepción serían los casos en que la primera regla apareció más tarde de los dieciséis; entonces la edad media de la menopausia es ligeramente posterior: cincuenta y dos años.

Parece ilógico que la edad de la última menstruación sea independiente de la edad de la primera; al fin y al cabo, si la menopausia se produce cuando el número de folículos se reduce por debajo de mil, ¿no irá por delante en cuanto a pérdida de folículos alguien que empezó a menstruar a los nueve años comparada con otra que empezó a los doce? Resulta que el número de ciclos menstruales no es lo que contribuye a la pérdida de folículos; en realidad, lo que importa es el número de folículos que se pierden en cada ciclo. Además, es importante saber que si bien tanto la pubertad como la menopausia guardan relación con la menstruación, los acontecimientos biológicos que desencadenan la pubertad y la primera regla son muy distintos de los que desencadenan el periodo final. Por ejemplo, el número de folículos posee gran importancia en relación a la última menstruación pero es irrelevante en lo que concierne a la primera. Piensa en la primera menstruación como una manguera que lleva un tiempo abierta para llenar una cubeta y en la última como la consecuencia de un pequeño orificio en la cubeta. El vaciado de esta no sería el proceso inverso al que la llenó.

Las mujeres que experimentan ciclos menstruales más cortos acostumbran a entrar en la menopausia a una edad ligeramente más temprana. Una hipótesis atribuye este hecho a que la señalización hormonal que desemboca en un ciclo más corto podría estar relacionada con el ritmo de pérdida de folículos en cada ciclo. Se requiere más investigación al respecto.

Genética

Es, de lejos, el factor que más influye en la edad de la menopausia; algunos estudios sugieren que la genética influye del 30 al 85 por ciento. Es un margen muy amplio, pero incluso el 30 por ciento es un porcentaje muy alto desde una perspectiva médica. La estabilidad de la edad a la que llega la menopausia durante miles de años apoya asimismo la existencia de un componente genético muy importante.

Es necesario separar la influencia de la genética del entorno familiar, porque madres e hijas acostumbran a vivir juntas durante largos periodos de tiempo, de modo que no es tan fácil distinguir qué podemos atribuir a la genética y qué a la alimentación o a otros factores. Para resolver esta incógnita, unos investigadores del Reino Unidos estudiaron a miles de parejas de madre e hija, así como combinaciones de dos hermanas pertenecientes a la misma unidad familiar. Las gemelas idénticas fueron las que mostraron más probabilidades de entrar en la menopausia a la misma edad, como cabía esperar, pero había más posibilidades de que dos hermanas coincidieran en la edad de la menopausia que la combinación madre e hija. Un descubrimiento fascinante, habida cuenta de que tanto las hermanas como la hija y la madre comparten un 50 por ciento de los genes. Los investigadores concluyeron que la mayor probabilidad de que dos hermanas alcanzaran la menopausia a la misma edad, en comparación con la parejas de madre e hija, se debía al impacto del entorno además de los genes; en general, las hermanas comparten más tiempo en un mismo entorno que las madres y las hijas.

La edad de la madre o la hermana posee más valor predictivo en los extremos, así que si la madre llega a la menopausia a los cuarenta y cinco o más joven, la hija tiene más probabilidades de entrar en ella a esa edad temprana. Lo mismo se aplica si la madre experimenta la menopausia a los cincuenta y cuatro o más.

No se han identificado todos los genes y sus variantes que afectan a la edad de la menopausia, pero se conocen algunos. Por ejemplo, una mutación perjudicial en el gen BRCA que incrementa el riesgo de cáncer de mama y de ovario reduce también la edad natural de la menopausia.

Fumar y otras sustancias químicas perjudiciales

Fumar es el factor que posee un mayor impacto después de la genética; reduce la edad de la menopausia en dos años aproximadamente. También acorta la transición. Las toxinas del humo de los cigarrillos se acumulan en los folículos de los ovarios causando daños irreversibles y es probable que ejerzan otros efectos negativos en el flujo sanguíneo que llega a los ovarios y en la señalización hormonal. La exposición de un feto al humo materno podría afectar la edad de la menopausia de la hija en su momento, por cuanto los folículos se están desarrollando durante el embarazo. Los datos sobre fumadoras pasivas —es decir, sobre mujeres que comparten hogar con fumadores— no son concluyentes, pero una exposición a largo plazo (más de veinte años) podría reducir ligeramente la edad de la menopausia. Es algo que siempre me ha rondado por la cabeza, porque mi madre fumaba como un carretero cuando estaba embarazada y tanto mi padre como mi madre fueron fumadores empedernidos durante buena parte de los años que viví con ellos.

Según la Organización Mundial de la Salud (OMS), la mayor prevalencia de fumadores se da en Europa, donde fuman el 19 por ciento de las mujeres adultas. A continuación van Estados Unidos y Reino Unido, donde alrededor del 13 por ciento de las mujeres son fumadoras.

Los índices son significativamente más bajos en otras regiones del mundo —en los países del Mediterráneo oriental fuman el 3 por ciento de las mujeres y en el sudeste de Asia y en África la cifra se reduce al 2 por ciento—. Dejar de fumar sigue siendo lo mejor que una mujer puede hacer por su menopausia, en términos de salud.

Los disruptores endocrinos son sustancias presentes en el entorno que pueden interferir con las hormonas. Algunos proceden de la naturaleza, como la lavanda, mientras que otros están fabricados por el hombre y se encuentran en pesticidas, plásticos, sustancias químicas industriales y en la polución. Los niveles altos de disruptores endocrinos fabricados por el hombre se asocian con una gran variedad de problemas de salud reproductiva como una pubertad temprana, infertilidad, endometriosis y cáncer de mama. Los disruptores endocrinos químicamente sintetizados conocidos como PFAS, por las siglas en inglés (sustancias per y polifluoroalquiladas), se relacionan con la menopausia temprana; el adelanto podría alcanzar los dos años en mujeres con altos niveles de exposición.

Los PFAS se encuentran en los utensilios de cocina antiadherentes, en ropa resistente al agua, en las bolsas de palomitas para el microondas y otros envoltorios alimentarios e incluso en algunos cosméticos. No es fácil extraer los datos, porque los niveles de sustancias químicas suelen ser más bajos en las mujeres que en los hombres. Sucede así porque la menstruación ayuda a las mujeres a eliminar los PFAS, así que las mujeres que entran en la menopausia a los cuarenta y cinco tenderán a presentar niveles más altos que aquellas que tienen su último periodo a los cincuenta y dos. Sin embargo, ahora contamos con datos sobre los niveles antes y después de la menopausia y, por lo visto, unos niveles altos de PFAS contribuyen a una menopausia más temprana.

El ácido perfluorooctanoico (PFOA) y el ácido perfluorooctano sulfónico (PFOS) son los dos PFAS que más se vinculan con una menopausia temprana; en Estados Unidos ya no se fabrican. Es posible que aún se fabriquen en otros países, así que podrían estar presentes en algunos artículos importados. Aunque los PFAS o los productos que los contienen ya no se fabriquen en Estados Unidos, casi nunca se degradan (a menudo se les llama sustancias químicas eternas), así que más de cien millones de estadounidenses beben agua con PFAS; un legado de los desechos vertidos al medioambiente de fábricas y productos que degradaban y liberaban PFAS. Casi todos los estadounidenses llevan PFAS detectables en sangre; sin embargo, los niveles han caído desde 2002, cuando la fabricación empezó a suprimirse paulatinamente. No hay unos valores de seguridad establecidos en el agua potable de Estados Unidos en lo concerniente a PFAS, así que la gente no sabe si el agua que está bebiendo contiene una cantidad preocupante o no. Se desconoce cómo y en qué medida los disruptores endocrinos pueden afectar a la edad de entrada en la menopausia o a la transición.

Evitar los disruptores endocrinos es complicado porque están en el aire, en el agua y en la tierra. Algunas recomendaciones prácticas incluyen evitar el plástico cuando introducimos alimentos en el microondas, quitarse los zapatos al entrar en casa y lavarse las manos al llegar para limitar la exposición a los residuos recogidos en el exterior por contacto con la polución, el polvo y la tierra. Las frutas y verduras biológicas acostumbran contener menos pesticidas comparados con los alimentos cultivados de la manera tradicional y puede que algunos los prefieran, pero es importante tener en cuenta que «biológico» no significa libre de pesticidas, por cuanto están permitidos los pesticidas con certificado biológico. Para los agricultores podría ser más seguro pasarse a los alimentos biológicos, porque reduciría su contacto con disruptores endocrinos, habida cuenta de que son los más expuestos a los pesticidas en condiciones de trabajo poco seguras. Por otro lado, la agricultura biológica requiere un trabajo físico más intenso y, sin una regulación que los proteja, el cambio podría acarrear otros tipos de explotación de esos trabajadores esenciales. Un análisis más largo de la seguridad en la agricultura sobrepasa el alcance de este libro.

El cannabis es un disruptor endocrino natural y un estudio reveló que los tratamientos de infertilidad estimulan menos folículos en mujeres que lo fuman con asiduidad. Eso no significa que el cannabis tenga un efecto sobre la menopausia; más bien, dado que sabemos que el sistema endocannabinoide (los receptores en los que actúa el cannabis) tiene un papel en la reproducción y otros estudios han demostrado que el cannabis podría afectar a las hormonas, es biológicamente plausible que ejerza algún tipo de influencia en la menopausia y, en consecuencia, habría que estudiarlo. Muchas personas están ansiosas por atribuir al cannabis valores positivos generales para el organismo, pero es ingenuo dar por supuesto que activar el sistema endocannabinoide sea beneficioso. Hay cosas que no sabemos y de momento la relación del cannabis con la menopausia debería ubicarse en la categoría de «desconocida».

Salud general y salud reproductiva

Las mujeres que dicen tener mala salud presentan más probabilidades de experimentar una menopausia temprana y algunas enfermedades —como las autoinmunes y el VIH— están asociadas con una entrada más pronta en esta etapa. Las razones seguramente son complejas y pueden variar de una enfermedad a otra, de modo que se requiere más investigación.

Dar a luz a varios hijos se relaciona con una menopausia más tardía, pero seguramente se deba a que la fertilidad es un reflejo de la salud de los folículos y de la salud general, así que se trata de una correlación, no de relación de causalidad. Dicho de otro modo, esforzarte activamente en tener más hijos no va a retrasar tu menstruación final. Curiosamente, haber tomado la píldora anticonceptiva oral combinada (PAOC) también se asocia con una menopausia más tardía, seguramente porque la píldora inhibe las hormonas que desencadenan la selección de folículos y es probable que eso retrase la pérdida de los mismos que se produce cada mes con la ovulación.

Varios investigadores han intentado establecer la relación entre peso y menopausia. En general, parece que ser que estar por debajo del peso adecuado se asocia con una menopausia más temprana. Desconocemos si la relación es de causa y efecto, es decir, si un índice de grasa corporal inferior tiene un efecto directo sobre el envejecimiento de los folículos o si las mujeres de bajo peso tienden a tener peor salud (algunas enfermedades pueden provocar pérdida de peso). No parece haber un vínculo entre el sobrepeso y la edad de la menopausia.

Se ha detectado una posible relación entre mayor actividad física y la menopausia a una edad inferior, aunque el vínculo no es sólido en absoluto. Si bien el ejercicio puede inhibir las hormonas que desencadenan la ovulación y algunas personas que hacen mucho ejercicio tendrán un peso bajo —lo que implica que hay mecanismos biológicos en potencia— también está claro que el ejercicio posee amplios efectos beneficiosos sobre la salud y en general se relaciones no solo con la longevidad, sino también con una longevidad más sana. Para saber más sobre los efectos positivos del ejercicio en relación con la menopausia, ver el capítulo 7.

Los estudios sobre la dieta y la menopausia son indigestos. Por ejemplo, las dietas altas en grasas, carbohidratos y fibra, así como las dietas vegetarianas, se han relacionado con una entrada en la menopausia más temprana, pero un consumo alto de verduras, legumbres y carne también se ha vinculado a una edad inferior. Estudiar la relación entre dieta y menopausia siempre es todo un desafío, porque hay que distinguir correlación de causalidad y tomar en consideración los condicionantes sociales de la salud. Además, las dietas altas en fibra y las veganas/vegetarianas están relacionadas con efectos más favorables para la salud, en particular con un riesgo inferior de enfermedad cardiovascular. Finalmente, numerosos estudios sobre dieta no abordan la calidad de la misma. A día de hoy no tenemos pruebas de que un estilo de alimentación en concreto pueda proteger los ovarios o contribuir a la salud reproductiva más allá de los beneficios generales que aporta una dieta sana. Para saber más acerca de qué consideramos una dieta sana durante la menopausia, ver el capítulo 21.

El consumo de alcohol se relaciona con una edad más elevada de entrada en la menopausia. En los estudios realizados sobre el tema, el consumo de alcohol era muy moderado, por lo general de una bebida al día. La relación entre alcohol y menopausia no se comprende, de modo que el dato no debería inducir a las mujeres a incrementar el consumo de bebidas alcohólicas para contrarrestar otros factores que podrían reducir la edad de inicio de la menopausia. Lo digo por si acaso. El alcohol podría afectar potencialmente a la menopausia de otras maneras que abordaremos en los capítulos respectivos.

Condicionantes sociales de la salud

Los estudios han relacionado la falta de estudios universitarios, el desempleo y un bajo nivel socioeconómico en la infancia con una entrada más temprana. Desconocemos las razones y se requiere más investigación que explique los motivos biológicos. Algunos datos sugieren que las mujeres solteras tienen a llegar antes a esta etapa, pero también hay estudios que afirman lo contrario. Es difícil separar el matrimonio de factores como la estabilidad económica y el estrés. Por ejemplo, durante la pandemia de la COVID-19, las personas casadas tenían menos probabilidades de sufrir inestabilidad económica y hambre que las personas solteras. Además, las mujeres con más hijos tienden a entrar más tarde en la menopausia y el número de hijos podría ejercer un papel en el hecho de que la pareja siga casada. Los datos del estudio SWAN no muestran relación entre la edad de la menopausia y el estado civil de las mujeres heterosexuales. Lamentablemente no hay datos sobre las mujeres lesbianas.

Algunos investigadores han defendido que el coito heterosexual retrasa la menopausia. La hipótesis se reduce a que el pene es tan poderoso que podría provocar cambios hormonales capaces de influir en el envejecimiento ovárico. A mí esos datos no me convencen. La hipótesis se sustenta en el hecho de que un estudió descubrió que las mujeres que mantenían relaciones heterosexuales como mínimo una vez al mes tendían a entrar más tarde en la menopausia. Sin embargo, las mujeres que experimentan una menopausia tardía son más propensas a seguir practicando el sexo, pues hay menos probabilidades de que mantengan coitos dolorosos a causa de los cambios que propicia la misma menopausia. El estudio que sostenía esa hipótesis consideraba los niveles de estrógeno un indicador del síndrome genitourinario de la menopausia (SGM), pero los niveles de estrógeno no predicen la capacidad de enzarzarse en una actividad sexual.

Tampoco tiene demasiado sentido desde una perspectiva evolutiva, teniendo en cuenta que el éxito reproductivo tiende a ser bajo al final de la cuarentena (por ejemplo, hay mayor índice de abortos, mortinatos y mortalidad materna), así que extender la capacidad de reproducirse unos cuantos meses o incluso un año en este extremo del espectro reproductivo no parece suponer demasiada ventaja. De hecho, más bien sería al revés, por cuanto lo peor que le puede pasar a un recién nacido en términos de supervivencia es la muerte de su madre, y los embarazos al final de la cuarentena incrementan ese riesgo. Por si fuera poco, si la frecuencia sexual incrementara la función ovárica, veríamos también mejoras a edades más tempranas entre las mujeres que mantienen relaciones sexuales frecuentes, lo que no es el caso.

Cirugía y menopausia

La histerectomía (extirpación del útero), la cirugía ovárica (como extirpar los quistes de los ovarios) y la embolización arterial uterina (una intervención que se lleva a cabo para tratar miomas, ver capítulo 10) se asocian con una edad inferior de entrada en la menopausia. Seguramente se debe al impacto de la cirugía en la irrigación sanguínea de los ovarios, así como a la inflamación que se produce cuando el tejido sana. La cirugía para extirpar un quiste ovárico causa también un efecto adicional. Cuando se retira un quiste del tejido ovárico normal, se extirpa asimismo una parte del ovario junto con los folículos que contiene.

La ligadura de trompas o la extirpación de las trompas de falopio (salpingectomía) no afecta a la edad de la menopausia, pero la segunda reduce el riesgo de cáncer un 90 por ciento, porque muchos de esos tumores se originan en las trompas de falopio.

La extirpación de los ovarios (ooforectomía) antes de la edad natural de la menopausia se conoce como menopausia quirúrgica y ejerce un impacto directo en la edad a la que cesa la menstruación. La menopausia quirúrgica se asocia con síntomas peores de la menopausia, así como con un mayor riesgo de enfermedad cardiovascular, osteoporosis y demencia. Estos riesgos son mayores cuando se extirpan los ovarios antes de los cuarenta y cinco. Si bien algunos se pueden reducir con la terapia hormonal para la menopausia (THM), no todas las mujeres quieren tomar hormonas y no está claro que estas compensen, en lo que a riesgos se refiere. Desde 2008 el Colegio Estadounidense de Obstetras y Ginecólogos desaconseja la extirpación de ovarios preventiva —es decir, sin razones médicas— antes de la menopausia.

¿Y si se extirpan después de la menopausia? La pequeña cantidad de hormonas que fabrican los ovarios podría ser importante, porque retirar los ovarios entre la menopausia y los sesenta y cinco años incrementa el riesgo de muerte; ante todo porque aumenta el peligro de infarto y osteoporosis. Dicho incremento no es importante; según cierto estudio, la extirpación de los ovarios entre los cincuenta y los cincuenta y cuatro aumentaba un 9 por ciento el peligro de morir antes de los ochenta, pero el hecho de que el riesgo crezca sugiere que las hormonas fabricadas en el ovario posmenopáusico ejercen algún tipo de función. Los estudios también nos informan de que extirpar los ovarios después de la menopausia podría provocar un impacto negativo en la función sexual.

En el caso de mujeres con cáncer de ovario o con una masa ovárica que hace sospechar un cáncer, y de aquellas con mutaciones genéticas que aumentan el peligro de cáncer ovárico, la menopausia quirúrgica merece la pena a pesar de los riesgos asociados. Sin cirugía, casi todos los tipos de cáncer de ovario son letales. El riesgo de tumor ovárico para las mujeres que poseen la mutación BRCA1 es del 40 por ciento durante toda su vida, mientras que las probabilidades descienden al 17 por ciento en el caso de la mutación BRCA2. En comparación, la posibilidad de cáncer de ovario entre la población general es del 1 por ciento. Las pruebas para detectar la presencia de las mutaciones BRCA solo se recomiendan a las mujeres que presentan factores de riesgo específicos, como un historial familiar con una fuerte presencia de cáncer de mama y ovario o aquellas que presentan un peligro moderado y descienden de judíos asquenazíes o de pueblos de Europa del Este. Las mujeres deberían hablar con un asesor genético antes de embarcarse en estas pruebas.

¿Y aquellas que van a someterse a una histerectomía pero no muestran señales ni cuentan con un historial que haga temer un cáncer ovárico? Si este tipo de tumor es tan difícil de diagnosticar en las primera etapas, ¿merece la pena curarse en salud y extirpar los ovarios para prevenir un posible cáncer o la necesidad de alguna otra intervención como si fuera una especie de seguro de vida? ¿Se imaginan un mundo en el que se aconsejara a los hombres que precisan cirugía testicular por alguna razón ajena al cáncer la extirpación de los testículos para prevenir intervenciones futuras? Todo suena distinto cuando lo traduces a lenguaje masculino.

El cáncer de ovario da miedo. Es una enfermedad horrible; la cirugía y la quimioterapia son brutales. No hay un buen método de control, los síntomas en los primeros estadios son difusos y a las mujeres que los padecen a menudo las mandan a casa, así que es cierto que rara vez diagnosticamos la enfermedad antes de que se extienda. La tasa de supervivencia en un plazo de cinco años es inferior al 50 por ciento, así que el terror al cáncer de ovario está totalmente justificado. También es importante no dejar que el miedo nos distraiga de las complicaciones que podría suscitar la extirpación de los ovarios cuando no es necesario.

Como tantos otros ginecólogos, he visto a muchas mujeres morir por estos tumores, pero no veo cuando mis pacientes fallecen de enfermedad cardiovascular o de osteoporosis, ni veo declinar su cognición; mis colegas cardiólogos, cirujanos ortopédicos y neurólogos tratan esos desenlaces. Así que mis colegas ginecólogos y yo sentimos un miedo desproporcionado y sesgado al cáncer de ovario.

El efecto celebridad —tanto para médicos como para pacientes— también es posible. En 1989 la artista Gilda Radner murió a los cuarenta y dos años de cáncer de ovario y su muerte recibió una enorme cobertura por parte de los medios. Aún hoy se habla de ella. Lo que nunca se comenta es que llevaba meses con síntomas y sus médicos nunca se plantearon que fuera cáncer ovárico. El riesgo que corría también era superior al de la media a causa de su historial familiar. La historia de Gilda Radner es una tragedia pero no se puede aplicar a una mujer cuyo peligro de padecer cáncer de ovario se enmarca en el promedio.

Quince mil mujeres aproximadamente fallecen cada año en Estados Unidos por este tipo de tumor, y trescientas mil de enfermedad cardiaca, así que alguien que no presente un riesgo incrementado de ninguna de las dos enfermedades corre más peligro de fallecer por problemas del corazón que por cáncer de ovario. Extirparle a una mujer esta parte de su anatomía antes de los cincuenta y uno solo serviría para aumentar el peligro.

Después de una histerectomía, el riesgo de precisar otra intervención en fecha posterior para retirar los ovarios es del 5 por ciento aproximadamente. En algunas situaciones, tal vez la probabilidad sea más alta, por ejemplo cuando se padece endometriosis, una enfermedad por la cual un tejido similar al del revestimiento del útero se desarrolla en la cavidad pélvica, lo que provoca dolor y quistes de ovario recurrentes. Una mujer que sufra endometriosis severa y se haya sometido a varias cirugías anteriores podría desear desesperadamente evitar intervenciones futuras. Una situación como esa requeriría una conversación en profundidad para sopesar pros y contras, así como una decisión conjunta sobre la convenciencia de conservar o extirpar los ovarios.

Es evidente que en Estados Unidos se tiende históricamente a aconsejar a las mujeres sobre la extirpación de sus ovarios de manera distinta a como lo hacen en otros países. En la primera década de 2000, un 54 por ciento de las mujeres premenopáusicas que habían sufrido una histerectomía por razones no cancerosas perdió los ovarios en el proceso, frente al 30 por ciento de las australianas y al 12 por ciento de las alemanas. Es terrible e inaceptable. Tanto las australianas como las alemanas tienen una esperanza de vida más larga que las estadounidenses, de modo que conservar los ovarios no perjudica a las mujeres estadounidenses. De hecho, con toda probabilidad las favorece.

Aún peor es el hecho de que, en Estados Unidos, el índice de menopausia quirúrgica es más alto entre las afroamericanas y la única explicación a este hecho es el racismo: ya sea porque los médicos no se molestan en explicar a fondo las intervenciones a sus pacientes, ya por ideas erróneas sobre la edad de la menopausia de las afroamericanas, por factores socioeconómicos que llevan a las mujeres afroamericanas a buscar profesionales de la salud menos involucrados en practicar una medicina basada en pruebas científicas o sencillamente porque las vidas negras les importan menos.

Es probable que muchos factores distintos hayan contribuido a esta epidemia de ooforectomía en Estados Unidos, incluidas prácticas desfasadas, una actitud patriarcal del estilo «el médico sabe más que tú», el enfoque indolente de dar por supuesto que la THM lo curará todo, racismo y miedo a una demanda por haber pasado por alto un cáncer de ovario. Parece ser que por fin se ha establecido un protocolo, de modo que cabe esperar que este tipo de intervenciones empiecen a declinar. En algún momento el dinero debió de ser un factor en juego, pero los ginecobstetras reciben una compensación muy baja en comparación con otras especialidades quirúrgicas (al fin y al cabo, solo operamos a las mujeres). En Estados Unidos y Canadá, parece ser que la máxima cantidad que un cirujano puede facturar a una compañía de seguros (en el caso de EE. UU.) o a la sanidad pública (en el caso de Canadá) por extirpar los ovarios al realizar una histerectomía son doscientos dólares adicionales, pero a menudo se paga lo mismo por una histerectomía con o sin extirpación ovárica. Muchos médicos americanos tienen un sueldo fijo, así que no hay incentivo económico en cualquier caso.

Menopausia médica

Algunas mujeres se enfrentan a una aparición brusca de la menopausia causada por medicaciones que reducen en picada los niveles de estrógeno. Los tres tipos de fármaco que producen ese efecto son:

- **INHIBIDORES DE LA AROMATASA:** bloquean la enzima aromatasa, que convierte la androstenediona y la testosterona en estrona y estradiol (ver capítulo 3), así que detienen las producción de estrógeno en todos los tejidos, no solo en los folículos. Los síntomas de la menopausia pueden ser severos en ese caso, porque no hay producción local de estradiol o estrona en tejidos como el cerebro y los músculos. Las mujeres en tratamiento con inhibidores de la aromatasa pueden experimentar dolor corporal y óseo generalizado. Se emplean principalmente para tratar a pacientes con cáncer de pecho sensible a las hormonas.
- **TAMOXIFENO:** un modulador selectivo de los receptores de estrógeno o MSRE. Se une a los receptores del estrógeno para bloquearle el paso. En el cáncer de mama, impide que el estrógeno estimule las células cancerosas. Sin embargo, en algunos tejidos, los propios MSRE pueden actuar como estrógenos, de ahí el término «selectivo». Por este motivo, los síntomas de la

menopausia son en ocasiones menos severos con el tamoxifeno que con otros medicamentos, porque el efecto bloqueador del estrógeno varía de un tejido a otro. El tamoxifeno se puede comportar como un estrógeno en el útero incrementando así el riesgo de cáncer de endometrio (cáncer del revestimiento del útero) y cualquier sangrado anómalo mientras se toma este medicamento debería ser estudiado.

- **AGONISTAS DE LA GnRH:** los agonistas de la hormona liberadora de gonadotropina previenen la liberación de hormona foliculoestimulante en el cerebro, algo que detiene la ovulación y la producción de estradiol en la mayor parte del cuerpo. Estos medicamentos se usan para mujeres con un tipo de cáncer de mama sensible a las hormonas y para las que sufren de miomas, que son tumores benignos, y endometriosis, dos enfermedades ginecológicas que guardan relación con el estrógeno. La producción de estrógeno en otros tejidos, como el cerebro y los músculos, no se ve afectada.

Cuando se toman antes de la menopausia, estos medicamentos producen los mismos síntomas que la menopausia natural al tiempo que incrementan el riesgo de enfermedades asociadas con la menopausia, así que las usuarias deberían permanecer atentas a los controles de enfermedades vasculares y osteoporosis. En teoría, los efectos son reversibles si se deja el medicamento, así que no es una verdadera menopausia.

Sin embargo, muchas mujeres no tienen la opción de dejarlos por el riesgo de recurrencia del cáncer. Cuando se prescriben después de la menopausia, los inhibidores de la aromatasa y el tamoxifeno pueden empeorar los síntomas relacionados con esta. Los agonistas de la GnRH no tendrán efecto después de la menopausia, por cuanto no hay folículos que puedan ovular.

Cuando se recetan agonistas de la GnRH para miomas o endometriosis antes de la menopausia, es posible usar una pequeña cantidad de estrógenos en forma de THM para reducir los síntomas y mitigar el peligro para el corazón y los huesos. Esta opción, sin embargo, no está al alcance de las mujeres que toman medicamentos para un cáncer de mama sensible a las hormonas. Se pueden buscar terapias no hormonales que comentaremos a lo largo del libro. Prevenir las complicaciones derivadas de estas medicaciones y reducir los efectos secundarios menopáusicos es una parte importante de la estrategia de supervivencia al cáncer.

EN RESUMIDAS CUENTAS

- El momento de la menstruación final depende de una interrelación entre factores genéticos, ambientales y sociales que se entrelazan de un modo difícil de desentrañar.
- La menopausia entre los cuarenta y los cuarenta y cinco años está asociada con un mayor riesgo de problemas médicos como enfermedad cardiovascular y osteoporosis, y aumenta el peligro de mortalidad.
- La edad de la menopausia de una hermana predice mejor el momento de la propia menopausia que la edad de una madre.
- Fumar reduce la edad de la menopausia en dos años aproximadamente.
- La extirpación quirúrgica de los ovarios por debajo de los sesenta y cinco incrementa el riesgo de mortalidad. A menor edad, mayor será el riesgo.

CAPÍTULO 6

Cuando la menstruación y la ovulación cesan antes de los cuarenta: por qué sucede y qué cuidados médicos se recomiendan

Hablamos de insuficiencia ovárica primaria, o IOP, cuando una mujer deja de tener el periodo antes de los cuarenta años. En un pasado no muy lejano, se hablaba de fallo ovárico prematuro o menopausia precoz, pero se adoptó otra terminología por razones diversas. «Menopausia» no es un término apropiado, por cuanto indica algo permanente, y sabemos que hasta el 50 por ciento de las mujeres que experimentan IOP recuperan en parte la función ovárica (es decir, pueden volver a ovular, aunque sea esporádicamente, y tener ciclos menstruales de vez en cuando).

Después de la menopausia el embarazo es imposible mientras que no sucede lo mismo con la IOP; algunos estudios reflejan una tasa de embarazos del 5 al 10 por ciento. Además, la palabra «fallo» es peyorativa.

Podría parecer extraño dedicar un capítulo entero a una afección que afecta al 1 por ciento de las mujeres. Por desgracia y por inexcusable que sea, numerosas mujeres afectadas de IOP no reciben la atención médica adecuada; solo a la mitad se le recetará la terapia hormonal recomendada. En algunos casos no se les presta atención cuando expresan preocupación por las faltas o los sofocos, con la excusa de que no pueden estar menopáusicas a esa edad tan temprana. Otras mujeres reciben el diagnóstico correcto, pero en caso de que no estén interesadas en la reproducción asistida (terapia de fertilidad) no se les propone el tratamiento adecuado para la IOP.

La tendencia a convertir la fertilidad en el centro de atención al mismo tiempo que se soslaya el riesgo incrementado de muerte asociado con la IOP se debe a que los profesionales médicos y la sociedad en general contemplan la salud de la mujer en términos de su función reproductiva y no de su función ovárica. Algunas mujeres rehúsan la terapia cuando les plantean la idea porque no les remarcan la importancia del estrógeno; personalmente, he presenciado esta situación varias veces en pacientes que me han derivado por otras razones. Una vez que les explico lo que les ofrece la THM, se muestran muy interesadas en la terapia.

La insuficiencia ovárica primaria es importante al margen de la fertilidad porque incrementa el riesgo de mortalidad, debido a un peligro más alto de enfermedad cardiovascular (principalmente infarto y ictus) y osteoporosis. También está asociada a un declive de la función cognitiva y las mujeres a las que se les diagnostica IOP tienen más posibilidades de sufrir ansiedad, depresión y problemas de autoestima. Los síntomas molestos como los sofocos, las sudoraciones nocturnas, el insomnio y la sequedad vaginal también se pueden presentar, pero no con tanta frecuencia como en la transición menopáusica. La IOP también es causa de infertilidad, que para muchas mujeres resulta devastadora.

Sea cual sea la razón, las mujeres afectadas de IOP deben defender con insistencia sus intereses, de modo que solo con que este capítulo ayude a una mujer, habrá valido la pena.

La extirpación quirúrgica de ambos ovarios a menudo se incluye en la categoría de IOP, aunque es obvio que en este caso la insuficiencia no es reversible. Si bien las recomendaciones en cuanto a tratamiento son las mismas, hay diferencias importantes; las pruebas no son necesarias, por cuanto el diagnóstico no plantea dudas ni hace falta averiguar las razones de los cambios hormonales.

¿Qué provoca la IOP?

Las causas de la IOP no están claras en el 90 por ciento de los casos aproximadamente, lo que resulta frustrante. Es importante que las mujeres lo sepan cuando empiezan a someterse a pruebas, con el fin de que estén preparadas para no recibir una respuesta concreta. En dichas situaciones, se diagnostica una IOP de naturaleza idiopática (argot médico que significa «desconocido»). Las afecciones o factores médicos que elevan el riesgo de IOP incluyen:

- **GENÉTICO:** En el 10 por ciento de casos, aproximadamente, la IOP se deberá a causas genéticas identificadas, por lo general a una anomalía relacionada con el cromosoma X. En algunas mujeres el diagnóstico estará localizado en un solo gen: el FMR1 en el cromosoma X (fragilidad del cromosoma X). Las mujeres con anomalías en el gen FMR1 corren un riesgo más alto de sufrir una afección neurológica llamada ataxia (un problema de equilibrio) y los miembros de la familia varones que compartan este gen podrían sufrir el síndrome X frágil, una afección que ocasiona discapacidad intelectual y autismo.
- **ENFERMEDADES AUTOINMUNES:** El concepto engloba un grupo de enfermedades diversas por las cuales el sistema inmune ataca a las células del propio cuerpo. Hay más de ochenta distintas e incluyen hipotiroidismo, diabetes tipo 1, artritis reumatoide y lupus eritematoso sistémico. La IOP podría constituir una afección autoinmune en sí y si la relacionamos con otras enfermedades autoinmunes se debe a que sufrir una de ellas incrementa el riesgo de padecer alguna otra. También podría suceder que la IOP apareciera a consecuencia de alguna otra enfermedad autoinmune. La IOP podría asimismo ser un signo temprano de una afección rara y potencialmente letal llamada «insuficiencia suprarrenal autoinmune».
- **TERAPIA CONTRA EL CÁNCER:** Algunos tipos de radiación y quimioterapia son tóxicos para los folículos primordiales del ovario. Por lo general, cuando sucede, no aparece por sorpre-

sa; cabe esperar que la mayoría de las mujeres sean informadas de antemano del riesgo. Sin embargo, ni siquiera en estos casos se les ofrece a todas las pacientes la terapia adecuada. Podría haber maneras de proteger la función ovárica de algunas mujeres.

- **CIRUGÍA:** La histerectomía, la cirugía ovárica y una intervención llamada «embolización de las arterias uterinas» (un tratamiento para los miomas) están asociadas con la IOP.
- **SÍNDROME DEL OVARIO POLIQUÍSTICO (SOP):** una afección que provoca ovulaciones irregulares. Casi todos los estudios vinculan el SOP con una menopausia a edad más avanzada; sin embargo, un estudio de grandes proporciones indica que el riesgo de IOP podría ser del 3 al 4 por ciento. Hace falta más investigación.
- **INFECCIONES:** Hasta un 13 por ciento de mujeres con VIH experimentarán IOP. Las razones exactas se desconocen. Podría ser la propia infección, el medicamento, otros trastornos médicos asociados con el VIH, un riesgo incrementado de condicionantes sociales de la salud relacionados con la menopausia temprana o mayores índices de histerectomía y otras intervenciones ginecológicas. Las paperas, una enfermedad infecciosa infantil, puede provocar IOP en raras ocasiones a causa de la inflamación del ovario.

La vacuna contra el virus del papiloma humano (VPH) no es causa de IOP.

Cuándo y cómo someterse a pruebas diagnósticas de IOP

Cabe sospechar de la existencia de insuficiencia ovárica primaria cuando una mujer de menos de cuarenta años deja de tener el periodo durante tres o cuatro ciclos seguidos, en particular si sufre síntomas como sofocos o sequedad vaginal, o presenta factores de riesgo relativos a la IOP. Entre las mujeres que ya no tienen la regla, ya sea a causa de una histerectomía o una ablación endometrial (una intervención que consiste en retirar el recubrimiento del útero y que se practica para tratar periodos abundantes), cabría sospechar de IOP si hay síntomas típicamente asociados con la transición menopáusica.

Muchas mujeres experimentarán tres o cuatro faltas por afecciones médicas que no son IOP, así que la evaluación inicial consistirá en realizar pruebas para descartar la insuficiencia ovárica primaria e igualmente buscar otras explicaciones para la ausencia del periodo, como anomalías en la tiroides, pérdida de peso, síndrome del ovario poliquístico (SOP) y embarazo. Asimismo es importante recordar que los síntomas similares a la IOP y a la transición menopáusica se pueden deber a otras causas. Por ejemplo, los antidepresivos tienden a provocar sudoración excesiva y una infección vaginal por hongos tal vez cause sequedad.

Para diagnosticar IOP, la primera prueba consistirá en comprobar el nivel de hormona foliculoestimulante (FSH) en sangre (la hormona que estimula los folículos, ver capítulo 3), así como los niveles en sangre de hormona luteinizante (LH, también involucrada en la ovulación), prolactina (una hormona que fabrica la glándula pituitaria del cerebro), estradiol y la hormona estimulante de la tiroides (TSH). También habrá que realizar una prueba del embarazo a todas las pacientes que puedan estar encinta. Se contemplará IOP si los niveles de FSH son elevados, por lo general > 25 UI/ml. Cualquier otra causa de la ausencia de menstruación arrojará niveles inferiores de FSH. En el caso de IOP, los niveles de estradiol serán bajos (< 25 pg/ml, pero podrían haber descendido también por otras causas, así que el estradiol por sí solo no basta para diagnosticar insuficiencia ovárica primaria). Un nivel alto de FSH combinado con estradiol bajo apunta a una IOP.

Si los niveles de FSH son elevados, debería repetirse la prueba pasadas cuatro semanas y no antes. En caso de que el resultado fuera > 25 UI/ml en la segunda prueba, el diagnóstico de IOP quedaría confirmado. De ser así, se recomiendan otras pruebas adicionales:

- **PRUEBA DE DIABETES:** habida cuenta de la relación de la IOP con las enfermedades autoinmunes.
- **PRUEBA DEL VIH:** la insuficiencia ovárica primaria es más frecuente entre mujeres portadoras del VIH.
- **ANTICUERPOS ANTIADRENALES:** un análisis de sangre que descarte insuficiencia suprarrenal autoinmune, una enfermedad asociada con la IOP.
- **NIVELES DE CALCIO Y FÓSFORO:** un análisis de sangre que sirve para cribar el hipoparatiroidismo, una enfermedad asociada con la IOP.
- **ECOGRAFÍA DE OVARIOS:** por si hubiera un quiste en el ovario. En algunos casos de IOP, los ovarios aparecen agrandados por la presencia de quistes y existe el riesgo de que el ovario se retuerza y afecte a la circulación de la sangre, lo que puede provocar complicaciones peligrosas (esto se conoce como torsión de ovario).
- **ANÁLISIS DE DENSIDAD MINERAL ÓSEA:** una densitometría para diagnosticar osteoporosis, por cuanto el riesgo es mayor entre las mujeres afectadas de IOP (ver capítulo 11). Se aconseja una primera prueba y luego repetirla cada cinco años.
- **PRUEBAS PARA DETECTAR ENFERMEDADES GENÉTICAS ASOCIADAS CON IOP:** particularmente importante para las mujeres que deseen quedarse embarazadas, aunque también puede ayudar a aquellas que quieran saber más sobre el origen de su IOP. En este caso, contar con un asesor genético será de gran ayuda, porque decidir qué pruebas son las mejores e interpretar los resultados puede resultar complicado. Las pruebas genéticas básicas incluyen un cariotipo (muestra la cantidad y la estructura de todos los cromosomas) y una prueba de detección del gen FMR1.

Tratamiento de IOP

Cuanto más tiempo lleva una mujer desde el comienzo de la IOP, más aumenta el riesgo de enfermedad cardiovascular, y los estudios han demostrado que el estrógeno puede eliminar el riesgo casi por completo así como ayudar a prevenir la osteoporosis. Las mujeres afectadas de IOP pueden reemplazar el estrógeno de dos maneras: con una terapia hormonal para la menopausia convencional (ver capítulo 18) o con anticonceptivos que contengan estrógeno (ver capítulo 23).

Los anticonceptivos que contienen estrógeno incluyen la píldora, el parche y el anillo. La razón principal para usar estos métodos serán la necesidad de anticonceptivo y el coste; las píldoras anticonceptivas genéricas suelen ser más baratas que algunos terapias hormonales para la menopausia. Tal vez las mujeres jóvenes afectadas de IOP prefieran asimismo los anticonceptivos orales con estrógeno, por cuanto podría preocuparles la asociación de la THM con la menopausia. Los anticonceptivos con estrógeno constan de tres semanas de medicación activa y una semana de placebo. En caso de tomarlo por insuficiencia ovárica primaria se recomienda saltarse la semana de placebo y tomar el medicamento activo de manera continuada, porque de no hacerlo así podrían experimentar sofocos durante la semana sin hormonas, al caer los niveles de estrógeno con rapidez. Además, usar el estrógeno únicamente tres de cada cuatro semanas implica que el 25 por ciento del tiempo la hormona es insuficiente para proteger el corazón y los huesos. Recurrir al medicamento constantemente resuelve ese problema. Las mujeres con un alto riesgo de coágulos sanguíneos no deberían emplear estos anticonceptivos. En esos casos, la THM convencional sería la mejor opción.

Si una mujer escoge la THM, se recomienda una dosis más alta de la que se suele recetar para la menopausia, con el fin de acercar los niveles de estrógeno a los que fabricarían los ovarios a los treinta o comienzos de los cuarenta. Las mujeres con el útero intacto tendrán que tomar además progesterona (medicamento con progesterona o con progestágenos sintéticos; ver capítulo 17), por cuanto el estrógeno en sí puede provocar cáncer de endometrio (cáncer del recubrimiento del útero). La terapia hormonal para la menopausia no es fiable como anticonceptivo. Una opción adecuada para las mujeres que desean seguir la THM pero están en riesgo de embarazo sería un anillo intrauterino con progestina (DIU; ver capítulo 23), que protegerá el útero al mismo tiempo que impedirá el embarazo.

La recomendación actual es tomar estrógeno hasta los cincuenta y dos años, la edad media de la menopausia natural. La conveniencia de continuar con la THM tras esa edad dependerá de los síntomas y de los factores de riesgo para afecciones médicas asociadas con la menopausia.

Las mujeres cuyo riesgo de desarrollar cáncer de pecho es elevado precisarán un análisis individualizado sobre sus opciones. Aquellas afectadas de IOP que esperan quedarse embarazadas deberían consultar a un especialista en infertilidad.

EN RESUMIDAS CUENTAS

- La insuficiencia ovárica primaria o IOP es una afección por la cual la ovulación cesa antes de los cuarenta y afecta al 1 por ciento de las mujeres.
- Algunas mujeres afectadas de IOP podrían seguir ovulando esporádicamente. De estas, un pequeño porcentaje se quedarán embarazadas.
- La IOP puede ser genética, relacionada con enfermedades autoinmunes, provocada por terapias contra el cáncer previas o cirugía del útero o del ovario. También podría estar vinculada a otras afecciones médicas, pero a menudo se desconoce la causa.
- El diagnóstico de IOP vendrá determinado por el elevado nivel de la hormona foliculoestimulante (FSH), cuyos niveles se medirán dos veces con una separación de cuatro semanas como mínimo.
- A las mujeres afectadas de IOP se les debería proponer una terapia de estrógenos al menos hasta la edad media de la menopausia para reducir el riesgo de enfermedad cardiovascular y osteoporosis.

Segunda parte

ENTENDER EL CAMBIO: QUÉ ESPERAR CUANDO ESPERAS LA MENOPAUSIA

Capítulo 7

Metamorfosis en la menopausia: cambios de fuerza, tamaño y forma

Muchas mujeres entran en la transición menopáusica con un cuerpo y salen con otro que se les antoja muy distinto. Esta metamorfosis se produce porque tanto la menopausia como la edad afectan a su fuerza, tamaño y forma. La menopausia trae consigo abundantes experiencias físicas no deseadas, como por ejemplo sangrados aleatorios y sofocos.

Si a esto le añadimos un cuerpo que cambia físicamente, podemos acabar sintiéndonos abrumadas y desorientadas. En ocasiones una tiene la sensación de que su cuerpo es un coche en el que cada día aparece un testigo de avería completamente distinto. Siempre la misma desagradable rutina: *Vaya, ¿y ahora qué?*

Hablar del cuerpo femenino es complicado. Para cuando una mujer entra en la transición menopáusica es probable que cargue sobre la espalda toda una vida de mensajes tóxicos sobre su tamaño y su forma. Demasiado gorda o delgada. Demasiado grande o pequeña. En ocasiones tienes la sensación de que ser mujer consiste en disculparte constantemente por tu aspecto. Como los cuerpos femeninos cambian con la edad y la menopausia, es muy posible que la transformación los aleje aún más del ideal imposible impuesto por la sociedad patriarcal. Las pocas mujeres que enseñan el cuerpo después de los cuarenta y (¡hala!) más allá, reciben elogios por no aparentar su edad si acaso están delgadas y parecen mucho más jóvenes de lo que son o se las tilda de valientes si su edad resulta evidente o tienen lorzas pero están dispuestas a exhibirse a pesar de todo. La mayoría de las mujeres menopáusicas ni siquiera quieren participar en el campeonato mundial de «Lo siento, ya no estás buena».

Me fascina que nadie se sienta inferior por no saber jugar futbol como Megan Rapinoe o hacer ejercicios gimnásticos que desafían a la gravedad como Simone Biles. Sospecho que muchas mujeres se parecen a mí y sienten asombro ante lo que esas deportistas han conseguido mediante largas horas de entrenamiento y seguramente una buena genética. Y, sin embargo, si nuestros cuerpos no se asemejan al de Jennifer Lopez a los cincuenta —que también tiene el aspecto que tiene gracias al entrenamiento y a la genética— nos sentimos enjuiciadas por las sociedad.

Muchas de nosotras nos exigimos demasiado a causa de la cultura tóxica que impera en torno a los cuerpos y la belleza. Da igual que muchos de nuestros cánones de belleza estén basados en el arte occidental y que, ya se trate de una escultura de la Antigua Grecia o de una pintura del Renacimiento, casi siempre fuera un artista varón el que representase el cuerpo femenino para un público de hombres. La forma y el tamaño de la mujer «ideal» han dependido históricamente del capricho de las tendencias sociales y de las costumbres culturales. La belleza femenina ha pasado por ciclos en que se relacionaba con estar más gruesa o más delgada. La obsesión moderna por la delgadez y su coconspirador, el terror a estar gorda, perdura desde principios de 1800, cuando una combinación de ideas victorianas e ideales religiosos vincularon lo que se consideraba un exceso de carne con el hedonismo y la falta de decoro. El racismo también ha contribuido a este estado de cosas, por cuanto los científicos raciales promovieron la mentira de que las personas negras eran propensas a los excesos dietéticos y sexuales. Recomiendo *Fearing the Black Body: The Racial Origins of Fat Phobia* (*Miedo al cuerpo negro: los orígenes raciales de la gordofobia*), de la doctora Sabrina Strings, a cualquiera que sienta interés en saber más sobre el papel del racismo y la religión en la gordofobia.

Abundan las mujeres que no han sido debidamente atendidas por los profesionales de la salud a causa de su sobrepeso. No solo es una actitud cruel sino que aboca a un sistema de salud pobre e inadecuado que priva a las pacientes de sus derechos y aleja a algunas mujeres de los cuidados médicos.

No estamos aquí para hacer juicios de valor; todos los cuerpos son valiosos y hermosos. El objetivo es ofrecer información para que entiendas cómo cambia el cuerpo de la menopausia en adelante, las consecuencias para la salud y maneras de mitigar esos cambios.

Fuerza

Uno de los cambios físicos característicos del envejecimiento es la pérdida de masa muscular, que se produce a un ritmo de 0.7 por ciento cada año a partir de los treinta o cuarenta años (varía de una persona a otra). Esta reducción se acelera durante la transición menopáusica y recupera el ritmo anterior tras la menopausia. Algunos datos apuntan a que el estrógeno de la terapia hormonal (THM) podría tornar más lenta la pérdida de masa muscular vinculada a la menopausia, pero no se ha demostrado de manera concluyente y hoy no se considera motivo para iniciar una THM.

La reducción progresiva de la masa muscular es responsable de lo que muchos denominan la ralentización del metabolismo que aparece con la edad. Los músculos son grandes consumidores de energía, así que la relación entre las calorías entrantes y las consumidas se desequilibrará al menguar la masa muscular si seguimos consumiendo las mismas calorías. La pérdida de masa muscular se relaciona también con la resistencia a la insulina, una afección por la que el cuerpo no reacciona a la insulina como debería. Eso induce al organismo a fabricar más insulina para compensar, lo que provoca hambre y nos lleva a ganar más peso. La combinación de resistencia a la insulina e incremento del peso por disminución de masa muscular es una de las razones por las que la menopausia aumenta el riesgo de padecer diabetes tipo 2.

Los músculos nos proporcionan fuerza y la capacidad de movernos. Nos ayudan a mantener el equilibrio y fortalecen los huesos. Así pues, otra consecuencia de la pérdida de masa muscular es un riesgo mayor de caídas y osteoporosis, dos factores que incrementan a su vez el peligro de fracturas y otras lesiones. Cuando la reducción de masa muscular es tan importante que afecta a la salud, por ejemplo limitando los movimientos, el diagnóstico es sarcopenia. Las mujeres desarrollan sarcopenia antes que los hombres y a menudo sufren más porque, por lo general, empiezan con menos masa muscular, experimentan una pérdida de músculo acelerada durante la transición a la menopausia y viven más tiempo que los hombres, así que la disminución se prolonga durante más años.

El mejor método para prevenir el declive de la masa muscular e incluso revertir parte de la pérdida es la actividad física. El ejercicio constituye uno de los mejores detonantes de reparación o reemplazo de las células musculares. No puede prevenir la disminución de masa muscular relacionada con la edad —incluso los deportistas de élite pierden músculo con el tiempo—, pero el ejercicio ejerce un efecto protector. Aquellas que posean más masa muscular a los treinta tendrán más recorrido por delante y las que sigan haciendo ejercicio experimentarán un declive más lento.

La actividad física no solo preserva la masa muscular, sino que se asocia con infinidad de efectos beneficiosos para la salud, como menor probabilidad de sufrir enfermedad cardiaca e ictus, menos riesgo de diabetes 2, mejora del control de glucosa para las personas diabéticas, reducción de las posibilidades de sufrir numerosos tipos de cáncer y menor riesgo de demencia, así como beneficios para el sistema inmune.

Es difícil encontrar una parte del cuerpo que no mejore con el ejercicio. Si el deporte fuera un medicamento, todos los profesionales de la salud lo prescribirían y casi todos los pacientes lo pedirían. Después de dejar de fumar, el ejercicio es la mejor intervención que existe en materia de salud.

Recuerda la hipótesis de la abuela planteada en el capítulo 4. A lo largo de la historia las abuelas eran útiles porque se mantenían físicamente activas recolectando comida y ayudando a cuidar de los nietos. Un estudio de las mujeres hadza posmenopáusicas reveló que pasaban casi treinta y seis horas a la semana recogiendo alimento (ejercicio moderado según la Organización Mundial de la Salud), así que la actividad física no solo permitía a las abuelas contribuir a la comunidad sino que les ayudaba a conservar la salud para poder seguir contribuyendo. Ahora piensa en la imagen que a menudo ofrece la sociedad de las mujeres al envejecer. Frágiles, delicadas, mirando desde la barrera y sin embargo la humanidad depende desde tiempos inmemoriales de abuelas que mantienen la forma física.

La buena noticia en relación al ejercicio es que nunca es demasiado tarde para cosechar sus frutos. Según cierto estudio, un grupo de adultos de edades comprendidas entre sesenta y cinco y ochenta años eran un 59 por ciento más débiles que los individuos del grupo de control, de veinte años, lo que te ayudará a hacerte una idea del alcance de la diferencia de fuerza en función de la edad. Al cabo de una semana de entrenamiento con pesas, el grupo de edad superior había reducido significativamente la diferencia, que a la sazón se limitaba a un 38 por ciento. Incluso a los ochenta y noventa años de edad, el ejercicio puede contribuir a aumentar la masa muscular y la fuerza, al mismo tiempo que mejora el equilibrio, la movilidad y reduce las caídas.

La actividad física de mantenimiento incluye:

- **EJERCICIO AERÓBICO:** es el que mantiene en forma tu corazón. Lo mínimo para mejorar la salud son 150 minutos de ejercicio moderado o 75 minutos de actividad intensa a la semana. El ejercicio moderado significa que puedes hablar pero no cantar mientras lo estás realizando. Cuando la actividad es intensa, te cuesta hablar. Estos son los límites inferiores de lo que sería necesario. Alcanzar 300 minutos de ejercicio moderado o 150 de actividad intensa sería un buen objetivo. En general, solo el 40 por ciento de estadounidenses mantienen este nivel de actividad y el porcentaje es muy inferior entre las mujeres en la etapa de la menopausia. A lo largo de un periodo de diez años, solo el 7 por ciento de las mujeres que participaron en el Estudio Nacional de Salud Femenina (SWAN, por las siglas en inglés) cumplían estas condiciones mínimas de actividad física.

- **EJERCICIOS DE FORTALECIMIENTO MUSCULAR:** puede ser levantar pesas, entrenarse con máquinas en el gimnasio o usar bandas de resistencia. El objetivo es trabajar todos los grupos musculares principales dos veces o más a la semana. Los ejercicios excéntricos, entendidos como trabajar el músculo cuando se estira —como realizar un curl de bíceps controlado al bajar el peso— son particularmente útiles para la reparación y reemplazo muscular. La descripción del entrenamiento de resistencia sobrepasa el alcance de este libro, pero un especialista en medicina deportiva, terapeuta físico o entrenador personal podrá darte algunas recomendaciones. Algunas recomendaciones generales a tener en cuenta serían efectuar de ocho a diez ejercicios por sesión para trabajar los grupos de músculos principales, dos o tres series de ocho a doce repeticiones cada una (debería costarnos completar la última repetición) e incrementar el peso con el tiempo.
- **ENTRENAMIENTO DE EQUILIBRIO:** los programas de ejercicio centrados en el equilibrio ayudan a prevenir caídas en mujeres de sesenta y cinco en adelante. Si bien cualquier deporte mejora el equilibrio, prestarle una atención especial puede ofrecer beneficios adicionales a las mujeres de edad. Un programa cuyos beneficios están demostrados es el Tai Ji Quan, y existen programas especialmente diseñados para adultos mayores con riesgo de caídas y para personas con trastornos del equilibrio. El Centro para el Envejecimiento de la Universidad de Carolina del Norte tiene unos vídeos excelentes de ejercicios de fuerza y equilibrio a los que se puede acceder en inglés en med.unc.edu/aging/cgwep/exercise-program/videos/balance-exercises. Un fisioterapeuta también podrá ofrecerte

recomendaciones específicas sobre programas para mejorar el equilibrio.

Encontrar la motivación para hacer deporte no es fácil. Si lo fuera, todo el mundo lo haría. Yo procuro no bajar de los 150 minutos de ejercicio semanales, una combinación de running, bicicleta y entrenamiento con pesas, pero estoy intentando incrementarlo a raíz de los estudios que he leído para escribir este capítulo, y me está costando. Durante los primeros años de mi transición menopáusica, me entrenaba unos 250 minutos a la semana y nunca he estado más en forma. Y luego, por cosas de la vida —una lesión en el brazo, el estrés de que los niños empezaran la secundaria, más viajes y escribir *La biblia de la vagina*—, acabé entrenando cada vez menos hasta que lo dejé por completo. Un día de estos lo retomo, me decía.

Avancemos un par de años y mis padres han muerto en un plazo relativamente breve, en buena parte por culpa de la sarcopenia. Y entonces, un día, estaba sentada en la taza del baño y no me pude levantar sin apoyarme en la pared. Tres años atrás había corrido media maratón.

Así que lo retomé. Me impresionó hasta qué punto mi forma física había empeorado en tres años y mis primeras carreras me horrorizaron. Pero hice lo mismo que les aconsejo a mis pacientes: empezar con una cantidad de ejercicio ridícula y repetirla cada dos días. Cada vez que buscaba excusas para no hacerlo —porque siempre hay razones para posponerlo— me recordaba que hacer ejercicio es como si te regalaran dinero. Por poco que sea, siempre se agradece. Esa postura todavía me ayuda ahora, cuando el entrenamiento no fluye tan bien como me gustaría. A ver, ¿preferirías mil euros antes que cien? Sí. ¿Vas a rechazar los cien? No. Después de seis meses de laborioso entrenamiento con mediocres resultados, estoy corriendo cinco kilómetros (despacio) y he retomado la bici. Mi compañero es un ciclista entusiasta, así que la idea de unas vacaciones en bici resulta muy atractiva. Podría centrarme en el hecho de que hace diez años me habría costado menos recuperar la forma física. En vez de eso, celebro mi perseverancia.

Si estás empezando, el deporte que puedas hacer y hagas (y que tengas posibilidades de sostener en el tiempo) es el correcto. Si sufres una enfermedad cardiaca, una enfermedad vascular periférica u osteoporosis, habla con tu proveedor de atención médica antes de empezar un nuevo programa de entrenamiento. Las personas con limitaciones de movilidad o que corren peligro de sufrir lesiones pueden optar por formas de ejercicio más enfocadas en movimientos suaves y en el equilibro como el Tai Chi o el Tai Ji Quan (del que hemos hablado antes). El Tai Chi se puede realizar incluso en una silla.

Cuando empiezas una nueva rutina de ejercicio es importante moderar el ritmo. Muchas tenemos tendencia a forzarnos al principio, pero querrás evitar lesiones de deportista dominguero o el estímulo negativo que supondría acabar con una agujetas que te impidan moverte durante días, algo que es psicológicamente complicado y a menudo induce a la gente a abandonar.

La actividad física durante el día al margen del deporte también es importante en cuestión de salud. El sedentarismo (a saber, mirar la tele, trabajar sentada en un despacho, viajar en coche o en transporte público, estar sentada delante de la computadora o del teléfono y leyendo) durante más de ocho horas al día incrementa el riesgo de muerte prematura y, en Estados Unidos, el 25 por ciento de los adultos lo practican. Pese a todo, estar sentado no es lo mismo que fumar. El riesgo de mortalidad asociada con fumar de veinte a treinta y nueve cigarrillos al día es cuatro veces mayor que el de un estilo de vida sedentario.

En Estados Unidos y el resto de países occidentales, muchas no tenemos más remedio que pasar sentadas periodos de tiempo prolongados; no se me escapa la paradoja de que me paso horas en una silla investigando los efectos negativos de estar sentada y escribiendo sobre ello. El ejercicio no revierte los efectos negativos para la salud del sedentarismo prolongado, así que, de ser posible, piensa qué podrías hacer para limitar el tiempo que pasas sentada. Algunas ideas incluyen viajar de pie en el transporte público si puedes en lugar de tomar asiento, una estación de trabajo que te permita trabajar de pie y evitar sentarte fuera de las horas de trabajo siempre que sea posible. Yo estoy intentando evitar la videoconferencia que tan popular —y tan necesaria— se ha hecho con la COVID-19 y reemplazarla por conversaciones telefónicas para poder levantarme y caminar por casa.

Aumento de peso y menopausia

A muchas mujeres les preocupa el aumento de peso durante la transición menopáusica y/o constatan que adelgazar después de la menopausia les resulta más difícil que antes. Varios estudios han abordado el problema del aumento de peso asociado con la menopausia, así que estamos ante uno de los pocos casos en que los científicos sí han escuchado a las mujeres y luego han investigado al respecto. La ganancia de peso promedio asociada a la edad es de 0.3 kilos aproximadamente al año y se debe sobre todo a la pérdida de masa muscular que, a su vez, reduce el número de calorías consumidas y eleva los niveles de insulina. Habida cuenta de la duración de la transición menopáusica, no es infrecuente que las mujeres ganen de 1.5 a 3 kilos atribuibles a la edad. Buena parte del peso obtenido es grasa, así que el porcentaje de grasa corporal aumenta asimismo cuando cumplimos años. La menopausia influye; enseguida hablaremos de ello.

El aumento de peso es un asunto complejo. No se debe únicamente a que entren en el organismo más calorías/energía de las que consumimos y a la masa muscular, sino también a otros factores como la genética, enfermedades, un sueño de mala calidad, el estrés, la depresión, medicaciones, así como a distintos condicionantes sociales de la salud. Los fármacos también pueden propiciar el aumento de peso. Cierto estudio que tomó datos de las participantes a lo largo de tres años reveló que aquellas que empleaban al menos un medicamento de los que promueven el aumento de peso habían engordado más que las mujeres que no lo hacían. Si bien la cantidad de peso adquirido era bajo, a lo largo de los años podía llegar a ser significativo. Las medicaciones identificadas como promotoras de aumento de peso incluían antidepresivos, betabloqueantes, insulina y esteroides. No es posible culpar directamente a la medicación basándonos en este estudio, por cuanto no incluía el historial de enfermedades y actividad física. Además, se producen complejas interacciones entre los condicionantes sociales de la salud y las enfermedades por las que se prescriben esos medicamentos, como presión sanguínea alta o diabetes. Ahora bien, si una mujer experimenta un aumento de peso inesperado, se debe analizar su medicación y buscar alternativas que influyan menos en este sentido siempre que sea posible.

También hay muchos aspectos relativos al aumento de peso que no entendemos. Por ejemplo, los investigadores compararon la alimentación y el ejercicio diarios de los estadounidenses en 1988 y 2006 y descubrieron que, con la misma ingesta de calorías (y la misma proporción procedentes de proteínas y grasas) e igual ejercicio, en 2006 las personas pesaban un 10 por ciento más, aproximadamente, de lo que habrían pesado en 1988. Nuestro estilo de vida está contribuyendo a que engordemos. Algunas causas potenciales son la exposición a disruptores endocrinos, cambios en el microbioma intestinal, un incremento de los trastornos del sueño, un estilo de vida cada vez más sedentario y tasas de depresión en ascenso. Dejando al margen los cambios relativos a la edad y los relacionados con la menopausia, ganar peso con el tiempo —al menos en Estados Unidos— es algo habitual.

Obesidad, grasa abdominal y menopausia

La obesidad incrementa el riesgo de sufrir diversas enfermedades que también se vinculan a la menopausia, como las cardiovasculares, diabetes y demencia. La obesidad aumenta asimismo el peligro de cáncer endometrial y de cáncer de mama después de la menopausia. Eso no significa que todas las mujeres afectadas de obesidad vayan a sufrir esos problemas. Como casi todo en medicina, hablamos de un incremento del riesgo. Ser conscientes de esas posibilidades permite a las mujeres exigir el control y el tratamiento adecuados. Adelgazar, por poco que sea, también podría contribuir a reducir o incluso eliminar esos riesgos.

Normalmente nos referimos al peso en términos de IMC (índice de masa corporal). Hablamos de sobrepeso cuando el IMC se encuentra entre 25.0 y 29.9 kg/m^2 y de obesidad cuando el IMC es $\geq$ 30 kg /m^2. Si bien la obesidad definida a partir de la masa corporal es un cofactor de muchos problemas de salud vinculados a la menopausia, no es la herramienta ideal para evaluar los riesgos. En algunos casos, el IMC sobreestima el riesgo y en otros lo subestima. El IMC es un reflejo del tamaño del cuerpo y están apareciendo nuevos datos que nos informan de que lo importante no es la grasa en sí, sino dónde está ubicada. Así pues, cuando nos concentramos en el tamaño de una mujer, estamos pasando por alto un riesgo importante para su salud: la grasa que no se ve.

Hay dos tipos de grasa corporal. La subcutánea, que está justo debajo de la piel y se puede sujetar con las manos (ver figura 7). Por lo general constituye del 90 al 95 por ciento de la grasa corporal. La visceral está en el interior del abdomen —alrededor del estómago, el hígado y otros órganos— y conforma el resto. La grasa subcutánea a menudo parece la más molesta, seguramente por la obsesión de la sociedad con la delgadez, pero la visceral es más preocupante en cuestión de salud. Sucede así porque la grasa visceral es metabólicamente activa de maneras perjudiciales para el organismo; algunos incluso se refieren a ella como grasa activa. Se asocia con enfermedades cardiovasculares (infarto e ictus), elevados niveles de lípidos, hígado graso (una causa de insuficiencia hepática), diabetes tipo 2, artritis y otros riesgos para la salud.

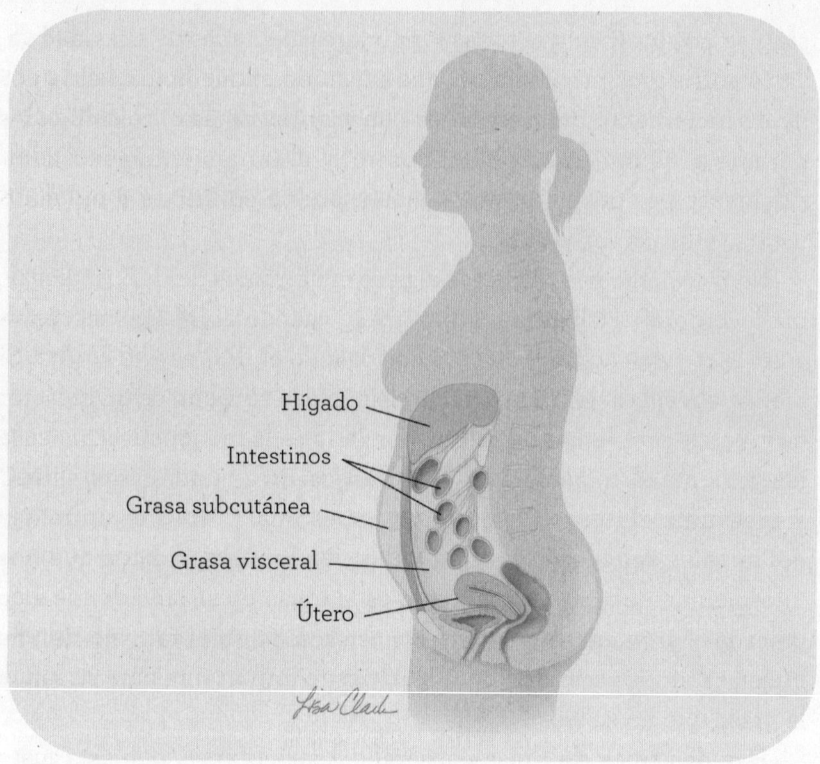

Figura 7: Grasa visceral y subcutánea.

Durante la menopausia, las mujeres son más propensas a acumular grasa visceral. Tal vez por eso muchas piensan que están ganando más peso del que tienen en realidad, porque sus cinturas tienden a ensancharse.

Después de la menopausia, la visceral constituye de un 15 a un 20 por ciento de la grasa corporal. Existen diversos problemas médicos asociados a la grasa visceral, incluidos:

- **REDUCCIÓN DE LA SENSIBILIDAD A LA INSULINA:** una hormona que regula el nivel de glucosa (azúcar) en sangre.
- **INCREMENTO DE LA INFLAMACIÓN:** puede ser un desencadenante o cofactor de diversas enfermedades.
- **LIBERACIÓN DE ÁCIDOS GRASOS AL TORRENTE SANGUÍNEO:** incrementa los niveles de colesterol y triglicéridos. Resulta

curioso que la grasa subcutánea puede contrarrestarlos absorbiendo los triglicéridos en circulación.

- **EFECTOS NEGATIVOS EN EL HÍGADO:** la sangre de la grasa visceral pasa por el hígado antes de llegar a otros órganos o tejidos. Esto expone al hígado a altos niveles de inflamación y ácidos grasos, lo que puede ser perjudicial.
- **INCREMENTO DE LOS NIVELES ACTIVOS DE TESTOSTERONA:** la grasa visceral reduce los niveles de globulina fijadora de hormonas sexuales (SHBG), la proteína que transporta testosterona y estrógenos, lo que aumenta la disponibilidad de la hormona para interactuar con otros tejidos (ver capítulo 3, «¿hay sitio hoy en el autobús, guapa?»).
- **NIVELES INCREMENTADOS DE ESTRÓGENO:** el tejido adiposo fabrica estrógeno y estrona a partir de hormonas precursoras (ver capítulo 3) y la grasa visceral puede ser más eficiente a la hora de producir estrógenos que la grasa subcutánea.

Las razones por las cuales las mujeres son más propensas a ganar grasa visceral durante la transición menopáusica no se acaban de entender. Una teoría lo atribuye a los niveles incrementados de hormona foliculoestimulante (FSH, ver capítulo 3), pero seguramente se deba a una combinación de múltiples cambios hormonales que actúan en sincronía. La pérdida acelerada de masa muscular durante la transición a la menopausia también podría influir. Cierto estudio vincula la extirpación de los ovarios antes de la menopausia natural con la grasa visceral. Se desconoce si se debe al descenso temprano de los niveles de estrógenos, a la rápida caída del estradiol y/o al aumento de la FSH (la extirpación de los ovarios implica que las hormonas descienden de golpe en lugar de experimentar un descenso gradual a lo largo de varios años) o a la falta de hormonas motivada por el ovario posmenopáusico.

Los factores de riesgo para el desarrollo de grasa visceral no vinculada a la menopausia son fumar y la falta de actividad física. Durante la transición menopáusica, 120 minutos de ejercicio físico moderado a la semana bastarán para mitigar el aumento de este tipo de grasa, pero no para revertir los cambios. La terapia hormonal de la menopausia (THM) podría ralentizar la obesidad visceral durante la transición, aunque actualmente no se considera un motivo para prescribir THM. Si bien hace falta más investigación, está claro que la THM no se asocia con el aumento de peso visceral.

El aumento de la grasa visceral durante la transición menopáusica y la posmenopausia es relevante porque podría ser una de las principales razones por las que una mujer corre mayor peligro de enfermedad cardiovascular en la menopausia. Ahora bien, ¿cómo saber si tienes grasa visceral y estás en riesgo de sufrirla?

El contorno de cintura, parece ser, constituye un buen indicativo de la grasa visceral. Sí, medirse la cintura con una cinta métrica de toda la vida. Ya lo sé, parece increíblemente retro teniendo en cuenta las tecnologías con las que cuenta la medicina moderna. No se debe medir la parte más estrecha de la cintura; en vez de eso, imagina que tendieras una línea desde el centro de la axila hasta la cadera. El punto en que el extremo inferior de la cinta alcanza el hueso de la cadera es la marca de referencia para medir el contorno. No se debe tensar la cinta y la barriga debería estar relajada. Según el Instituto Nacional de Salud de Estados Unidos (NIH, por las siglas en inglés), un contorno de cintura de > 88 cm en el caso de las mujeres indica obesidad abdominal. Cada centímetro extra por encima de 88 incrementa el riesgo de enfermedad cardiovascular un 2 por ciento. Entre 1960 y 2000, el contorno de cintura promedio de las estadounidenses se incrementó 15 cm aproximadamente. En el caso de las mujeres con un contorno de cintura > 88 cm, una reducción de 5 cm reduce el riesgo de enfermedad cardiaca un 15 por ciento. El contorno de cintura podría no ser tan fiable en el caso de las mujeres asiáticas y aquellas que sean mucho más bajas o altas que la media, así que se requiere más investigación que ayude a cuantificar el riesgo de obesidad abdominal en estos grupos.

Es importante tener en cuenta que no todas las organizaciones de salud emplean el contorno de cintura para definir la obesidad abdominal. La Organización Mundial de la Salud (OMS) utiliza el índice cintura-cadera y, para ajustarlo en función de la altura, investigadores de Reino Unido propusieron un índice contorno de cintura-altura. Es frustrante que los resultados no siempre coincidan. Recurriendo al índice de masa corporal (IMC) y a los tres métodos expuestos para determinar mi obesidad abdominal, los resultados varían muchísimo. Peso 80.7 kg, mido 179 y mi talla en Estados Unidos es 10-12, para que se hagan una idea.

Conocer el contorno de la cintura puede ayudar a las mujeres a saber si están afectadas de una enfermedad llamada síndrome metabólico, que es más frecuente a partir de la menopausia. El síndrome metabólico incrementa significativamente el riesgo de enfermedad cardiovascular, diabetes e ictus. Se diagnostica síndrome metabólico cuando se cumplen al menos tres de las cinco condiciones siguientes:

- Contorno de cintura > 88 cm.
- Niveles altos de triglicéridos o tomar un medicamento para bajar los triglicéridos.
- Niveles bajos de HDL (colesterol «bueno») o tomar medicamentos para tratar los niveles bajos de HDL (más información en el capítulo 8).
- Hipertensión (presión sanguínea alta) o tomar medicamento para tratar la presión sanguínea alta.
- Niveles altos de azúcar en sangre o tomar medicamento para tratar los niveles altos de azúcar en sangre.

Las mujeres con un contorno de cintura superior al indicado deberían controlarse la presión sanguínea y hacerse una prueba de diabetes y de lípidos (ver capítulo 7). El tratamiento del síndrome metabólico consiste en ejercicio, perder peso y medicación para tratar los lípidos anómalos, la diabetes y/o la presión sanguínea alta. Si bien el ejercicio no ataca específicamente la grasa visceral, es beneficioso en general y parece reducir el riesgo de síndrome metabólico.

Adelgazar

Perder peso reducirá la grasa visceral y subcutánea. Según cierto estudio, una disminución de peso del 6 al 7 por ciento (que eran 5 kg de promedio) provocaba una reducción de la grasa visceral del 14 por ciento. Como adelgazar puede ayudar a prevenir y tratar el síndrome metabólico, algunas mujeres tal vez quieran saber cómo pueden conseguirlo más fácilmente, pero también soy consciente de que el tema puede resultar incómodo y delicado para muchas mujeres. Si no te apetece leer nada relacionado con la pérdida de peso, pasa directamente al capítulo siguiente. Si alguna mujer desea información sobre cómo adelgazar, espero poder ofrecer algunas directrices generales.

Voy con pies de plomo a la hora de hablar de peso. No sería la primera vez que un médico atribuye a la obesidad las legítimas inquietudes de una mujer en lugar de investigarlas y la paciente lo paga con su salud e incluso con la vida. Me avergüenza la falta de espacios amables en medicina para las mujeres que sufren sobrepeso. Además, yo he vivido treinta y un años de mi vida haciendo dieta constantemente y no le deseo esa maldición a nadie. No recuerdo ni un solo día en que no haya controlado lo que comía o me haya sentido culpable por no controlarlo. En mi caso, todo fue un efecto colateral de que mi madre me dijera que estaba gorda cuando era una adolescente en pleno crecimiento durante la década de 1980, una época en la cual se produjo una horrible intersección: por una parte, la idea de que estar delgada equivalía a ser buena y guapa; por otra, la emergente cultura del deporte. Yo tenía dieciséis años la primera vez que me apunté a los Weight Watchers, una especie de club para controlar el peso de alcance mundial, y pesaba 70 kg. Mi índice de masa corporal era de 21.8 y me aceptaron.

Mi estrategia para no engordar consiste en aprovechar los métodos de los Weight Watchers, lo que implica escribir todo lo que como de antemano y seguir en buena parte una dieta mediterránea. Este método se conoce como llevar un diario. Si no lo llevara, estaría contando calorías y censurándome en silencio, así que no he firmado la paz conmigo misma sino que me he declarado una tregua. El diario me ayuda a decidir si de verdad tengo hambre o no; para mí, el hambre es una emoción, así que debo tomar conciencia de si como porque estoy contenta o triste, o porque mi cuerpo de verdad necesita combustible. Llevar un diario también impide que cada bocado se apodere de mi pensamiento y me ayuda a no flagelarme. Con el tiempo, he sido capaz de pensar menos en las calorías y más en la calidad de los alimentos que elijo. Reconozco que es el cuento de nunca acabar y no le recomiendo a nadie este enfoque. Pero los expertos dicen que llevar un diario es una intervención de bajo riesgo que puede ayudar a perder peso y a mantenerlo.

Debemos ser conscientes de que adelgazar es muy difícil, pero aún lo es más no volver a engordar. El cuerpo está biológicamente programado para defenderse de la pérdida de peso y, en las sociedades occidentales, donde los alimentos ultraprocesados son la opción más cómoda y a menudo la más barata, la dificultad es aún mayor. Además, ¿qué dieta escoger? Hay dietas altas en grasas, bajas en grasas, bajas en carbohidratos, paleo, keto, mediterránea, vegana, paleoextrema, DASH, Atkins, flexivegetariana y volumétrica, por nombrar solo unas cuantas. El número de programas de adelgazamiento es impresionante: en 2020, la página de la revista *US News & World Report* ha publicado una lista de las treinta y cinco más populares. Sí, las treinta y cinco más populares.

Muchos planes de adelgazamiento son dietas mágicas pasajeras, en el sentido de que suenan a pseudociencia y se enmarcan en una tendencia, pero cuando los expertos las examinan descubren que no se sostienen. Dada la dificultad inherente de la ciencia nutricional y el hecho de que se requieran años de estudio para evaluar de manera adecuada las intervenciones en materia alimentaria, la idea de que una moda pasajera pueda ofrecer una solución que en realidad requeriría décadas de investigación sería digna de risa si no fuera porque tanta gente acaba siendo víctima de esos abusos.

Características generales de los planes de adelgazamiento que funcionan:

- **ATENCIÓN A LOS ALIMENTOS CONSUMIDOS:** tanto si el plan consiste en evitar alimentos de origen animal, comer a unas horas concretas (ayuno) o contar carbohidratos, gramos de grasa o calorías. Cuando un programa se basa en prestar atención a la ingesta de alimentos, la consecuencia suele ser un menor consumo total de calorías. La reducción puede deberse, bien a que se restringen las calorías adrede o bien a una restricción indirecta, porque el tipo de alimentos aconsejados produce una mayor sensación de saciedad que limita el consumo, o porque los alimentos incluidos en el plan son más bajos en calorías.
- **COCINAR EN CASA:** seguir una dieta es complicado cuando otra persona prepara la comida, así que para poder atenerse al plan, la mayoría de la gente tiene que cocinar en casa casi todas las comidas. Numerosos estudios vinculan comer fuera con un mayor riesgo de obesidad.
- **POCOS O NINGÚN ALIMENTO ULTRAPROCESADO:** la ingesta de calorías será menor si evitamos este tipo de alimentos. Con toda probabilidad, pasar de una dieta rica en alimentos ultraprocesados a otra que no los incluya tendrá efectos beneficiosos en la salud.

Mi amiga Yoni Freedhoff, médica especializada en obesidad y autora del libro *The Diet Fix*, ofrece el consejo que yo considero más inteligente para perder peso: la mejor dieta es aquella que a ti te funcione y que puedas sostener a largo plazo. Y eso significa: ¿eres capaz de hacer esta dieta, pierdes peso cuando la sigues y piensas que podrías comer así el resto de tu vida? Si tienes la sensación de que te estás perdiendo algo o la vives como una obligación, antes o después el plan dejará de funcionar. Por eso a mí no me convencen los programas de adelgazamiento que prohíben determinados alimentos; por ejemplo, la dieta vegana o la cetogénica.

Ese enfoque me induce a dividir los alimentos en buenos y malos, de modo que si me cuesta seguir la dieta soy mala. Es importante conocerse.

Otros métodos para adelgazar son los fármacos y la cirugía. Los fármacos pueden ayudarnos a bajar del 5 al 10 por ciento del peso, lo que supone importantes beneficios para la salud. Algunas personas no pierden tanto peso mientras que otras pueden perder mucho más del 10 por ciento. Los fármacos no son un recurso que nos permita adelgazar rápidamente y luego dejarlos; si no quieren recuperar los kilos, las mujeres tendrán que seguir tomándolos. Hay distintas opciones y una experta en medicina de la obesidad podrá ayudarnos a sopesar riesgos y ventajas en potencia. Otro método que posibilita una reducción de peso significativa y duradera es la cirugía bariátrica; las mujeres llegan a perder del 25 al 30 por ciento de su peso corporal. La propia intervención entraña cierto riesgo pero, gracias a los beneficios para la salud que supone el adelgazamiento, la longevidad se incrementa.

La obesidad es una enfermedad. Sin embargo, se trata de una de las pocas afecciones en las que se culpabiliza, implícita o explícitamente, a la paciente. También es una de las enfermedades que cuentan con menor orientación y apoyo por parte de la medicina. ¿Qué pasaría si tratáramos del mismo modo a las personas con cáncer o con la presión alta? ¿Imaginan un mundo en el que un profesional de la salud comunicara un diagnóstico de cáncer de mama, sugiriera que la paciente tiene la culpa y luego la abandonara a su suerte, para que buscase ayuda por su cuenta? Por fortuna, hay médicas especializadas en obesidad maravillosas y amables, y cualquier mujer interesada en explorar las posibilidades para perder peso sin duda encontrará en ellas un enfoque más centrado en la paciente y en las pruebas científicas.

EN RESUMIDAS CUENTAS

- La pérdida de masa muscular asociada a la edad empieza en la treintena y se acelera durante la transición a la menopausia.

- El ejercicio es una buena medicina, especialmente en lo concerciente a la menopausia.
- El aumento de peso durante la menopausia está más relacionado con la edad que con las hormonas, aunque los cambios hormonales contribuyen a la redistribución de la grasa. De ahí que el aumento de peso asociado a la edad tienda a depositarse alrededor de los órganos internos, lo que incrementa la obesidad abdominal.
- Hablamos de obesidad abdominal cuando el contorno de cintura es $\geq$ 88 cm.
- La grasa abdominal es metabólicamente activa y se asocia con distintas afecciones, desde la enfermedad cardiovascular a la diabetes o la demencia.

Capítulo 8

Pensar con el corazón: enfermedad cardiovascular

Cada minuto fallece una mujer de enfermedad cardiovascular.

¿He captado tu atención? Bien.

La gente relaciona la enfermedad cardiovascular (ECV) con los ataques al corazón (infarto de miocardio) o el ictus, pero el término «enfermedad cardiovascular» abarca un amplio espectro de afecciones médicas que interfieren en el flujo de la sangre y, en consecuencia, en la oxigenación de los tejidos. Los problemas de circulación pueden estar relacionadas con el corazón (el latido), los vasos sanguíneos (la circulación de la sangre) o con ambos.

La enfermedad cardiovascular es la principal causa de muerte entre las mujeres; una de cada tres morirá de ECV y sin embargo tan solo el 8 por ciento identifican este problema como el riesgo principal para su salud (ver cuadro 2).

Por eso es tan importante que las mujeres y sus proveedores de atención médica amplíen su concepto de la menopausia para abarcar algo más que los síntomas de los que más se habla en los medios y en las redes sociales, como sofocos, cambios de humor y dificultades en las relaciones sexuales. Sigue siendo habitual, por desgracia, que la enfermedad cardiovascular se considere algo que afecta a los hombres; ellos sufren demoledores dolores de pecho e infartos en la televisión y en las películas, pero las mujeres casi siempre fallecen de cáncer o de accidentes trágicos. Si pensamos en las mujeres y en las enfermedades cardiovasculares, nos viene a la mente un incidente que acaece al final de la vida. Y en cierto sentido, por horrible que suene, sí, así es, la enfermedad cardiovascular ataca a las mujeres al final de su vida, solo que ese final no siempre se produce a los noventa y tres. Las mujeres mueren o sus vidas se ven gravemente afectadas por la ECV a los cincuenta y a los sesenta, a veces incluso a los cuarenta.

CUADRO 2. ENFERMEDADES CARDIOVASCULARES MÁS FRECUENTES

ANGINA	Dolor en el pecho debido a la disminución de flujo sanguíneo al corazón.
ARRITMIAS	Ritmo cardiaco anormal, que puede afectar a la oxigenación de los tejidos. Algunos tipos de arritmia pueden provocar coágulos que causen ictus.
ARTERIOSCLEROSIS	Acumulación de grasa, colesterol, células inflamatorias y otras sustancias en las arterias (conocidas como placas). Las placas dificultan la circulación de la sangre y pueden provocar, al romperse, coágulos de sangre que bloqueen la arteria. La arteriosclerosis es un factor de riesgo para el infarto y el ictus.
INFARTO	Disminución del flujo sanguíneo al corazón tan significativo que llega a dañar el músculo cardiaco.
INSUFICIENCIA CARDIACA	Daños en el músculo cardiaco tan importantes que afectan a la capacidad del corazón de bombear sangre a los tejidos.
HIPERTENSIÓN	Cambios complejos que involucran a los vasos sanguíneos, al corazón y a las señalizaciones químicas. No es una enfermedad en sí; más bien daña órganos como el corazón, el cerebro y los riñones. Se considera un factor de riesgo para el infarto y el ictus.

ENFERMEDAD ARTERIAL PERIFÉRICA	Reducción del flujo de sangre a las piernas a causa del estrechamiento de las arterias; provoca dolor y puede dañar los tejidos.
ICTUS (ACCIDENTE ISQUÉMICO)	Aparición de un coágulo que reduce el flujo de la sangre a una parte del cerebro de manera crítica. La arteriosclerosis aumenta el riesgo. Cualquier enfermedad que incremente las posibilidades de un coágulo en sangre también incrementa el peligro.

Si las mujeres entienden qué es la salud cardiovascular y cómo puede cambiar durante la transición menopáusica, tal vez tomen medidas para prevenirla o para minimizar su impacto. Ser proactivas en la búsqueda de terapias para la ECV nos puede salvar literalmente la vida.

¿Qué es la arteriosclerosis?

La arteriosclerosis es una afección de las arterias y constituye un riesgo importante de enfermedad cardiovascular. Consiste en la acumulación de bolsas de grasa, colesterol, células inflamatorias y otras sustancias en las paredes arteriales; esas zonas de acumulación se conocen médicamente como placas. Las placas estrechan los vasos sanguíneos y limitan el flujo de la sangre a los tejidos. Una placa también puede romperse y originar un coágulo que bloquee parcial o totalmente un vaso sanguíneo. Sin una irrigación suficiente, los tejidos empiezan a morir.

La arteriosclerosis tiende a relacionarse con el corazón y, si bien provoca angina (dolor en el pecho) e infarto, puede afectar a cualquier arteria. Por ejemplo, una placa arteriosclerótica rota en una arteria que irrigue una parte del cerebro puede provocar un ictus, y el estrechamiento debido a la arteriosclerosis podría reducir el flujo sanguíneo y dañar los riñones. La enfermedad arterial periférica es la reducción del flujo a las piernas a causa de la arteriosclerosis. Provoca dolor en las piernas y nalgas durante el ejercicio y puede desembocar en gangrena (tejido muerto por falta de oxígeno). Las afecciones relacionadas con la arteriosclerosis se conocen como enfermedad cardiovascular arteriosclerótica o ECVA.

Factores de riesgo para la enfermedad cardiovascular

Aunque las tasas de enfermedad cardiovascular son significativamente más altas entre los hombres que entre las mujeres antes de la menopausia, la distancia se acorta después de la transición menopáusica. La ECV aparece 7-10 años más tarde en las mujeres. Seguramente hay muchos factores implicados en esa aparición tardía de la enfermedad cardiovascular. Una de las razones parece ser el incremento de grasa metabólicamente activa (comentado en el capítulo 7) que sucede con la transición menopáusica. Los hombres son más propensos a acumular grasa visceral o metabólicamente activa, de ahí sus tasas más altas de ECV, mientras que las mujeres, antes de la menopausia, tienden a almacenar grasa subcutánea (la grasa que puedes sujetar con las manos). Después de la menopausia, ellas empiezan a acumular grasa metabólicamente activa a un ritmo parecido al de los hombres, lo que incrementa su riesgo de ECV a través de una serie de mecanismos, incluida la inflamación y los niveles altos de colesterol y triglicéridos. Es posible que antes de la menopausia los estrógenos tengan un papel protector, tal vez incrementando la resistencia de los vasos sanguíneos a la arteriosclerosis y regulando la inflamación, así que la pérdida de estrógenos podría ejercer una influencia directa.

Aparte de la menopausia, hay otros factores que tradicionalmente se consideran de riesgo para la enfermedad cardiovascular, tanto para ellas como para ellos, como la edad, fumar, la falta de actividad física, el sedentarismo, el sobrepeso, la presión arterial alta y la diabetes tipo 2; aunque muchos de estos afectan mucho más a las mujeres.

La actividad física es la cantidad de ejercicio que haces, como correr, caminar o montar en bici. Una persona físicamente inactiva hace menos de 150 minutos de actividad moderada o menos de 75 minutos de actividad intensa a la semana. El sedentarismo significa que pasas largos periodos de tiempo sentada o recostada (ver capítulo 7). Las mujeres tienen más probabilidades de ser físicamente inactivas y también de llevar vidas más sedentarias que los hombres, sobre todo al envejecer, lo que incrementa aún más el riesgo de enfermedad cardiovascular. Las razones son complejas. Tradicionalmente se ha excluido a las mujeres del deporte debido a la discriminación de género y a la tendencia a avergonzarlas por su cuerpo *(body shaming)*. A menudo se las anima a hacer ejercicio para adelgazar, más que como una herramienta para mejorar la salud, y muchas mujeres carecen o tienen pocos espacios seguros donde hacer deporte. Tuve que reunir mucho valor para apuntarme a un gimnasio a los cuarenta y cinco; la preponderancia de cuerpos jóvenes me intimidaba y solo cuando alcancé cierto nivel de competencia —cortesía de un entrenador personal— me sentí lo bastante cómoda como para entrar en la sala de musculación e ignorar las miradas de los hombres que parecían molestos o perplejos ante mi intromisión en un territorio que consideraban equivocadamente suyo.

Asimismo, abundan las mujeres que tuvieron experiencias horribles en la infancia relacionadas con el ejercicio físico, cuyas consecuencias arrastran en la edad adulta. Cuando iba a la escuela en Canadá existía un programa gubernamental de evaluación de la condición física: el *Canada Fitness Award Program*. Cada año nos obligaban a presentarnos a seis exámenes de aptitud física y luego se premiaba a los alumnos con medallas de oro, plata y bronce en función de la puntuación obtenida. Los que no aprobábamos nos quedábamos sentados mirando cómo llamaban a nuestros compañeros uno por uno para que recogieran sus premios delante de todo a la escuela. Era humillante hasta lo indecible y pasé toda la secundaria discurriendo maneras creativas de saltarme la clase de educación física. Tardé años en superar el trauma; hasta los veintisiete años no me planteé siquiera hacer ejercicio porque era bueno para mi salud.

La diabetes tipo 2 es un factor de riesgo tan significativo para la enfermedad cardiovascular que desarrollarla antes de la menopausia anulará el efecto protector del estrógeno. Eso supone que el riesgo de

ECV es mayor para las mujeres que sufren diabetes tipo 2 que para los hombres de su misma edad. Por eso es tan importante hacer cribados de diabetes tipo 2 a las mujeres, no solo para prevenir complicaciones relacionadas con la enfermedad en sí, sino también para poder someterlas a controles de enfermedad cardiovascular lo antes posible y que puedan recibir tratamiento preventivo tan pronto como lo necesiten.

Hay otros factores que incrementan las posibilidades de una mujer de padecer enfermedad cardiovascular y que no acabamos de entender. Por ejemplo, tanto la endometriosis como el síndrome del ovario poliquístico (SOP) aumentan el riesgo de enfermedad cardiovascular así como las posibilidades de desarrollarla a una edad temprana. Las mujeres que durante el embarazo han padecido diabetes (diabetes gestacional) o presión alta también corren más riesgo de ECV. La relación entre estos trastornos del tracto reproductivo y la enfermedad cardiovascular podría deberse a que ambos comparten una causa común con la ECV, pero se requiere más investigación al respecto.

Para una mujer, saber que corre un riesgo más alto de enfermedad cardiovascular podría ayudarla a pedir pruebas o a plantearse cambios que ayuden a reducir el peligro, por ejemplo, incrementar la actividad física o dejar de fumar. Por desgracia, las mujeres acostumbran a recibir menos recomendaciones sobre factores de riesgo y prevención de la enfermedad cardiovascular que los hombres, lo que amplía todavía más el peligro para las mujeres.

Control de enfermedad cardiovascular

El control para detectar la enfermedad cardiovascular se debería realizar cada dos años a partir de los cuarenta entre mujeres con un riesgo medio, pero otras con un riesgo más alto podrían necesitar controles más tempranos o más frecuentes. Ejemplos de factores de riesgo que merecerían control precoz incluyen: fumar, contorno de cintura por encima del recomendado, diabetes tipo 2, historial de endometriosis, síndrome de ovario poliquístico y diabetes gestacional.

Un cribado adecuado de enfermedad cardiovascular es una medición de presión sanguínea convencional; un resultado de 120/

80 mmHg o inferior se considera normal. Se diagnostica presión sanguínea alta cuando el valor superior es > 130 mmHg o el inferior es > 80 mmHg. La presión alta es un factor de riesgo significativo de arteriosclerosis y tratarla reduce el peligro de infarto e ictus.

Los segunda prueba del cribado consiste en analizar los lípidos en sangre. Los lípidos son un grupo de moléculas que no se disuelven en agua y son esenciales para el funcionamiento del cuerpo. Todas las células del cuerpo humano están construidas con lípidos; también son los ladrillos de muchas moléculas importantes, así como una fuente de energía. Sin embargo, los lípidos poseen asimismo un papel en la arteriosclerosis.

El colesterol es quizá el lípido más conocido. Ayuda a sellar la membrana que rodea las células; se usa para fabricar hormonas como el estrógeno y la progesterona (ver capítulo 3); y es un componente de la bilis (una sustancia secretada por el hígado que ayuda en la digestión, sobre todo en la absorción de grasas). Buena parte del colesterol del cuerpo lo fabrican las células (principalmente las del hígado) y el 20 por ciento restante, aproximadamente, procede de la alimentación. El colesterol solo está presente en los productos de origen animal, como los huevos, la carne roja y los lácteos. Los niveles altos de colesterol en sangre se asocian con la enfermedad cardiovascular arteriosclerótica. Ahora mismo no está claro si el colesterol procedente de la dieta posee tanta influencia en los niveles en sangre como se creía. El colesterol a menudo está presente en alimentos altos en grasas saturadas (ver capítulo 21) y podrían ser esas grasas saturadas las que suponen el mayor riesgo, no el colesterol.

Como el colesterol es grasa y no se puede disolver en el agua (flotaría como el aceite sobre el vinagre) debe viajar por la sangre empaquetado. Para ello, el hígado fabrica proteínas transportadoras llamadas lipoproteínas: las de alta densidad (HDL) y las de baja densidad (LDL). Las lipoproteínas de alta densidad transportan el colesterol de los tejidos al hígado, donde se rompe y abandona el cuerpo a través de la bilis; un nivel bajo de HDL se considera un marcador de riesgo de la enfermedad cardiovascular. Las lipoproteínas de baja densidad transportan el colesterol a los tejidos y los niveles altos se asocian a un mayor riesgo de ECV. Tengo un truco para recordarlo: H es la primera letra de HDL y también de *high* (alto) y L es la primera de LDL y también de *less* (menos); queremos HDL más alto y menos LDL.

Los triglicéridos son grasa de reserva y viajan por el organismo para ser depositados en los tejidos grasos. El cuerpo fabrica triglicéridos cuando hay calorías adicionales en la dieta que no necesita, pero también se extraen de la comida; buena parte de las grasas saturadas que comemos son triglicéridos. Los niveles altos de triglicéridos son un factor de riesgo de arteriosclerosis.

Los resultados normales de un análisis de lípidos son los siguientes:

- Colesterol 125-200 mg/dL.
- HDL ≥ 40 mg/dL.
- LDL <100 mg/dL.
- Triglicéridos: <150 mg/dL (normal), 150-199 mg/dL (rozando el límite).

Hay muchos factores que condicionan la clase de tratamiento preventivo que cada mujer podría necesitar y hablar de qué personas necesitan tomar medicamentos sobrepasa el alcance de este libro. Lo que deberían saber las mujeres es que si reúnen uno o más factores importantes de riesgo (como un perfil anómalo de lípidos, diabetes, presión alta o fumar) y su riesgo de infarto o ictus a diez años es >10 por ciento (puedes encontrar una calculadora de riesgo cardiovascular en <https://fundaciondelcorazon.com/prevencion/calculadoras-nutricion/riesgo-cardiovascular.html>), la medicación para prevenir el infarto o el ictus sería muy conveniente.

Mujeres y enfermedad cardiaca: una epidemia de mala diagnosis e infratratamiento

Hay diferencias trágicas en la gestión de la enfermedad cardiovascular en el caso de los hombres y de las mujeres; el 42 por ciento de las mujeres fallecen en el transcurso del año siguiente a un ataque al corazón frente al 24 por ciento de los hombres. El riesgo de muerte entre las mujeres menores de cincuenta y cinco que sufren un infarto mientras están en el hospital duplica o triplica el de un hombre de la misma edad. En parte, esa diferencia puede deberse a la biología de la enfermedad cardiaca en las mujeres; por ejemplo, la ruptura de la placa arteriosclerótica que causa el infarto podría ser distinta en las mujeres. Sin embargo, a menudo se trata de muerte por misoginia. En ocasiones sucede porque se ha excluido a las mujeres de los estudios, de modo que cuando se les aplica «el mejor tratamiento posible», lo que están recibiendo en realidad es la mejor terapia para los hombres. Otro inconveniente es la idea equivocada de que las mujeres —en particular las más jóvenes— no sufren enfermedad cardiovascular. En ocasiones el problema radica en que ellas reciben menos consejos relativos a las enfermedades del corazón que ellos o en el hecho de que hay menos probabilidades de que receten estatinas a una mujer (fármacos para bajar el colesterol que reducen significativamente el peligro de infarto e ictus). Las mujeres negras son las que tienen menos probabilidades de que les sean recetadas.

Otro aspecto muy importante es que el infarto provoca síntomas muy distintos en las mujeres y en los hombres. La gente tiene presente el dolor en el pecho o la opresión —la clásica sensación de que se me ha sentado un elefante encima—, pero el 42 por ciento de las mujeres que sufren un infarto no experimentan dolor en el pecho. Otros síntomas considerados típicos de ataque al corazón —dolor mandibular y sudor— son habituales entre los hombres. Las mujeres, en cambio, tienden a experimentar síntomas más suaves que no parecen relacionados en absoluto con el infarto, como la aparición súbita de una de las siguientes señales: sensación de falta de aliento, fatiga, dolores corporales, sudores fríos, palpitaciones, debilidad y sensaciones raras (el hecho de que sean difíciles de describir es parte del problema) en la espalda o en los brazos. También pueden aparecer trastornos del sueño y una fatiga severa inexplicable durante los días e incluso semanas previos a un infarto. Casi dos de cada tres médicos son incapaces de reconocer esos síntomas, que suelen ser más típicos en las mujeres con anterioridad a un ataque al corazón. De hecho, a menudo se resta importancia a las señales femeninas, que se interpretan como ansiedad o sofocos. Como los síntomas del infarto, la ansiedad y los sofocos se confunden de manera significativa con los de la ansiedad, se requiere un profesional de la salud comprometido con su trabajo para que los tres sean tenidos en cuenta y no solo los dos que no son fatales.

Las propias mujeres podrían hacer caso omiso del dolor por considerar que «no es para tanto», habida cuenta de que, para ellas, podría no ser exagerado. Por ejemplo, para muchas mujeres el dolor menstrual es peor que el de un infarto; al fin y al cabo, la fuerza generada por el útero durante los calambres menstruales equivale a la del segundo estadio del parto. Pese a todo, a las mujeres que padecen calambres menstruales se las suele considerar débiles y quejicas. Es una luz de gas sistémica y me provoca ganas de gritar.

Entiendo que sea difícil hacerse a la idea de que el dolor de un infarto pueda ser menos intenso que los dolores menstruales; al fin y al cabo, el músculo del corazón está literalmente muriendo durante un ataque al corazón, mientras que el útero no agoniza cuando tienes la regla (por más que lo parezca). La desproporcionalidad entre los calambres menstruales y el infarto pone de manifiesto las complejidades biológicas del dolor. El dolor que procede de los órganos, como el corazón y el útero, se conoce como dolor visceral y se procesa de un modo distinto a las molestias que puedan causarnos, por ejemplo, una pierna rota o una quemadura. Así pues, parece lógico suponer que las mujeres expresarán el dolor visceral de manera distinta a los hombres habida cuenta de la cantidad de conexiones del sistema nervioso necesarias para el ciclo menstrual y el parto, pero si se excluye a las mujeres de los estudios no conocemos esas diferencias y perdemos una información crucial que podría salvar vidas. En consecuencia, buena parte de los mensajes que reciben las mujeres sobre el infarto es que provoca un dolor insoportable en el pecho porque la educación que reciben al respecto versa en realidad sobre el infarto masculino.

Cuando se sospecha que una persona podría estar sufriendo un infarto se le practica un angiograma, una prueba por la que se inyecta un tinte que viaja por las arterias para identificar un estrechamiento crítico causado por la arteriosclerosis o un coágulo. En el corazón hay dos tipos de arterias susceptibles de bloquearse: grandes y pequeñas. El angiograma convencional evalúa mejor las arterias grandes, pero en el caso de las mujeres a menudo son las arterias pequeñas las que provocan el infarto (lo que se conoce como enfermedad cardiaca microvascular). Así pues, es posible que a una mujer que sufre dolor pectoral le den el visto bueno porque sus arterias grandes están en buen estado cuando en realidad el problema son sus arterias pequeñas, que no han sido examinadas.

EN RESUMIDAS CUENTAS

- La enfermedad cardiovascular es la principal causa de muerte entre las mujeres.
- El riesgo de enfermedad cardiovascular aumenta después de la menopausia y parece estar causado en buena parte por la acumulación de grasa visceral metabólicamente activa.
- Los factores relacionados con el tracto reproductor que incrementan el riesgo de enfermedad cardiovascular en las mujeres incluyen un historial de endometriosis, síndrome de ovario poliquístico, diabetes gestacional y alta presión sanguínea durante el embarazo.
- Los síntomas de infarto a menudo difieren entre hombres y mujeres.
- Las mujeres sin factores de riesgo adicionales de enfermedad cardiovascular deberían someterse a un control de presión sanguínea y a un análisis de lípidos cada dos o tres años a partir de los cuarenta, pero las mujeres con factores de riesgo deberían empezar a someterse a controles antes o con más frecuencia.

Capítulo 9

¿Hace calor aquí o es cosa mía? Síntomas vasomotores y cómo sofocar el fuego

Muchas personas, al oír hablar de la menopausia, piensan en calor. Se debe a los sofocos y sudoraciones nocturnas —conocidos por el nombre colectivo de «síntomas vasomotores» o SVM— que afectan al 80 por ciento de las mujeres en algún momento durante el proceso de la menopausia y casi al cien por cien de las mujeres que toman inhibidores de la aromatasa (medicamento para un tipo específico de cáncer de mama).

Los sofocos se conocen también como *calores súbitos*, aunque yo prefiero la palabra «sofoco», porque el adjetivo «súbito» me sugiere un hecho instantáneo, mientras que sofoco evoca algo que perdura unos minutos, como suele ser la experiencia. Mi término favorito es «eclosiones de calor», que tal como comentábamos en el capítulo 2 se remonta al siglo XVIII; en mi caso, noto como si el calor se acumulara en el interior de mi cuerpo y eclosionara por la cabeza. A algunas mujeres les gusta llamar a su sofocos «oleadas de poder» y cualquiera que sea el término que a ti te funcione estará bien. Al fin y al cabo, se trata de tu experiencia.

Desde una perspectiva médica, un sofoco es una ola de calor que envuelve la cabeza, el cuello, la parte superior del pecho y los brazos. No se limita a una sensación; el cuerpo está caliente al tacto. Los sofocos pueden aparecer acompañados de sudor, tez enrojecida, náuseas, agitación y ansiedad. La experiencia de los sofocos tiende a variar de mujer a mujer, pero hay una constante: el calor. Las sudoraciones nocturnas son sofocos durante la noche que provocan una transpiración excesiva e interrumpen el sueño. También resultan desagradables, porque despertarse entre unas sábanas empapadas es un horror.

¿Qué es exactamente un sofoco?

Un sofoco aparece cuando un termostato interno alterado informa a tu cerebro de que tienes calor cuando no lo tienes. La termorregulación —el control de la temperatura corporal— sucede en el hipotálamo, situado en la base del cerebro. Varias hormonas y neurotransmisores, a partir de las señales que reciben del cuerpo y del entorno, cooperan para mantener la temperatura corporal más o menos estable. Hay una relación estrecha entre la reproducción y el control de la temperatura. Por ejemplo, la temperatura corporal alcanza sus niveles máximos a medio camino entre la ovulación y la menstruación a causa de los altos niveles de progesterona. La teoría es que la temperatura ligeramente más elevada en esos días favorece la implantación. En consecuencia, hay neuronas (células nerviosas) implicadas en la regulación tanto de la temperatura como del ciclo menstrual. Una buena analogía sería que la termorregulación y la reproducción comparten una misma placa base.

Los mecanismos por los que se producen los síntomas vasomotores son muy complejos y no acabamos de entenderlos. Lo que importa no son los niveles de estrógeno porque, de ser así, las niñas tendrían sofocos antes de la pubertad. El sofoco aparece cuando el cerebro tenía estrógeno y lo pierde de repente. Cuando más rápida es la caída, más intenso el efecto; de ahí que extirpar los ovarios antes de la menopausia provoque más sofocos y más síntomas graves que si la caída hormonal es más paulatina, como suele suceder en la menopausia.

El estrógeno posee un papel interesante en la regulación térmica; por lo que parece, inhibe los mensajes de un grupo de neuronas que transmiten señales relativas al calor. Con la menopausia, el estrógeno ya no está ahí para cortar el paso a esas neuronas, así que la zona del cerebro que contiene esas neuronas promotoras del calor se amplía.

Algunas investigaciones sugieren que los niveles elevados de hormonas foliculoestimulantes (FSH) en la menopausia podrían guardar relación con los sofocos.

Sin la influencia del estrógeno, el sistema termorregulador se torna extremadamente sensible a los pequeños aumentos de temperatura y reacciona de manera exagerada; subir un tramo de escaleras provoca la misma sensación que correr un buen trecho cubierta de ropa en un día caluroso. Es como si una parte de tu cerebro empezara a gritar por las buenas: «¡Emergencia! ¡Todos a cubierto!», mientras los otros sistemas funcionan de maravilla y el estrógeno no estuviera ahí para decirle: «Anda, no grites tanto. Antes de nada, vamos a comprobar qué está pasando».

En un intento por refrescar el cuerpo, los vasos sanguíneos se dilatan y la sangre se dirige a la piel, donde pierde parte de su calor. De ahí la ola de calor (y a menudo rojez) en la cara, el cuello, la parte superior del pecho y los brazos. Las glándulas sudoríparas también se activan. El ritmo cardiaco aumenta (esto puede contribuir a la sensación de ansiedad que experimentan algunas mujeres) y se reduce el flujo de sangre al cerebro. El episodio de calor dura un promedio de dos a cuatro minutos y cesa cuando la temperatura corporal acaba por descender a raíz de los esfuerzos del organismo por refrescarse. Como no tenías calor de buen comienzo, la temperatura del cuerpo descenderá más de lo necesario, así que podrías experimentar escalofríos. A algunas mujeres les molestan más los escalofríos que el calor. Es posible incluso que tirites para recuperar la temperatura normal.

¿Te has agotado solo con leerlo? En algunos casos, estos episodios se repiten veinte o treinta veces al día. La intensidad de los síntomas vasomotores varían de una mujer a otra, se asocian con problemas para dormir y depresión, y afectan negativamente la calidad de vida. Algunas mujeres lo pasan muy mal y otras no. Puede ser agotador, estresante, y los sofocos hacen que muchas mujeres se sientan fatal. Además, son impredecibles; podría suceder que un día cierta actividad desencadenase interminables olas de calor y que otro cualquiera esa misma actividad no provocase el menor efecto. La imprevisibilidad empeora el asunto aún más si cabe, porque tienes la sensación de que tu cuerpo ha enloquecido y eso resulta inquietante.

Las mujeres que experimentan síntomas vasomotores de moderados a severos presentan asimismo un riesgo mayor de enfermedad cardiovascular e ictus. Los síntomas vasomotores no afectan directamente al corazón ni a los vasos sanguíneos; más bien se cree que el factor que predispone a algunas mujeres a padecer sofocos también las predispone a la enfermedad cardiaca. Una teoría dice que los sofocos tienden a aparecer cuando existe una mala comunicación entre el sistema nervioso y los vasos sanguíneos, y eso también podría ser un factor relevante en la enfermedad cardiaca y el ictus. Las mujeres que experimentan síntomas vasomotores de moderados a severos deberían ser especialmente cuidadosas en no saltarse los controles de presión y las analíticas de colesterol y diabetes. El ejercicio es una intervención que puede contribuir a reducir los riesgos.

¿Cuándo empiezan los síntomas vasomotores y cuánto duran?

Antes se pensaba que los síntomas vasomotores empezaban con la menopausia (entendida como la menstruación final) y duraban alrededor de dos años. Ahora sabemos que pueden comenzar durante la transición a la menopausia —incluso muchos años antes del periodo final— y que los sofocos duran de promedio más de siete años. Los datos del Estudio Nacional de Salud Femenina (SWAN) nos informan de que existen cuatro patrones distintos de síntomas vasomotores entre las estadounidenses, cada uno de los cuales se presenta en un 25 por ciento de las mujeres aproximadamente:

- Comienzan al principio de la transición a la menopausia y se reducen tras la menstruación final.
- Aparecen más tarde durante la transición menopáusica, los síntomas se tornan más severos en torno a la menstruación final y luego se reducen lentamente durante la posmenopausia, con una duración media de cuatro años.
- Pocos o ninguno. ¡Sí, es posible!
- Las «supersofocosas» (un término acuñado por las investigadoras del SWAN), que empiezan a sufrir sofocos en la primera fase de la transición menopáusica y los siguen experimentando a lo largo de la posmenopausia, diez u once años en total, a veces más.

Esto significa que hay un 25 por ciento de probabilidades de que los sofocos no aparezcan o sean mínimos, un 25 por ciento de ser supersofocosa y un 50 por ciento de experimentar algo intermedio. Algunas creen ser supersofocosas cuando no es así, pues cuando le pides a una mujer que recuerde su experiencia en relación a los sofocos, notifica más episodios que cuando se le realiza un seguimiento prospectivo día a día. Este tipo de recuerdo distorsionado es habitual en cualquier situación, no solo en medicina, de manera que es muy importante recoger datos en tiempo real Aunque los sofocos sean severos cuando aparecen, solo el 6 por ciento de las mujeres los sufren a diario y la mayoría los experimentan el 30 por ciento de los días o menos. Eso no significa que no sean un asco; más bien que, si bien los sofocos son una experiencia habitual, los días sin sofocos suelen ser más frecuentes que los días con ellos.

Existen diversos factores que incrementan o disminuyen el riesgo de síntomas vasomotores:

- **ETNIA:** las afroamericanas son las que notifican sofocos durante más tiempo; once años o más de promedio. Las estadounidenses de origen japonés y chino, de cinco a seis años, y las blancas e hispanas algo intermedio.

- **CONDICIONANTES SOCIALES DE LA SALUD:** la pobreza, un bajo nivel educativo, experiencias de infancia adversas (EAI, ver capítulo 1) se asocian con un incremento del riesgo. Las experiencias adversas en la infancia pueden ocasionar cambios estructurales permanentes en el cerebro que podrían hacerlo más vulnerable al proceso que desencadena los sofocos.
- **FUMAR:** las fumadoras o exfumadoras experimentan sofocos durante más tiempo.
- **SALUD MENTAL:** estrés, depresión y ansiedad incrementan el riesgo.
- **ALCOHOL:** el consumo moderado podría reducir los sofocos, pero un consumo elevado tendría el efecto opuesto; ¡más puntos para la dieta mediterránea y su copa de vino tinto diaria!
- **CAFEÍNA:** el café, el té y otras bebidas y alimentos que contienen cafeína pueden desencadenar sofocos en algunas mujeres.
- **ANSIEDAD:** las mujeres con altos niveles de ansiedad son más propensas a experimentar sofocos. La ansiedad se puede parecer también a los bochornos; muchos de los síntomas son idénticos, como por ejemplo las palpitaciones y la transpiración, y para terminar de complicar las cosas algunas mujeres sienten ansiedad durante los sofocos.

Los sofocos acostumbran a empeorar por la tarde y pueden fluctuar en función de la estación. Normalmente se agravarán en los meses de verano porque el calor y la humedad tienden a ser desencadenantes. Ten eso presente cuando te plantees la necesidad de empezar una terapia o cambiarla. Hace poco tuve una mala racha en cuestión de sofocos y, mientras escribo esto, han pasado cuatro años de mi última menstruación y llevo los mismos con terapia hormonal para la menopausia. Recordé que el inicio de mi reciente explosión de sofocos había coincidido con una ola de calor terrible y prolongada, así que decidí aguantarme y replantearme mis necesidades en invierno. Cosa de una semana más tarde los días empezaron a refrescar y los sofocos desaparecieron.

Sofocos inadvertidos y falsos

Cuando se llevaron a cabo estudios en los que se monitorizaba a las mujeres para detectar los sofocos a partir de señales físicas, se vio que la subjetividad —entendida como lo que una experimenta— no siempre coincidía con lo que quedaba registrado. En uno de estos estudios, más de la mitad de los sofocos pasaron completamente inadvertidos, es decir, el sofoco estaba sucediendo fisiológicamente, pero las mujeres no se percataban. Esto rebate la idea de que los sofocos en sí son angustiosos para todas. Por extraño que parezca, en este estudio las emociones positivas se revelaron más propensas a desencadenar un sofoco que las negativas.

El mismo estudio informa de la existencia de falsos sofocos o lo que yo llamo sofocos fantasma. La mujer notifica que está notando un sofoco pero los monitores no los detectan; hasta un 88 por ciento de mujeres experimentaban falsos sofocos. (Yo prefiero el término «fantasma», porque «falso» suena peyorativo y ya se acusa con demasiada frecuencia a las mujeres de inventar síntomas). Los desencadenantes de estos sofocos fantasmas tendían a ser la frustración, una sensación de pérdida de control, el ejercicio y fumar cigarrillos.

¿Eso qué significa?

Es importante tener en cuenta que solo experimentamos algo cuando el cerebro nos dice que lo estamos experimentando. Las emociones, los estados de ánimo y seguramente incluso las expectativas afectan a los neurotransmisores y esos cambios pueden realzar, suavizar, crear o suprimir muchas sensaciones, incluidos los sofocos. Esto se debe a la conexión entre el cuerpo y la mente. Hace falta más investigación para entender lo que está pasando cuando una mujer nota un sofoco que no se está produciendo en el plano físico. Una posibilidad sería que otras experiencias emocionales se interpreten como sofocos a causa de las expectativas (es decir, veinte años atrás, antes de la menopausia, habrías interpretado de otro modo esa misma experiencia porque no esperabas tener sofocos) o que el cerebro realmente ponga en marcha la señalización del sofoco sin que se produzca una respuesta física (recuerda, los sofocos son el resultado de una señalización defectuosa) u otras razones.

Parece evidente que los estudios que solo tienen en cuenta los sofocos anotados por las mujeres en sus diarios no muestran la imagen en su totalidad, porque las participantes podrían estar consignando sofocos fantasma o podrían no ser conscientes de que se está produciendo uno en el plano físico. También desconocemos las implicaciones de esas otras experiencias relacionadas con los sofocos; por ejemplo, no sabemos si uno fantasma o no detectado incrementa el riesgo de la enfermedad cardiovascular. Hace falta más investigación. A menudo me preguntan por la FemTech, nuevas tecnologías como dispositivos, apps o servicios online de salud femenina. Muchos de los productos que me han mostrado hasta la fecha me parecen inútiles. O bien ofrecen soluciones más caras que intervenciones ya disponibles, o bien el servicio o producto se basa en hipótesis y no aporta datos que lo respalden, o son una tontería sin más. Sin embargo, ¿y si existiera un monitor portátil y asequible de sofocos? Poder detectar con exactitud lo que sucede en el plano físico, ¿no sería útil de cara a estudios que buscaran relacionar el alcance de los sofocos con la salud cardiaca o para evaluar la respuesta a la terapia hormonal para la menopausia? De haber contado con ese recurso aquel verano en que sufrí una racha de sofocos provocados por una ola de calor, tal vez me habría dado cuenta de que se trataba de una circunstancia habitual en el mes de agosto en lugar de preocuparme por si la THM ya no funcionaba. Saber que se trataba de un fenómeno temporal, por molesto que fuera, me habría tranquilizado. También podría suceder que la app me informara de que en realidad la frecuencia de los sofocos no había aumentado, lo que implicaría que solo me sentía más incómoda porque el tiempo era inusualmente cálido. Como la inquietud exacerba los sofocos, ¿habría eliminado este conocimiento el factor preocupación de la ecuación con más rapidez?

Factores culturales y genéticos

La experiencia vasomotora varía en las distintas partes del mundo. Las mujeres que viven en países donde la menopausia se contempla como un cambio vital y la edad no se considera algo negativo suelen sufrir menos síntomas. Puede que la falta de connotaciones y actitudes sombrías facilite la formación sobre la menopausia al mismo tiempo que normaliza los síntomas; tal vez si saben lo que se van a encontrar, las mujeres no vivan los síntomas como algo tan desagradable. Además, cuando la sociedad mira a las mujeres que envejecen con desprecio, ese primer sofoco se nos puede antojar una fecha de caducidad. No tener la sensación de que vas directa al vertedero social sin duda debe ser beneficioso, habida cuenta de la compleja interacción entre emociones y neurotransmisores. Otros factores que podrían influir serían las dietas regionales, la actividad física, el clima y el acceso a un sistema de salud asequible y de calidad.

Asimismo, la genética guarda relación con la diversidad de la experiencia vasomotora. Algunos datos sugieren que las variaciones de un gen del cromosoma 4 incrementarían el riesgo de sofocos; este gen forma parte del código de esas neuronas de la placa base de las que hablábamos antes y que ejercen un papel dual en la reproducción y el control de la temperatura. Tal vez algún día podamos someternos a un análisis genético capaz de predecir si una mujer tiene más o menos probabilidades de convertirse en una supersofocosa y eso influya en la decisión de si iniciar o no una THM o afecte a los controles de la enfermedad cardiaca.

La incidencia de los sofocos es menor en algunos países asiáticos, principalmente en Japón. En la década de 1980, la antropóloga Margaret Lock y su equipo descubrieron que tan solo alrededor del 20 por ciento de las japonesas experimentaba sofocos. La teoría principal derivada de este descubrimiento lo atribuía a la dieta —en particular a los fitoestrógenos— y a las expectativas sociales. Desde entonces los fitoestrógenos como intervención han demostrado ser en gran medida ineficaces para el control de los sofocos —tanto incorporados a la alimentación como en forma de complementos alimenticios—, aunque es posible que toda una vida llevando una dieta rica en fitoestrógenos predisponga al cuerpo a aprovechar mejor estos alimentos. Las diferencias genéticas ofrecen otra posibilidad, por cuanto la capacidad de convertir el fitoestrógeno daidzeína en equol, una sustancia más activa, es mayor entre las japonesas. No obstante, la incidencia de los sofocos no es menor entre las japonesas que consumen más soya, así que no sabemos si hay realidades científicas sobre los fitoestrógenos —en particular los presentes en la soya— que aún desconocemos o si su efecto es mínimo.

En la época del estudio de la doctora Lock no existía un nombre en japonés para referirse a los sofocos, así que el grupo eligió las tres frases que mejor parecían describir la experiencia. Un estudio de seguimiento llevado a cabo por otros investigadores veinte años después empleó una lista de términos más amplia para tratar de captar la experiencia y resultó que el número de japonesas que decían sufrir síntomas vasomotores había aumentado. No sabemos si se debía a que el concepto occidental de menopausia había permeado la cultura japonesa —la palabra *hotto furasshu*, un préstamo del inglés *hot flush* o rubor caliente estaba en uso a la sazón— o si las nuevas frases captaban mejor las sensaciones del sofoco. Curiosamente, los escalofríos eran un síntoma vasomotor habitual entre las mujeres japonesas.

El antropólogo Jan Morgan Zeserson plantea una cuestión importante acerca de la falta de un término en japonés para hablar de los sofocos. Si una experiencia es compartida por el 20 por ciento de las mujeres, ¿no debería tener un nombre? Plantea la posibilidad de que quizá la carencia del término u otras razones culturales no propiciara la conversación sobre la experiencia de los sofocos, ni siquiera cuando los investigadores formularon preguntas directas. Desde entonces los científicos han abordado esa misma cuestión comparando la vivencia de los sofocos entre mujeres de origen japonés y de origen europeo que vivían en Hawái. Para empezar, las mujeres respondían cuestionarios sobre sus síntomas vasomotores enviados por correo electrónico y luego se recogían datos de sus sofocos mediante monitores portátiles para que fueran objetivos. En la encuesta, el 26 por ciento de las estadounidenses de origen japonés decían experimentar sofocos frente al 47 por ciento de las de origen europeo. Sin embargo, cuando se las monitorizó, los síntomas vasomotores eran los mismos en ambos grupos. Así pues, los factores culturales pueden afectar bien a la información que las mujeres están dispuestas a compartir, bien a sus sensaciones; es decir, los sofocos se producen pero no resultan tan preocupantes por distintos factores.

Es importante distinguir si las mujeres de algunas culturas o países de verdad experimentan síntomas vasomotores, si tienen síntomas pero no les dan importancia o si sufren sofocos y sudoraciones nocturnas pero las barreras culturales les impiden compartir la experiencia, incluso en el contexto de un estudio médico. La moraleja, en mi opinión, es que sin monitorización objetiva de los síntomas, los estudios que informan de tasas distintas de sofocos en función de la cultura o la etnia podrían conducir al registro insuficiente de algunos casos. Además, tenemos que entender mejor qué pasa cuando las mujeres tienen la sensación de que están experimentando un sofoco pero no es así en el plano físico y también cuando el síntoma vasomotor tiene lugar pero pasa desapercibido.

Peso y sofocos

La gordofobia entre los proveedores de atención médica provoca que los sofocos y las sudoraciones nocturnas de muchas mujeres sean menospreciados. «Tendría que perder peso» no es una terapia médica adecuada ni una postura empática, y además alberga la horrible connotación de que algunas mujeres merecen los síntomas que sufren.

La relación entre peso y síntomas vasomotores es compleja. Algunos investigadores han sugerido que el estrógeno fabricado por el tejido graso podría ser protector, mientras que otros postulan que el tejido graso actúa como un aislante, de tal modo que al cuerpo le resulta complicado expulsar el calor. Si recordamos los cuatro patrones de sofocos que comentábamos antes, las mujeres con sobrepeso muestran una mayor tendencia a situarse en el grupo que experimenta sofocos antes y son menos propensas a seguir teniéndolos durante largos periodos de tiempo tras la menstruación final. Pero si de verdad el tejido graso crease un aislante que favoreciese los síntomas vasomotores, no mostrarían tendencia a sufrir menos sofocos después de la menopausia.

Varios estudios han abordado el tema de la pérdida de peso en relación a los sofocos y, si bien los hallazgos no son robustos, el adelgazamiento podría aportar algunos beneficios. En cualquier caso, se debería ofrecer terapia para los síntomas vasomotores a las mujeres que la necesiten, al margen de su peso o contorno de cintura. El experimento de la Iniciativa para la Salud de las mujeres (un gran estudio que evaluó la terapia hormonal para la menopausia, ver capítulo 17) incluía un ensayo de intervención dietética y los sofocos tendían a reducirse entre las mujeres que perdían peso. Los beneficios se hacían notar incluso con una pérdida de peso de 4.5 kg. No sabemos si se debe a un efecto directo del adelgazamiento o si esta pérdida mejoraba otras afecciones médicas que disminuían los sofocos de manera indirecta.

¿Y si los sofocos y las sudoraciones nocturnas se deben a otra causa?

Si bien es probable que los sofocos y los sudoraciones nocturnas, de los cuarenta y tantos o cincuenta en adelante, sobre todo si los periodos son irregulares o han cesado, se deban a la menopausia, podrían estar provocados por otras causas. Las mujeres pueden estar afectadas de dos eventos médicos que converjan en uno. Cuanto más joven sea la mujer cuando aparecen los sofocos y las sudoraciones nocturnas, más importante será descartar otras causas. Asimismo, si la terapia para los síntomas vasomotores resulta ineficaz, habría que considerar o reconsiderar esas otras explicaciones.

Algunas afecciones que también pueden provocar sofocos y/o sudoraciones nocturnas son las siguientes:

- Enfermedades tiroideas.
- Diabetes.
- Apnea del sueño, sobre todo los sudores nocturnos (ver capítulo 16).
- Ansiedad.
- Exceso de bebidas alcohólicas.
- Efectos secundarios de medicamentos, incluidos suplementos.
- Cáncer.
- Tuberculosis.

Tratamiento de los sofocos y las sudoraciones nocturnas

El tratamiento de los sofocos a menudo se pasa por alto, algo que resulta inaceptable. Aunque no son peligrosos de por sí, pueden afectar muchísimo la calidad de vida de muchas mujeres. Cuando no se tratan los bochornos y las sudoraciones nocturnas, los gastos del sistema de salud son más altos y hay más probabilidades de que las mujeres falten al trabajo. Asimismo, muchas ven desdeñados sus síntomas durante la transición menopáusica a causa de la falsa creencia de que los sofocos no empiezan hasta la menopausia. En otros casos, les explican las opciones médicas exagerando los riesgos y los efectos secundarios.

Numerosos manuales sobre la menopausia comienzan aconsejando a las mujeres que se vistan por capas y lleven encima un abanico (¿como una cortesana?) antes de iniciar una terapia para los sofocos. Esos recursos no se han estudiado, pero la gente sabe que, si tienes calor, quitarte una capa o dos de ropa te refrescará.

Asimismo, si una mujer se viste por capas puede quitarse el abrigo o un suéter antes de subir las escaleras (o cualquier otra actividad que la acalore), y reducir así potencialmente las situaciones que desencadenan sofocos.

Yo paso una cantidad de tiempo importante mirando las previsiones del tiempo y comprobando si habrá aire acondicionado antes de vestirme, porque un ligero acaloramiento me puede provocar un sofoco. Me parece útil llevar camisas de manga corta y vestido, y en verano a menudo me recojo el pelo en un chongo o en una coleta para no tener la sensación de que llevo un abrigo de pieles en torno al cuello. A decir verdad, no sé si eso reduce mis sofocos o si, cuando el calor aprieta, me siento menos irritada porque hay menos cosas en contacto con mi piel. Tengo un precioso vestido de terciopelo con manga larga que me causa cierta desazón, porque cuando experimento un sofoco el deseo de quitarme ropa se torna abrumador. A menudo acabo despojándome de la capa más superficial antes de ser consciente siquiera del calor. Los diseñadores de ropa deberían tener en cuenta los síntomas vasomotores. Como uno de los objetivos cuando se tratan los sofocos y las sudoraciones nocturnas es que te sientas menos agobiada, si vestirte de cierto modo te alivia, perfecto. Si no, tampoco pasa nada.

Tengo la sensación de que me bombardean a diario con anuncios de Instagram sobre prendas de ropa confeccionadas con una tela especial refrescante. No me sorprende, habida cuenta de mi historial de búsquedas en internet, pero no hay investigaciones que digan que una mujer sufrirá menos sofocos o sudores nocturnos si lleva esta pijama o el otro brasier. Si alguien piensa que cierto tejido le refresca la piel, tal vez la ayude, y sentirte preparada en lo concerniente a la ropa tiende a reducir el estrés. Yo me compré un par de pijamas de seda de la marca Lunya para probar. La información no me convencía, pero la idea de la seda lavable, sí. Además, el top tiene una gran abertura en la espalda y ese elemento de diseño me pareció muy considerado para con las mujeres que sufren síntomas vasomotores. No tengo claro si me están ayudando, pero son frescos, monos y cómodos, y me siento a gusto con ellos.

Opciones que no requieren medicación

La terapia cognitiva conductual o TCC se basa en aprovechar la relación entre cuerpo y mente. Eso no significa que nos inventemos los sofocos ni que «todo esté en tu cabeza», sino que este síntoma influye en cómo nos sentimos y que también es cierto a la inversa, porque los mismos neurotransmisores que intervienen en los pensamientos y las conductas influyen en los sofocos. La TCC para los sofocos involucra información sobre lo que está sucediendo desde el punto de vista médico, así como aprender destrezas que ayuden a reemplazar las ideas negativas por otras que sean más positivas o, cuando menos, más exactas objetivamente. Por ejemplo, ante un sofoco podría pensar: «Mi cerebro parece la antecámara del infierno» y «Esto nunca terminará». Pensamientos negativos como esos son distorsiones cognitivas, es decir, aunque parecen ciertos (y ya lo creo que parecen ciertos) y tal vez incluso racionales, inciden demasiado en el lado negativo. Ideas como esas hacen que nos sintamos peor y podrían tornar el sofoco aún más molesto si cabe. Ese tipo de pensamientos negativos también refuerza las partes del cerebro implicadas en la señalización de los síntomas vasomotores e incrementan de un modo real el riesgo de aumentar la severidad de los sofocos.

Uno de los objetivos de la TCC es aprender a reemplazar las distorsiones cognitivas por algo más cercano a la realidad. Por ejemplo: «Esto solo durará cuatro minutos; es el rato que tardo en lavarme los dientes». Hacerlo requiere práctica. La TCC se suele combinar con respiraciones lentas y profundas para reducir el ritmo cardiaco y hacer que descienda la presión sanguínea con el fin de reducir algunos de los cambios físicos que acarrea la reacción de estrés. No sabemos si la TCC realmente disminuye el calor o afecta a la percepción del cerebro. En cualquier caso, los estudios con esta terapia demuestran que puede producir cambios cerebrales apreciables en los escáneres. Ya sea con ayuda de un psicólogo clínico o en casa, con algún método autoguiado, la TCC ayuda a muchas mujeres que padecen síntomas vasomotores. En mi caso, cuando noto la llegada de un sofoco, hago lo posible por relajarme, respiro tres veces despacio y profundamente y me digo: «La humanidad no habría llegado tan lejos sin la fortaleza de las mujeres menopáusicas».

Otra terapia basada en la relación mente-cuerpo que ha demostrado ser efectiva para reducir los sofocos es la hipnosis clínica, que se basa en conseguir un estado profundo de relajación inducido por un terapeuta especializado en hipnosis y apoyarlo con sesiones caseras.

Las opciones sin medicación cuya eficacia no se ha demostrado son el ejercicio (¡que, de todos modos, es bueno!), cambiar de dieta para incrementar el consumo de fitoestrógenos (ver capítulo 19), llevar un imán contra la piel y la respiración controlada. La respiración controlada consiste en respirar muy despacio durante quince minutos al día, reduciendo las respiraciones hasta lograr de cinco a siete por minuto (cuando normalmente respiramos de doce a dieciséis veces por minuto), y hacerlo también al comienzo de un sofoco. Aunque los datos que arroja esta técnica no son malos, no es práctico tener que dejarlo todo para respirar quince minutos al comienzo de cada sofoco; una mujer que experimentase diez sofocos al día tendría que dedicar tres horas a la respiración controlada.

La acupuntura no ha demostrado efectividad en las pruebas clínicas en las que había un grupo de control con acupuntura simulada. Si bien algunas mujeres afirmaban sentirse mejor, podría ser porque la acupuntura no consiste solamente en la aplicación de agujas sino también en disfrutar la atención de un profesional considerado, y los estudios demuestran que ese tipo de acompañamiento ayuda a los pacientes a sentirse mejor. Siempre y cuando las mujeres estén informadas de lo que dice la ciencia, si esta opción les va bien, se trata de su cuerpo y su elección.

Hormonas farmacológicas

El tratamiento de referencia para los síntomas vasomotores es la terapia hormonal para la menopausia o THM, cuyo efecto se debe ante todo al estrógeno (las mujeres con el útero intacto necesitarán también progesterona). La THM y los distintos tipos de progestágenos se abordan en profundidad en los capítulos 17 y 18. En general se recomienda empezar con la dosis más baja capaz de aliviar los síntomas. Dosis tan reducidas como un parche de estradiol de 0.014 mcg han demostrado eficacia en algunas mujeres, pero la mayoría necesitará el equivalente a una dosis diaria de 0.025 mcg. En el caso de mujeres que no puedan recurrir al tratamiento transdérmico, esa dosis equivale a 0.5 mg de estradiol oral y a 0.3-0.45 mg de estrógenos conjugados de origen equino (ECE). La eficacia del estradiol y de los ECE es la misma (ver capítulo 17 para saber más sobre estas dos hormonas). Por lo general, se requiere un mínimo de seis semanas para experimentar mejoras sustanciales, lo que sirve para confirmar que no son los niveles de estrógeno en sí mismos los responsables del cambio, por cuanto estos se elevan a las veinticuatro horas de comenzar la terapia.

Los progestágenos, en particular las progestinas, en la dosis que se acostumbra a emplear para el THM, pueden aumentar los efectos de una dosis baja de estrógenos. Estas hormonas podrían ser una opción cuando no se puede recurrir al estrógeno, por ejemplo, cuando este provoca migrañas u otros efectos secundarios aun en dosis muy reducidas o en el caso de mujeres con un historial de cáncer endometrial cuyo oncólogo desaconseja el estrógeno. Una dosis diaria de 300 mg de progesterona (más alta de la que se suele emplear en el THM) también puede ayudar con los sofocos y trastornos del sueño. Por desgracia, tanto el estrógeno como los progestágenos están contraindicados en mujeres con un historial de cáncer de pecho.

Fármacos no hormonales

Cuando nos hablan de tratamientos médicos para los síntomas vasomotores, a menudo pensamos únicamente en terapia hormonal. Sin embargo, hay un gran abanico de opciones farmacológicas eficaces que no incluyen hormonas. Algunas mujeres y sus proveedores de atención médica tal vez se obsesionen con los efectos secundarios antes de haber probado estas terapias, pero los estudios nos dicen que por lo general se toleran bien. Recuerda, no te cases con nadie; un medicamento se puede interrumpir fácilmente si no aporta un beneficio neto a tu calidad de vida. Los medicamentos no hormonales incluyen los siguientes:

- **ANTIDEPRESIVOS:** emplear un antidepresivo para los sofocos no significa que la persona esté deprimida ni que sus sofocos sean imaginarios. En realidad, los cambios químicos que desembocan en sofocos parecen involucrar muchos de los mismos neurotransmisores que la depresión. El mesilato de paroxetina de 7.5 mg y el hidrocloruro de paroxetina de 10-20 mg (en dosis más altas de 12.5 mg podría sumar efectos secundarios sin demasiados beneficios adicionales) a menudo aportan una gran ayuda para los sofocos y además reducen las interrupciones del sueño a causa de las sudoraciones nocturnas; algo que no viene mal. No está claro si hay una diferencia significativa, aparte del coste, entre el mesilato y el hidrocloruro de paroxetina. Otros antidepresivos útiles para los sofocos son el citalopram 10-20 mg/día, escitalopram 10-20 mg/día y venlafaxina 75 mg/día. De ser posible, empezar con un genérico de cualquiera de estas medicaciones será la opción más económica. Generalmente merece la pena comenzar con la dosis más baja y esperar de seis a doce semanas antes de incrementarla si es necesario. Algunos de estos medicamentos pueden afectar a la libido, dificultar el orgasmo o inhibirlo por completo (es reversible), así que hay que estar atenta a eso. Ver el capítulo 15 para saber más.
- **MEDICAMENTOS ANTIEPILÉPTICOS:** algunas medicaciones para prevenir convulsiones son útiles también para los síntomas vasomotores. Existe una gran cantidad de datos sobre un medicamento llamado gabapentina, que es genérico y lleva décadas circulando. La dosis acostumbra a ser de 300 mg por la noche, que se puede incrementar a 300 mg tres veces al día. Sigue siendo una dosis baja para este medicamento, y permite aumentarla de ser necesario hasta 2.400 mg al día. La gabapentina es particularmente útil para las mujeres con trastornos del sueño relacionados con sudores nocturnos. Los efectos secundarios (incluidos los sexuales) de la gabapentina son infrecuentes en el rango de 300-900 mg al día y puede ser bastante efectiva en esas dosis; personalmente he tenido mucho

éxito en práctica clínica con dosis bajas de gabapentina. En dosis más altas puede producir somnolencia, dolor de cabeza, mareos e hinchazón de piernas. La otra opción es la pregabalina, que comparte algunas características con la gabapentina, aunque es más cara y en Estados Unidos está incluida en la lista de sustancias controladas (precisa una receta especial para opioides). La pregabalina puede resultar útil en ocasiones cuando la ansiedad supone un problema. Las mujeres que no toleran la gabapentina a causa de los mareos u otros efectos secundarios podrían desenvolverse mejor con la pregabalina.

- **CLONIDINA:** es un medicamento para la presión sanguínea que puede ayudar a algunas mujeres con los sofocos, aunque menos eficaz que el estrógeno y otros fármacos no hormonales. Los resultados pueden tardar hasta tres meses en hacerse notar. Los efectos secundarios son aturdimiento, mareos, sequedad de boca y estreñimiento.

Opciones botánicas

En general estos productos no han sido estudiados en profundidad, si acaso se han sometido a evaluaciones formales. Muchos de los estudios existentes adolecen de lo que en medicina llamamos defectos metodológicos, es decir, que el estudio está mal diseñado, por lo que las conclusiones no tienen validez. A menudo el número de participantes es demasiado bajo como para resultar significativo o los síntomas vasomotores no se han registrado siguiendo protocolos establecidos, o no hay grupo de control, por lo que es posible distinguir entre los efectos reales y el efecto placebo. Muchas personas se preguntarán por qué no recomendar un placebo; ¿qué mal puede hacer? Para empezar, no es ético que un médico recomiende un placebo y, al margen del engaño, son menos efectivos de lo que piensa la gente, además de que su efecto es temporal.

Otro problema de estos productos es la contaminación con hormonas y antidepresivos, fármacos que sí tratan los sofocos. En esos casos, las mujeres se están exponiendo sin saberlo a medicaciones que entrañan riesgos. Los complementos alimenticios constituyen asimismo una causa cada vez más frecuente de insuficiencia hepática y otras complicaciones médicas graves, ya vengan motivadas por la sustancia que contiene el producto o por contaminantes (ver capítulo 22 para saber más). He aquí algunas de las terapias botánicas que más se emplean para los síntomas vasomotores y lo que sabemos acerca de ellas:

- **CIMICÍFUGA O COHOSH NEGRO:** también conocida como *Actaea racemosa,* la cimicífuga es una planta originaria de Norteamérica. Los indígenas norteamericanos utilizaban las raíces y los tallos para facilitar el parto y como remedio de otras enfermedades, aunque nunca fue una terapia tradicional para los sofocos. Entró a formar parte del repertorio de la medina tradicional norteamericana en 1800. Los estudios no han demostrado efectos beneficiosos de la cimicífuga respecto al placebo y se han constatado casos de daños hepáticos. Cierto estudio descubrió que el 25 por ciento de treinta y cinco suplementos con cimicífuga o cohosh negro en Estados Unidos no contenían la planta. ¿Te imaginas que el 25 por ciento de los preparados farmacológicos con antibióticos no los contuviesen? Los investigadores emprendieron el estudio al plantearse si algunos de los efectos nocivos de la cimicífuga se deberían a que los complementos se habían contaminado accidentalmente con raíces o tallos de plantas de aspecto similar pero de conocida toxicidad para las personas. La supuesta cimicífuga o cohosh negro ocultaba plantas originarias de Asia, y eso significa que no las habían recogido sin darse cuenta junto con la cimicífuga americana, sino que las habían sustituido adrede. Habiendo infinidad de datos que demuestran su ineficacia y sabiendo que un 25 por ciento de los complementos ni siquiera contienen cohosh negro, yo recomiendo abstenerse.
- **CANNABIS:** no hay demasiados datos, salvo un estudio que está a punto de publicarse según el cual el 27 por ciento de las

mujeres han probado el cannabis para sus síntomas frente al 19 por ciento que han probado la THM. Se trata de un estudio pequeño y solo incluye a mujeres excombatientes, así que no está claro si refleja a la población general o no. A fecha de 2020 no poseemos datos fiables sobre la efectividad del cannabis para los síntomas vasomotores. Esta planta es un disruptor endocrino, así que el efecto potencial está ahí, pero no debería darse por supuesto que sea beneficioso. Haría falta más investigación para poder recomendarlo. El cannabis forma parte del folclore médico. Por ejemplo, corre la leyenda de que la reina Victoria usaba cannabis para los dolores menstruales. No es cierto; la historia data de la década de 1990. El doctor Tilt (al que hemos conocido en el capítulo 2) recomendaba el hachís en su libro sobre la menopausia del siglo XIX, no para tratar los sofocos sino para aplacar a las mujeres menopáusicas «a las que el ardor ovárico y uterino lleva al borde de la locura». (Dicho sea de paso, siempre me he preguntado si esas mujeres que supuestamente desarrollaban hipersexualidad serían las que querían seguir manteniendo relaciones sexuales y ya no tenían que preocuparse por si se quedaban embarazadas, pero cuyos maridos habían perdido el deseo sexual o presentaban disfunción eréctil. A fin y al cabo, la falta de sexo en una pareja heterosexual puede ser cosa del marido). El doctor Tilt pensaba que el cannabis era un anafrodisiaco (antiafrodisiaco o reductor de la libido), por cuanto había observado que causaba impotencia en los hombres (el cannabis está asociado con un mayor riesgo de disfunción eréctil).

- **EXTRACTO DE POLEN:** comercializado bajo distintas marcas, el extracto de polen posee en teoría propiedades antioxidantes y antinflamatorias. Solo contamos con un pequeño estudio que compara el extracto de polen con el placebo y reveló una mejora significativa en los síntomas vasomotores a los tres meses de uso. No se llevó a cabo un seguimiento a largo plazo. Un pequeño estudio aislado en el tiempo no ofrece demasiadas garantías, pero algunas mujeres considerarán que merece la pena probarlo.

- **HOMEOPATÍA:** el principio por el que se rige la homeopatía es que una cantidad de sustancia similar de algún modo a la que causa el problema, muy diluida, constituye una terapia efectiva. Los homeópatas afirman que la sustancia original se encuentra tan disuelta que únicamente queda su memoria en el agua y es la memoria de esta sustancia original la que presta efectividad al remedio. Por ejemplo, minúsculas cantidades de *Candida* para las infecciones por hongos o de lachesis para la menopausia. ¿Qué es lachesis? El veneno diluido de una víbora. No tengo del todo claro cómo tomarme eso de que el veneno de una serpiente se parezca a la menopausia. La idea se presta a toda clase de bromas horribles, todas a expensas de las mujeres. La homeopatía es una pseudociencia y el principio de la disolución no se ajusta a las leyes científicas del universo. Mejor abstenerse y punto.
- **COMPLEMENTOS ALIMENTICIOS DE FITOESTRÓGENOS:** estos productos contienen distintos tipos de isoflavonas u otros fitoestrógenos. Pertenecen a esta categoría los preparados con soya, trébol rojo, semillas de lino y lúpulo. Los productos más populares afirman contener altos niveles de genisteína y/o daidzeína o el metabolito equol. De todas los tratamientos botánicos, los suplementos de soya son los que más se han estudiado. Cierto producto, el S-equol, podría tener cierta efectividad en algunas mujeres; por lo demás, no hay pruebas concluyentes de que ninguno de estos productos sea efectivo, aunque parecen ser seguros.
- **VITAMINA E:** las dosis de 400-800 UI (unidades internacionales) de vitamina E al día arrojan resultados variables en los síntomas vasomotores. Si acaso ofrecen algún beneficio, es pequeño en el mejor de los casos. Las dosis de 400 UI al día o superiores también se asocian con un mayor riesgo de mortalidad, así que no a la vitamina E.
- **DONG QUAI:** es la raíz deshidratada de la planta *Angelica sinensis* y se utiliza con frecuencia en la medicina tradicional china. El dong quai no es efectivo para los sofocos ni las sudoraciones nocturnas y se sospecha que pueda presentar interacciones peligrosas con los medicamentos que fluidifican

la sangre. También se han planteado inquietudes no resueltas sobre la posibilidad de que incremente el riesgo de cáncer.

- **ACEITE DE ONAGRA:** este aceite se extrae de las semillas de onagra o *Oenothera biennis*. Se ha empleado en numerosos remedios para síntomas ginecológicos, desde el síndrome premenstrual hasta el dolor de pechos o los sofocos. Aunque su uso está muy extendido, ningún dato apoya su eficacia.

Nuevas investigaciones

Hay investigaciones en curso respecto a un medicamento llamado fezolinetante, que posee la capacidad de moderar la actividad nerviosa de los centros reguladores de la temperatura sin la influencia del estrógeno. Los estudios preliminares son muy prometedores: una reducción del 80 por ciento de los sofocos. Esperamos tener muy pronto más datos de esta terapia.

EN RESUMIDAS CUENTAS

- Los síntomas vasomotores afectan al 80 por ciento de las mujeres y a menudo comienzan años antes de la menopausia. Duran siete años de promedio y con frecuencia continúan durante la posmenopausia.
- El estrógeno es la terapia más eficaz para los síntomas vasomotores.
- Las opciones sin medicación que dan mejores resultados son la terapia conductivo conductista y la hipnosis; la acupuntura es ineficaz.
- Hay muchas terapias no hormonales. El mesilato y el hidrocloruro de paroxetina, el escitalopram y la gabapentina en dosis bajas parecen ser las más efectivas y más favorables en cuanto a efectos secundarios.
- Los suplementos de fitoestrógenos y la cimicífuga o cohosh negro, dos de las terapias botánicas más populares, no han demostrado efectividad en los estudios.

Capítulo 10

Desbarajuste menstrual: sangrado anómalo y qué hacer al respecto

Los cambios en relación al sangrado —tanto en la cantidad como en la regularidad— son una experiencia universal cuando nos acercamos al final de la menstruación. Tal vez no nos parezca normal, sobre todo a las mujeres que siempre han tenido reglas regulares hasta ese momento de su vida, pero es habitual. Tanto que las irregularidades menstruales se consideran una de las señales médicas de que la menstruación va a llegar a su fin (ver capítulo 3).

Desde una perspectiva médica, el sangrado anómalo es digno de atención por varias razones. Podría ser una señal de advertencia de otros problemas médicos, como el cáncer endometrial (cáncer del revestimiento del útero) o de alguna enfermedad de la tiroides. El volumen de sangre perdida podría tener importancia médica. También hay que tener en cuenta el impacto del sangrado anómalo en la calidad de vida, algo que nunca se debe subestimar. Puedes echar a perder muchas pantaletas antes de que todo haya terminado. Cualquiera que minimice el desgaste mental ininterrumpido que suponen los sangrados irregulares debería llevar un artilugio prendido a la pelvis durante un par de años que rezumara sangre de manera intermitente y luego venir a contarme si no es para tanto.

Algunas mujeres solo tienen unas cuantas faltas o un par de periodos muy abundantes. Otras experimentan un sangrado irregular frecuente, pero no se les antoja un problema una vez que saben que la experiencia es típica y que un cáncer o precáncer han quedado descartados como causa. Muchas mujeres desean tratamiento porque el sangrado les resulta engorroso y otras tal vez necesiten terapia porque las hemorragias suponen un motivo médico de inquietud. Las reacciones de las mujeres son tan diversas como los patrones de sangrado durante la transición a la menopausia.

No es posible diagnosticar la causa de una pérdida de sangre anómala sin sentarse con la paciente y escuchar su historial médico, realizarle un examen físico y tal vez someterla a unas cuantas pruebas. El objetivo de este capítulo es revisar los patrones de sangrado y sus motivos, saber qué resulta problemático y por qué, y explicar las pruebas y los tratamientos más habituales para que las mujeres entiendan qué está pasando en su cuerpo y se empoderen para defender sus intereses.

Sangrado menstrual anómalo: ¿qué significa exactamente?

El sangrado menstrual se considera anómalo cuando no sigue un patrón regular o es excesivamente abundante. Un patrón típico de sangrado sería un periodo cada veinticuatro a treinta y ocho días contando desde el primer día de la regla hasta el primer día de sangrado del ciclo siguiente. Un patrón de sangrado anómalo puede ser un ciclo irregular, entendido como una diferencia de más de siete días entre ciclos; por ejemplo, veinticinco días entre el primer día de regla y el primero de la siguiente y a continuación un ciclo de treinta y siete. Otros patrones de sangrado anómalos incluyen reglas frecuentes (cada veintitrés días o menos), largos intervalos entre periodos (más de treinta y ocho días), faltas, pérdidas entre periodos (sangrado intermenstrual) y sangrado después de mantener relaciones (sangrado poscoital).

En cuanto al volumen, la pérdida de sangre en un periodo menstrual es de 30-80 ml; ya lo sé, a menudo parece mucho más. Medir la pérdida menstrual con exactitud no es práctico por razones obvias, así que el sangrado se considera abundante en las siguientes situaciones:

- Cuando empapas hasta tal punto los productos menstruales que manchas la ropa o las sábanas.
- Cuando tienes que cambiar el producto menstrual cada sesenta minutos a lo largo de varias horas.
- Coágulos mayores que una moneda de cincuenta céntimos.
- Sangrar durante más de siete días.

A menudo las mujeres me responden negativamente cuando les pregunto si tienen periodos abundantes, pero si le planteo a la misma paciente si mancha la ropa o tiene «fugas» responde que sí. Eso no significa que no conozca su propio cuerpo, sino que está acostumbrada a sangrar mucho y/o que un profesional médico o un familiar con poco criterio ha desdeñado anteriormente sus dudas ante el volumen del sangrado.

Personalmente prefiero hablar de fugas para describir los periodos abundantes porque la mayoría de las mujeres entienden lo que significa manchar la ropa o evitar por poco un «accidente menstrual crítico».

La cantidad de sangre que se pierde con cada periodo menstrual a menudo se incrementa durante la transición a la menopausia, algo que toma por sorpresa a algunas mujeres. La vergüenza cultural a la que son sometidas las mujeres por el hecho de menstruar les impide muchas veces comentar sus experiencias con otras mujeres, y con demasiada frecuencia los profesionales médicos no se molestan en informar a sus pacientes de lo que les espera o desdeñan las experiencias femeninas. Hacer que las mujeres se sientan como si estuvieran averiadas o fueran las únicas que sufren fugas cuando se trata de una experiencia habitual es una forma de opresión.

Recuerdo haber pedido un tampón en el baño de un club nocturno cuando me vino la regla de repente a los cuarenta y pico y una mujer muy amable que sería veinte años más joven que yo me tendió un tampón regular. Tuve que contener la risa que me provocó el esmirriado tamaño. ¿Qué podía hacer eso contra la inmensidad de mi menstruación de mujer madura? Pero le devolví la sonrisa, porque el gesto es el equivalente menstrual a que alguien te eche muchos años menos. A los cuarenta y siete, mi lema era ¡O *superplus o a casa*! No aproveché la oportunidad para hablarle de la abundancia de las reglas a los cuarenta y pico a esa joven y a sus amigas, que nos miraban con los ojos abiertos de par en par.

El útero no debería sangrar después de la menopausia, así que cualquier pérdida posterior a la regla final se considera anómala. Cuando los periodos son muy irregulares, como sucede durante la transición menopáusica, es fácil confundir el sangrado con otra regla rara a destiempo. Sucede así especialmente entre las mujeres con enfermedades que afectan a la ovulación, como el síndrome del ovario poliquístico o SOP, algunas de las cuales pueden pasar ocho meses o más sin tener la regla. Además, no todas las mujeres hacen seguimiento de sus periodos durante la transición a la menopausia, ¡y eso incluye a las ginecólogas! ¿Cuándo tuve la última regla? ¿Hace siete meses, trece, diecinueve? Hum... no sé. En esas situaciones en que las fechas de la última menstruación no están claras, siempre es mejor pecar por exceso y considerar el sangrado anómalo, porque pasar por alto un precáncer o un cáncer sería devastador.

Cáncer de endometrio

Se trata de un cáncer del revestimiento del útero. Si bien es más frecuente después de la menopausia, siempre debería considerarse una causa potencial de sangrado anómalo uterino durante la transición menopáusica. Hay varios tipos de cáncer de endometrio y el más habitual es el tumor endometrioide. Si se detecta a tiempo, la tasa de supervivencia es del 90 por ciento. Algunos de los factores que incrementan el riesgo de cáncer de endometrio están relacionados con una exposición prolongada a estrógenos sin la protección de los progestágenos (progesterona o progestina) para contrarrestar el efecto.

Por eso una terapia hormonal para la menopausia a base de estrógeno sin el nivel adecuado de progesterona (ver capítulo 17) y la obesidad (un índice de masa corporal o IMC de 30 o más) se asocian con este tipo de cáncer. Otros factores de riesgo incluyen la diabetes tipo 2, el fármaco tamoxifeno (ver capítulo 5) y factores genéticos. Los anticonceptivos hormonales, incluido el DIU de levonorgestrel, reducen el riesgo.

La relación entre la obesidad y el cáncer endometrial se debe a que el tejido graso fabrica estrógeno a través de la enzima aromatasa (ver capítulo 3), de manera que, cuanto más alto es el índice de masa corporal, más estrógenos se fabrican. Por cada cinco unidades de más en el IMC, el riesgo de cáncer de endometrio se incrementa un 50 por ciento aproximadamente. Es importante que las mujeres conozcan esta relación del mismo modo que una mujer con un historial de osteoporosis en la familia debería saber que tiene más riesgo de padecerla; el conocimiento nos permite tomar decisiones informadas. Por desgracia, solo en torno al 50 por ciento de las mujeres son conscientes de la relación entre obesidad y cáncer endometrial, así que tal vez no pidan las pruebas necesarias o el tratamiento adecuado (progestágenos) en caso de sangrado anómalo, para reducir el riesgo. Con esta información, algunas mujeres tratarían de perder peso, algo que también puede ayudar. Parece ser que muchos médicos son reacios a comentar la relación: según un estudio llevado a cabo entre mujeres con cáncer de endometrio, solo el 30 por ciento habían sido informadas por sus proveedores de atención médica del vínculo entre este tipo de tumores y la obesidad. Las conversaciones sobre el peso son delicadas, pero, por lo que parece, o bien no se informa a las mujeres o bien se las avergüenza, y ninguna de las dos posturas es aceptable.

La ecografía puede contribuir a descartar el cáncer endometrial entre las mujeres que experimenten sangrado anómalo tras el fin de la menstruación, pero no resulta útil en este aspecto antes de la menopausia. Sucede así porque la ecografía se basa en el grosor del revestimiento del útero para determinar el riesgo de cáncer y antes de la menopausia tiende a engrosarse a causa del ciclo menstrual. Después de la menopausia, el revestimiento debería ser fino; de ahí que la ecografía sea mucho más útil.

Cuando no se puede recurrir a la ecografía para descartar el cáncer de endometrio (antes de la menopausia) o la prueba detecta grosor del revestimiento, será necesaria una muestra de tejido para efectuar un diagnóstico.

Sangrado anómalo entre los cuarenta y la menopausia: aprende a pensar como una ginecóloga

¿Recuerdas la analogía de los ladrillos y la argamasa que hemos usado en referencia al ciclo menstrual (capítulo 3)? El estrógeno fabrica el revestimiento (coloca los ladrillos) y la progesterona liberada con la ovulación lo estabiliza (la argamasa). La producción de progesterona se detiene cuando no hay embarazo, el revestimiento se desestabiliza y, cuando sale, deja al descubierto vasos sanguíneos que sangran. La sangre menstrual es una combinación de endometrio (revestimiento) y sangre que escapa de los vasos. El útero detiene el sangrado con fuertes contracciones que presionan los vasos sanguíneos. Básicamente aplica presión igual que hacemos cuando nos apretamos la nariz para detener una hemorragia nasal. La presión reduce el sangrado y eso permite a los mecanismos de coagulación ponerse en funcionamiento para detenerlo del todo.

Teniendo presente esta explicación, el origen del sangrado anómalo puede hallarse en:

- **EL ENDOMETRIO:** un revestimiento del útero demasiado grueso o demasiado fino. Los cambios hormonales son la razón más habitual. Los pólipos (ver figura 8) son tumoraciones localizadas en la cavidad uterina, a la que están unidas a través de un tallo (el riesgo de que sean cancerosos es del 1 por ciento). La anticoncepción hormonal y la terapia hormonal para la menopausia también pueden afectar al endometrio (revestimiento), así como los complementos alimenticios que han sido alterados con hormonas. Los cambios cancerosos y precancerosos se deben tener en cuenta y, con menos frecuencia, una infección.

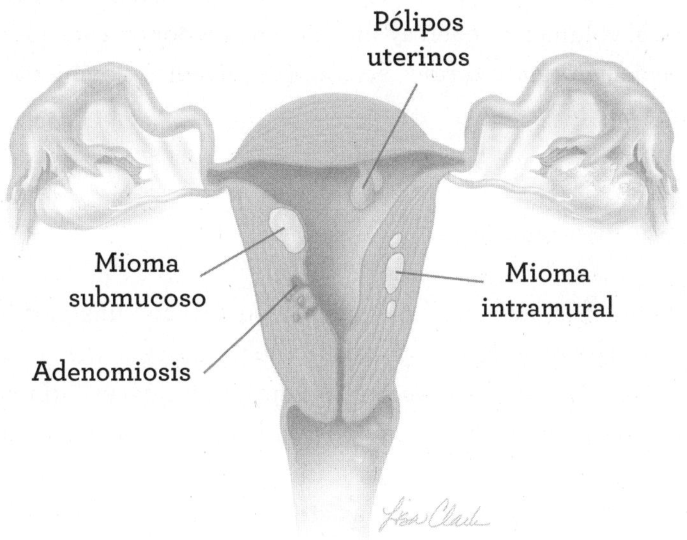

Figura 8: Posibles orígenes del sangrado menstrual anómalo: miomas y pólipos.

- **MIOMETRIO DEL MÚSCULO UTERINO:** los miomas, conocidos médicamente como leiomiomas, que son tumores benignos del músculo uterino, y la adenomiosis, una alteración por la cual el revestimiento del útero crece hacia el interior del músculo (ver figura 8). En breve ampliaremos estas dos afecciones.
- **PROBLEMAS DE COAGULACIÓN:** entre las mujeres de cuarenta años en adelante, las alteraciones en la coagulación de la sangre se deben casi siempre a medicamentos anticoagulantes (también conocidos como «fluidificantes»), como rivaroxa-

bán, warfarina y apixabán. La aspirina (adiro) también puede afectar al sangrado, al igual que numerosos complementos alimenticios, ya sea porque los ingredientes botánicos afectan al sistema de coagulación o porque interaccionan con otros medicamentos anticoagulantes, ya porque han sido adulterados con fórmulas farmacológicas.

El color de la sangre no indica la causa del sangrado, pero el patrón o el volumen pueden ayudar a tu proveedor de atención médica a indagar en una u otra dirección. (Ver cuadros complementarios, página 441).

¿Y si tengo una falta?

Las faltas, dos, tres e incluso cinco seguidas, son una parte normal de la transición a la menopausia. Si hubiera que someter a reconocimiento a las mujeres que tienen faltas, todas necesitaríamos múltiples exploraciones a lo largo de la transición. Así que la respuesta a la pregunta de quién necesita un reconocimiento y quién no es *depende*. Sería conveniente si existe riesgo de cáncer y si hay probabilidades de que otro problema médico no asociado a la menopausia sea la causa.

¿El sangrado es normal, por lo demás, y no hay pérdidas en mitad del ciclo? En ese caso hay muchas probabilidades de que las faltas estén ocasionadas por la transición a la menopausia, pero igualmente sería conveniente comentarlas con el profesional de referencia, que tal vez quiera reconocer a las mujeres con factores de riesgo de cáncer o precáncer, en particular si las reglas son más abundantes o más ligeras de lo normal.

La amenorrea hipotalámica es una enfermedad que se puede confundir con la menopausia. Afecta a la señalización del cerebro al ovario, así que no hay una señal que desencadene el desarrollo del folículo cada mes. Los resultados son niveles bajos de estrógeno y ausencia de menstruación o periodos infrecuentes. La amenorrea hipotalámica suele estar motivada por el estrés, trastornos del sueño, pérdida de peso o excesivo ejercicio físico, pero puede provocarla cualquier enfermedad. Los niveles de estrógeno son bajos, como pasa con la menopausia, pero a diferencia de esta los niveles de hormona foliculoestimulante (FSH) también son bajos. Diagnosticar la amenorrea hipotalámica es importante, porque unos niveles bajos de estrógeno incrementan el riesgo de osteoporosis.

¿Y si sufro una superfuga?

Algunas mujeres podrían sufrir un episodio de sangrado masivo durante la transición a la menopausia, tan importante como para precisar atención urgente. Puede suceder por las buenas o superpuesto con una pauta de sangrado irregular o abundante. En cualquier caso, da miedo ver tanta sangre y se considera médicamente relevante. Si empapas una compresa cada hora o cada dos, o el volumen de sangrado te plantea dudas, deberías pedir la opinión urgente de un proveedor de atención médica o acudir a un centro médico.

El desbarajuste menstrual: cómo orientarse en el reconocimiento

La manera de reconocer a cada mujer aislada depende de numerosos factores que incluyen, entre otros, la edad, si toma hormonas o algún otro medicamento, incluidos complementos alimenticios, sus patrones de sangrado anteriores, otras afecciones médicas y su historial familiar. Por ejemplo, los pólipos no son una causa habitual de sangrado, pero si una mujer está tomando tamoxifeno debería someterse a un reconocimiento para descartar pólipos sea cual sea su patrón de sangrado habitual, porque ese medicamento aumenta significativamente el riesgo de pólipos. También es importante considerar el cérvix como origen de la pérdida de sangre y asegurarse de que la paciente lleva al día los controles de cáncer de cuello uterino.

Un reconocimiento físico bastará normalmente para descartar el cérvix como origen del sangrado y también para comprobar que la sangre no procede de la vagina o la vulva. Un examen pélvico permitirá apreciar si el útero parece agrandado, lo que llevaría a sospechar de miomas o adenomiosis. Si el cribado de cáncer de cuello uterino no está al día, habría que efectuarlo. Los análisis de sangre podrían estar indicados para asegurarse de que la pérdida de sangre no tiene relevancia médica y para valorar las funciones tiroideas y los niveles de una hormona llamada prolactina (los niveles altos podrían indicar un problema médico que afecta al sangrado menstrual). También es importante, en todos los casos, descartar un embarazo. Otras pruebas, por ejemplo, análisis para detectar problemas de tiroides, podrían estar indicadas en función de los factores individuales.

A veces será necesaria una ecografía del útero para examinar su forma y tamaño e identificar causas potenciales del sangrado, como miomas, pólipos y adenomiosis, pero a menudo será apropiado iniciar terapias sin ecografía. Una muestra de tejido del revestimiento del útero podría ser necesaria también para descartar cáncer o precáncer. La muestra se puede obtener en consulta, introduciendo un dispositivo parecido a un tallo por el cérvix hasta el útero, o en quirófano, mediante una intervención llamada dilatación y legrado. Cada procedimiento tiene sus ventajas y sus desventajas. La mejor para cada mujer dependerá de sus factores individuales.

La biopsia endometrial se realiza en consulta, estando consciente, y se parece en muchos aspectos a la inserción de un DIU. A algunas mujeres se les antoja sencillamente incómoda mientras que para otras es muy dolorosa. Por desgracia, se ha investigado mucho sobre cómo reducir el dolor provocado por este procedimiento pero ninguna de las opciones ha resultado demasiado útil. Las técnicas de control del dolor durante la inserción del DIU de las que hablaremos en el capítulo 23 podrían ser útiles en este caso. A menudo sucede, por desgracia, que a las mujeres no se les plantea la opción de detener el procedimiento cuando la biopsia endometrial resulta demasiado dolorosa y eso puede provocar que algunas no se sometan a ella en el futuro, aun estando indicada, lo que las pone en riesgo de sufrir un cáncer no detectado.

El despliegue de estas pruebas en cada caso particular —cuáles podría necesitar una mujer y en qué orden— dependerá de muchos factores y sobrepasa el alcance de este libro.

Cuéntame más sobre el sangrado hormonal

El desbarajuste hormonal de la transición a la menopausia puede provocar niveles altos de estrógeno, niveles bajos de progesterona o ambas cosas. Eso crea una situación «Ricitos de Oro» en el endometrio: demasiado grueso, demasiado fino o desorganizado (imagina la inestabilidad de una pared de ladrillos construida de cualquier manera). Básicamente, nunca termina de estar bien. Un revestimiento grueso o desorganizado tal vez provoque un sangrado más abundante o prolongado en el tiempo, y cuando partes del revestimiento van cayendo de manera intermitente (imagina secciones de un muro inestable) aparecen las pérdidas. Estas también puede ser el resultado de una ovulación irregular. Y si el revestimiento es demasiado fino debido a los bajos niveles de estrógeno por periodos prolongados sin ovulación, entonces el revestimiento uterino se torna frágil y sangra.

La necesidad de ecografía o no dependerá de muchos factores, pero ante un útero de tamaño normal y sin factores de riesgo que hagan necesario descartar un cáncer/precáncer, se puede proceder al tratamiento directamente y más adelante, si este fuera ineficaz, realizar la ecografía. Incluso las mujeres que tienen miomas o adenomiosis —otras causas de reglas abundantes que la ecografía permite identificar— los tratamientos médicos iniciales son los mismos que los del sangrado hormonal.

Las primeras opciones de tratamiento para el sangrado hormonal incluyen las siguientes:

- **DIU DE LEVONORGESTREL:** es la terapia más eficaz para los periodos abundantes; reduce la pérdida de sangre del 70 al 80 por ciento por ciclo y puede ayudar con los periodos irregulares deteniéndolos del todo. También aminora el dolor menstrual. Ver el capítulo 23 para saber más.
- **ÁCIDO TRANEXÁMICO:** este medicamento contribuye a la coagulación sanguínea y se toma durante cinco días del ciclo menstrual durante el sangrado. Reduce la pérdida de sangre un 50 por ciento por ciclo. A muchas mujeres les gusta la idea de un medicamento que solo se toma cuando estás sangrando.
- **ANTICONCEPCIÓN HORMONAL:** incluye píldoras anticonceptivas con estrógeno, parches, anillo vaginal, píldoras solo de progestina (minipíldora) y acetato de medroxiprogesterona (Depo-Provera o Depo-Progevera). El implante es menos efectivo para el control del sangrado irregular, así que no suele recomendarse en esta situación. La pérdida de sangre se puede reducir un 50 por ciento o más dependiendo del método. Los anticonceptivos hormonales con estrógeno sirven tanto para tratar los periodos abundantes e irregulares como para reducir los calambres y los sofocos. Para saber más de estas medicaciones, ver el capítulo 23.
- **ANTIINFLAMATORIOS NO ESTEROIDEOS:** también conocidos como AINE, son medicamentos que ayudan a aliviar el dolor y la inflamación, de venta libre salvo en las dosis más altas, en cuyo caso requieren receta. El ibuprofeno y el naproxeno sódico son los dos ejemplos más habituales. Si empiezan a tomarse uno o dos días antes del periodo, reducen el sangrado en el 80 por ciento de los casos. El volumen de reducción no será el mismo que con los demás métodos indicados, pero pueden ayudar a muchas mujeres y mejorar asimismo los calambres menstruales.
- **PROGESTÁGENOS:** en caso de periodos irregulares y abundantes, un progestágeno oral durante once a veintiún días al mes en la dosis adecuada a menudo regula el ciclo y reduce el sangrado. Las progestinas son más eficaces para este síntoma

que la progesterona. Para saber más de los progestágenos, ver los capítulos 17 y 18.

- **TERAPIA HORMONAL PARA LA MENOPAUSIA CONVENCIONAL:** suele ser menos eficaz para controlar este tipo de sangrado. Ver los capítulos 17 y 18 para saber más.

Hay opciones quirúrgicas cuando la terapia médica no da resultado. La mayoría de los proveedores de atención médica recomiendan al menos de tres a seis meses de terapia médica y probar un mínimo de dos alternativas antes de optar por la cirugía. Si bien las complicaciones derivadas de una intervención quirúrgica son bajas, las hay, y animo a las mujeres a pensar cómo se sentirían si sufrieran una complicación quirúrgica y no hubieran probado antes la terapia médica. En cualquier caso, cada cual es dueña de su cuerpo y de sus decisiones.

La ablación endometrial es una operación consistente en destruir el revestimiento del útero. Se puede llevar a cabo en el quirófano o en consulta, dependiendo del método escogido y de las preferencias de la paciente. Esta intervención solamente está indicada si se ha descartado el cáncer/precáncer. Si bien algunas mujeres dejan de tener la regla después de la operación, muchas seguirán sangrando, solo que no de manera tan abundante. Las tasas de éxito varían en función de la intervención elegida. Las mujeres de edad inferior a cuarenta y cinco años y las que sufren reglas dolorosas tienen más probabilidades de sentirse insatisfechas con el resultado.

La medida definitiva es la histerectomía, que se puede realizar a través de la vagina o mediante laparoscopia, que requiere dos o tres pequeñas incisiones en el abdomen. Las tasas de histerectomía en Estados Unidos son más altas que en otros países industrializados. Si bien esta tendencia se debe en parte a que algunos ginecólogos recomiendan la cirugía por encima de las terapias médicas, e incluso al racismo, algunas mujeres sencillamente prefieren la histerectomía porque quieren «acabar de una vez» con el sangrado. Aunque algunas de estas pacientes podrían ser conducidas hacia la terapia médica si se les insistiera en la efectividad de las terapias no quirúrgicas, es importante recordar que las estadounidenses tienen que pagar mucho más por los servicios médicos que las británicas y europeas con las que se las compara a menudo en los estudios sobre tasas de histerectomías.

En Estados Unidos, las mujeres que no dispongan de seguro médico pagarán más de mil dólares (casi ochocientos cincuenta euros) por un DIU Mirena y ciento cincuenta dólares (unos ciento veinticinco euros) al mes por el ácido tranexámico. Aun contando con lo que se considera un buen seguro médico, estas opciones todavía supondrán un desembolso considerable en copagos. Sumemos a ello el coste de las consultas, ecografías y otras pruebas quizá necesarias y la cifra total podría ascender a cientos, tal vez miles de dólares dependiendo del seguro. Y la situación se podría prolongar durante varios años. ¿Y si pagas todo ese dinero y sigues sangrando en abundancia? Habida cuenta del extraño sistema de salud estadounidense, los copagos para tratar el sangrado con medicación podrían ser más elevados que el copago de una histerectomía, así que a las mujeres se las incentiva financieramente a optar por la histerectomía. Una de las triste verdades que abundan en el sistema de salud estadounidense es que las mujeres no siempre se pueden permitir eso que los médicos recomendamos como primera opción o no se pueden arriesgar a que la terapia no quirúrgica no dé resultado. En el Reino Unido, ninguno de los tratamientos detallados en este capítulo los paga la paciente de su bolsillo y en la mayoría de los países europeos hay sanidad universal, que cubre parte o la totalidad de los gastos.

Y luego está la cuestión de las bajas por enfermedad. Los empleados a jornada completa en Estados Unidos cuentan con una media de ocho días al año de baja por enfermedad. Casi el 40 por ciento de los trabajadores estadounidenses carecen de ella y en las industrias de salarios más bajos el número prácticamente se duplica. Reino Unido y casi todos los países europeos cuentan con bajas por enfermedad pagadas y, como es lógico, nadie teme perder el seguro de salud si por alguna razón lo obligan a dejar el trabajo a causa de la enfermedad. Muchas mujeres pueden volver al trabajo tan solo una semana después de la histerectomía (dependiendo del tipo que sea) y la mayoría a las dos o tres semanas. De nuevo, cuando se toman en consideración las numerosas consultas que podrían ser necesarias para solucionar un sangrado anómalo, el tiempo de ausencia laboral podría ser un factor para que algunas mujeres escojan la cirugía.

Las mujeres con problemas de sangrado que se acercan a los cincuenta podrían mostrarse más abiertas a probar opciones médicas, en comparación con las que rondan los cuarenta y pocos, que en principio deberían tomar esas medicaciones durante periodos de tiempo más largos. En esta situación, contar con un análisis de sangre capaz de predecir con cierta exactitud las fechas de la regla final podría resultar útil. Por ejemplo, si existiera una prueba que pudiera predecir de manera fiable si faltan dos años para la menopausia frente a cinco años, la información ayudaría tal vez a una mujer de cuarenta y muchos a tomar una decisión relativa a la cirugía. Lo que sabemos ahora es que si una mujer pasa sesenta días o más sin tener la regla, es muy probable que deje de menstruar en un plazo de cuatro años.

Cuéntame más sobre los miomas

Los miomas —médicamente denominados leiomiomas— son tumores benignos (no cancerosos) que aparecen en el músculo del útero o miometrio (ver figura 8). Pueden provocar sangrado abundante, reglas dolorosas y cuando son muy grandes pueden presionar la vejiga y causar incomodidad o necesidad más frecuente de ir al baño. El estrógeno estimula el crecimiento de los miomas, así que casi siempre se reducen después de la menopausia, cuando cae el nivel de estrógeno. La pequeña cantidad de estrógeno presente en la THM no basta para estimular su crecimiento.

A los cincuenta años, casi el 70 por ciento de las mujeres blancas y el 80 por ciento de las negras tendrán al menos un mioma. No se sabe por qué tantas mujeres desarrollan miomas, pero una teoría los relaciona con la capacidad del útero para regenerarse después del embarazo; el estiramiento del útero para acomodar al feto en crecimiento y la placenta traumatiza el tejido, así que un mecanismo de autorreparación es esencial para que el embarazo pueda repetirse. Es posible que, cuando hay miomas, el mecanismo de reparación se haya activado de manera inadecuada, algo que provoca un exceso de tejido muscular. Los miomas a menudo aparecen antes y causan más síntomas en las mujeres negras. Si bien no tenemos del todo claras las razones de esta diferencia y los condicionantes sociales de salud podrían influir, los miomas en las mujeres negras muestran una mayor tendencia a mostrar niveles elevados de la enzima aromatasa, es esencial para la producción local de estrógeno. Si hay más estrógeno local, los miomas tenderán a crecer más deprisa, algo que provoca más síntomas y causa problemas en una época más temprana de la vida.

Los miomas son un tanto misteriosos. El tamaño no siempre constituye un indicativo fiable de que el mioma esté provocando síntomas, así que es difícil saber por qué algunos resultan problemáticos mientras que otros están ahí sin más. Pueden favorecer el sangrado abundante al impedir mecánicamente que el útero se comprima para reducir el flujo de sangre, pero habida cuenta de que pueden afectar al comportamiento de los vasos sanguíneos, es probable que interfieran en el sangrado de otras maneras también. Los miomas que causan distorsiones en el revestimiento del útero se conocen como miomas submucosos y aquellos que están incrustados en el músculo del útero se conocen como miometriales; son estos los que muestran una mayor tendencia a provocar sangrado menstrual anómalo (ver figura 8). En ocasiones los miomas llegan a superar su propia provisión de sangre y el tejido empieza a morir, lo que resulta muy doloroso.

Estas masas de carácter benigno no se vuelven cancerosas, aunque hay un tipo de cáncer muy raro del músculo uterino llamado sarcoma que se puede confundir con un mioma. El número de miomas que son sarcomas es muy inferior al 1 por ciento. El riesgo de sarcoma se incrementa con la edad y la ecografía puede revelar hallazgos que incrementen o reduzcan la sospecha. Un mioma que crece con rapidez podría resultar más preocupante, aunque el riesgo absoluto de que sea sarcoma sigue siendo bajo.

Las mujeres preguntan a menudo por qué hay tan pocos tratamientos para los miomas, pero en realidad existe una gran variedad de opciones, incluidas medicaciones para controlar el sangrado e incluso encoger los miomas, intervenciones para reducirlos y cirugía, ya sea para retirarlo o histerectomía. Si comparamos los miomas con una afección parecida en los hombres, para el tratamiento de la hiperplasia benigna de próstata, que es un agrandamiento del tejido prostático, la gama de terapias es esencialmente idéntica. Me pregunto si algunas mujeres se quedan con la impresión de que hay pocas opciones de tratamiento porque los profesionales de la salud le quitan importancia al sangrado diciendo que «no es para tanto» o porque no les comentan todo el rango de terapias.

Las opciones de tratamiento para miomas incluyen todas las medicaciones comentadas anteriormente para el sangrado hormonal, si bien las mujeres que tengan la cavidad uterina muy distorsionada por los miomas podrían no ser candidatas al DIU hormonal, porque podría no implantarse bien. Otra opción sería un medicamento llamado análogo de la GnRH, que afecta a la señalización del cerebro al ovario y crea una menopausia química reversible (ya comentada en el capítulo 5). Hasta hace poco, esta terapia solo estaba disponible en forma de inyección, pero ahora existe un comprimido. Los análogos de la GnRH son muy eficaces para reducir el sangrado provocado por los miomas. Se pueden utilizar como puente a corto plazo para detener las hemorragias mientras nos realizan pruebas o antes de la cirugía, pero también funciona bien como opción a largo plazo y se puede añadir una THM para prevenir la pérdida ósea y otros síntomas de la menopausia.

Las intervenciones y cirugías para los miomas incluyen las siguientes:

- **EXTIRPACIÓN QUIRÚRGICA DE LOS MIOMAS:** llamada miomectomía. En ocasiones se puede llevar a cabo con un laparoscopio insertado en la cavidad uterina a través de la vagina, pero otras se requiere cirugía abdominal. Podría no ser una intervención definitiva, porque a veces hay minúsculos miomas invisibles que crecen tras la intervención para remplazar los que el cirujano ha retirado.

- **EMBOLIZACIÓN DE ARTERIAS UTERINAS O EAU:** una intervención consistente en identificar los principales vasos sanguíneos que alimentan al mioma e inyectar un material especial para impedir el flujo de sangre, lo que provoca la muerte del mioma. El dolor puede ser importante y durar varios días. Un estudio comparó la extirpación quirúrgica de los miomas con la EAU y concluyó que la calidad de vida era más alta pasados dos años con la cirugía, pero muchas mujeres se declaran muy satisfechas tras la EAU. Las tasas de complicaciones en las dos intervenciones son similares.
- **CIRUGÍA CON ULTRASONIDO FOCALIZADO:** el mioma se identifica con resonancia electromagnética, así como las estructuras que se deben evitar, como el intestino y la vejiga, y las ondas de ultrasonido calientan y destruyen el mioma.
- **HISTERECTOMÍA:** la extirpación del útero es la terapia más eficaz e inmediata.

Hay que tener en cuenta que este tipo de intervenciones se asocian a una edad inferior de la menopausia natural (ver el capítulo 5 para revisar el tema). La decisión de optar por la cirugía es compleja y requiere sopesar factores como haber probado otras terapias con anterioridad, el deseo de conservar el útero, qué opciones ofrece la zona, otras afecciones médicas que aconsejen más unas intervenciones que otras y edad estimada de la menopausia, que es cuando el sangrado asociado a los miomas cesará.

Cuéntame más sobre la adenomiosis

La adenomiosis es una afección por la cual el revestimiento del útero crece hacia el interior del músculo (ver figura 8). Esta alteración puede incrementar tanto el volumen del sangrado menstrual como el dolor por diversas razones, pero la adenomiosis no provoca pérdidas entre reglas. Raramente afecta a mujeres que nunca han estado embarazadas; la hipótesis principal considera que los daños a las paredes del útero durante el embarazo provocan grietas microscópicas que permiten al revestimiento insertarse en el músculo.

Las mujeres que sufren adenomiosis tal vez tengan el útero un poco grande y en ocasiones la ecografía o la resonancia magnética revelarán detalles que incrementen la sospecha. La adenomiosis es lo que en medicina se conoce como un diagnóstico de exclusión. Significa que no hay pruebas concluyentes para saber si se trata de esta afección, así que hay que descartar otros problemas y, si no se encuentra nada más y los síntomas encajan, concluiremos que el sangrado abundante se debe a la adenomiosis.

No existen terapias específicas para este problema; los tratamientos de primera línea son aquellos que están recomendados para el sangrado de origen hormonal, como el DIU de levonorgestrel, la píldora anticonceptiva o la Depo-Provera/Depo-progevera. Si bien el uso de análogos de la GnRH (anteriormente comentados para los miomas) no está aprobado para adenomiosis, podrían usarse. Si el sangrado fuera importante o los fármacos hormonales no dieran un resultado satisfactorio, se podría emplear una breve tanda de análogos de la GnRH para detener el sangrado y luego cambiar al DIU de levonorgestrel u otras hormonas. No sería descabellado realizar una ablación endometrial ante una sospecha de adenomiosis, pero el índice de fracasos podría ser más alto. La terapia definitiva es la histerectomía.

Sangrado tras el fin de la menstruación

Hasta el 11 por ciento de las mujeres sangrarán alguna vez tras el final de la menstruación, en la mayoría de los casos durante los primeros años. Una vez que han pasado tres años o más de la menstruación final, las probabilidades de que una mujer pierda sangre es menor al 1 por ciento por año. Tanto si se trata de una pérdida abundante como de un líquido rosado, el sangrado después de la menopausia no debería atribuirse a una despedida triunfal, porque hay del 6 al 10 por ciento de probabilidades de que se deba a un cáncer de endometrio. Sangrar después de la menopausia es un signo tan relevante de este tipo de tumor que hasta el 90 por ciento de las mujeres diagnosticadas de cáncer de endometrio han experimentado al menos un episodio de sangrado después de la menopausia.

Hay pocas causas no cancerosas de sangrado tras la menopausia, porque no existe ovulación que desencadene las pérdidas o que estimule la adenomiosis. Los miomas encogen. Las principales causas incluyen las siguientes:

- **CÁNCER O PRECÁNCER:** puede ser cáncer endometrial, pero también se debe contemplar el de cérvix, por cuanto unos de los grupos más afectados por el cáncer cervical son las mujeres de sesenta y pocos años. Cuanta más edad tiene la mujer que experimenta pérdidas de sangre tras la menopausia, más probabilidades hay de que sea cáncer o precáncer de endometrio. Los factores que incrementan la exposición a estrógeno sin progesterona aumentan también el peligro de este tipo de cáncer, como la obesidad (producción de estrógeno en el tejido graso) y tomar una THM de estrógeno sin progesterona.
- **UN REVESTIMIENTO UTERINO DELGADO:** sin estrógenos, el revestimiento del útero puede adelgazar tanto que llegue a sangrar de manera intermitente. Es el motivo de sangrado más habitual tras la menopausia.
- **UN REVESTIMIENTO UTERINO GRUESO:** el estrógeno fabricado por el tejido graso o el procedente de la THM puede engrosar (añadir ladrillos) al revestimiento y, sin la estabilidad que le aporta la progesterona, este se rompe de manera intermitente. Los complementos alimenticios que han sido adulterados con hormonas constituyen otra causa.
- **SÍNDROME GENITOURINARIO DE LA MENOPAUSIA O SGM:** en este caso, las pérdidas de sangre no proceden del útero sino

de la vagina. No se puede averiguar el origen de la sangre mirando las manchas de la ropa interior. Este tipo de sangrado se produce cuando los tejidos vaginales se tornan muy finos sin estrógeno (ver capítulo 13 para saber más).

- **PÓLIPO:** el riesgo de cáncer en un pólipo se incrementa con la edad y, en el caso de las mujeres, después de la menopausia.
- **PROBLEMAS DE COAGULACIÓN RELACIONADOS CON LOS FLUIDIFICANTES DE LA SANGRE:** aunque una mujer esté tomando este tipo de medicamento, habría que descartar el cáncer y el precáncer.
- **TERAPIA HORMONAL PARA LA MENOPAUSIA:** la THM puede provocar pérdidas de sangre en algunas mujeres después de la menopausia (esto no incluye a las mujeres que la toman de manera cíclica, ver capítulo 18). Cuando el sangrado aparece, puede deberse a una proporción demasiado alta de progestágeno en relación al estrógeno, que adelgazaría el revestimiento en exceso, o a insuficiencia de progestágeno, que engrosaría el revestimiento. Hay que evaluar cualquier sangrado inesperado cuando se está tomando una THM para descartar el cáncer aunque, en función de las circunstancias, una pérdida de sangre anómala durante los primeros seis meses tras el comienzo de la menopausia podría en ocasiones controlarse sin más. Se trata de una decisión conjunta que deben tomar la mujer y su proveedor de atención médica.

Las pruebas para descartar el cáncer incluyen una ecografía para comprobar el grosor del revestimiento uterino; de ser menor o igual a 4 mm, la mayoría de los cánceres quedan excluidos. Esta prueba resulta menos efectiva para detectar el cáncer antes del final de la menstruación, por cuanto el grosor del revestimiento del útero con frecuencia sobrepasará los 4 mm.

La otra opción sería, bien una biopsia de endometrio —dilatación y legrado—, bien una histeroscopia (ambas comentadas con anterioridad). Si la ecografía muestra un revestimiento muy fino pero el sangrado prosigue, habrá que practicar más pruebas.

El tratamiento para el cáncer y el precancer sobrepasa el alcance de este libro. Hay muchas opciones de tratamiento para el síndrome genitourinario de la menopausia (ver capítulo 13). Los pólipos deberían extraerse y la THM puede resultar útil para las mujeres con pérdidas de sangre ocasionadas por la delgadez o el engrosamiento del revestimiento uterino.

EN RESUMIDAS CUENTAS

- Los sangrados anómalos son característicos de la transición a la menopausia y pueden incluir reglas abundantes, reglas más largas de lo habitual, ciclos irregulares y pérdidas de sangre entre ciclos.
- La causa más frecuente de sangrado durante la transición a la menopausia es el caos hormonal característico de esta fase.
- Los miomas y la adenomiosis son motivos habituales de reglas abundantes; también pueden provocar menstruaciones dolorosas, pero no causan sangrado irregular.
- El sangrado profuso a menudo se puede controlar con medicamento y abundan las opciones.
- Toda pérdida de sangre después de la menopausia es anómala y requiere ser examinada.

Capítulo 11

Salud ósea: información básica sobre biología ósea, osteoporosis y prevención de fracturas

«Estoy aquí para que teman a la osteoporosis» fue la primera frase de una conferencia a la que asistí en 2019. Yo no sabría expresarlo mejor, así que también estoy aquí para meteros miedo sobre la salud ósea y la osteoporosis. El objetivo es concienciaros de lo que implica la osteoporosis y su impacto devastador en la vida de muchas mujeres, así como hablaros del proceso de control y de la prevención de fracturas.

La osteoporosis es una enfermedad por la cual los huesos se tornan frágiles, lo que incrementa el riesgo de fractura. Se caracteriza por una reducción de la cantidad de hueso (masa ósea) y alteraciones microscópicas en la arquitectura del mismo (ver figura 9). Hay también otros cambios en la calidad del hueso que todavía no entendemos bien. El resultado global es el deterioro de su integridad estructural. La salud ósea se mide en grados; si bien la osteoporosis refleja un extremo de la escala y el mayor número de fracturas, mucha más gente sufre baja densidad muscular, que también incrementa el riesgo de fractura. Antes se le llamaba osteopenia, pero ya no se emplea ese término.

Si tienes cerca de treinta años, estás perdiendo hueso mientras lees esto. El hueso se remodela constantemente, lo que significa que se reabsorbe y se genera nueva masa ósea; tanta que el esqueleto entero se reemplaza cada diez años aproximadamente. Cuando una mujer alcanza su máximo nivel de masa muscular a finales de la veintena, la balanza se inclina ligeramente hacia el lado de la pérdida ósea y hay un declive leve pero constante de masa ósea del 0.4 por ciento cada año. El estrógeno tiene un papel importante en la formación del hueso, así que el momento de máxima pérdida ósea acaece un año antes del fin de la menstruación aproximadamente y dura alrededor de tres años. Una mujer puede perder de promedio un 6 por ciento de su masa ósea durante esos tres años, pero algunas mujeres pierden mucha más; del 3 al 5 por ciento al año. Tras este periodo de rápido declive, la pérdida se produce a un ritmo más alto que antes de la menopausia; del 0.5 por ciento al 1 por ciento al año. La edad afecta también la integridad de los huesos en otros sentidos.

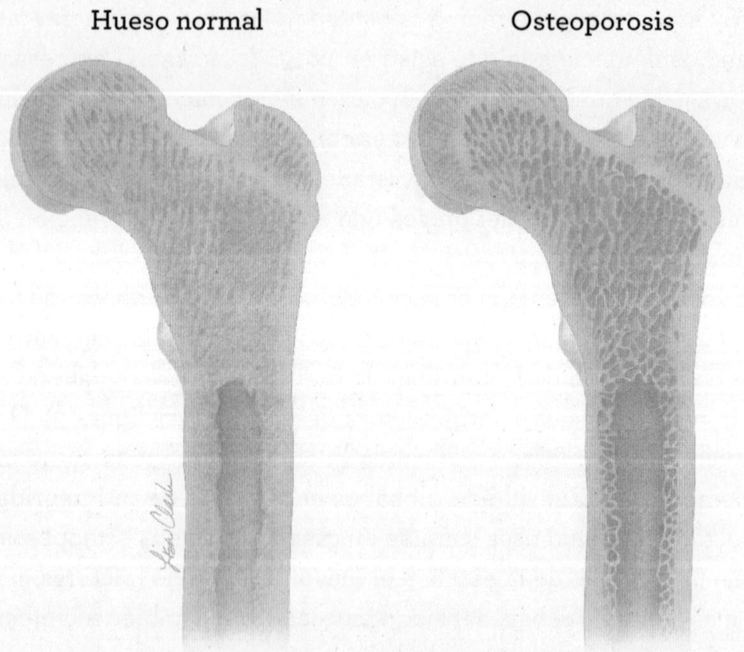

Figura 9: Hueso normal (izquierda) y hueso con osteoporosis.

Además de la menopausia y la edad, otros factores afectan a la densidad ósea e incrementan el riesgo de fractura, incluidos los siguientes:

- **EDAD DE LA MENOPAUSIA:** una menopausia temprana implica más años vividos de posmenopausia, un periodo de pérdida ósea incrementada. Una mujer que haya dejado de menstruar a los cuarenta y cinco o más joven tendrá un riesgo de fractura entre 1.5 y 3 veces mayor que otra que alcance la menopausia a los cincuenta o más.
- **ALCOHOL:** ≥ 3 unidades al día se asocia con un riesgo incrementado; solo para que los sepas, 2 unidades equivalen a 175 ml de vino.
- **ANOREXIA NERVIOSA:** la pérdida de masa muscular es habitual con la anorexia y cuando empieza a una edad temprana puede adelantar el momento de máxima masa muscular. Un peso extremadamente bajo puede detener la ovulación en muchos casos, lo que provoca niveles muy bajos de estrógeno. Además, hay otros cambios hormonales relacionados con la anorexia que también afectan al hueso. Una deficiencia en la ingestión de calcio debido a una dieta restringida también puede ser un factor.
- **GENÉTICA:** el factor que más contribuye a la salud ósea.
- **AFECCIONES MÉDICAS:** como artritis reumatoide, diabetes tipo 2, enfermedad de Cushing e hiperparatiroidismo.
- **MEDICACIONES:** ejemplos habituales son el acetato de medroxiprogesterona (Depo-Provera/Depo-Progevera), los corticoides y los inhibidores de la aromatasa (medicamento contra el cáncer de pecho), así como un uso importante de cannabis.
- **NUTRICIÓN:** especialmente el déficit de calcio y vitamina D. El calcio entra y sale constantemente del hueso, así que cuando el consumo es insuficiente no hay suficiente calcio para remodelarlo y si es muy bajo el cuerpo puede incluso usar el hueso como fuente de calcio. La vitamina D contribuye a la absorción de este mineral en el intestino y es importante para la salud muscular, que tiene un efecto indirecto en la remodelación del hueso. Asimismo, unos músculos débiles pueden

contribuir a las caídas, un riesgo importante de fracturas. La gente dice a menudo que los refrescos con gas debilitan los huesos, pero no hay estudios rigurosos que demuestren esa afirmación. La cafeína podría reducir ligeramente la cantidad de calcio que absorbemos de la comida, pero cuando una mujer menopáusica extrae el suficiente calcio de la dieta, el café no tiene efecto en su salud ósea. Hace falta una combinación de baja ingesta de calcio y un consumo de cafeína diario equivalente a tres tazas para aumentar la pérdida de masa ósea.

- **ACTIVIDAD FÍSICA:** forzar los huesos a través del peso y de la tensión muscular es importante para mantener la salud ósea. Las señales mecánicas del ejercicio estimulan los osteoblastos, las células que construyen el hueso.
- **RIESGO DE CAÍDAS:** las caídas laterales son particularmente peligrosas. Las actividades que buscan el fortalecimiento de los músculos y el equilibrio ayudan a reducir las caídas.
- **FUMAR:** afecta negativamente a la salud de los huesos de diversas maneras. El nivel máximo de masa muscular es más bajo y la pérdida de hueso se acelera durante toda la vida, pero en especial después de la menopausia. Las mujeres que fuman pierden un 2 por ciento de densidad ósea adicional cada diez años después de la menopausia.

En Estados Unidos, dos tercios del total de mujeres de cincuenta años en adelante sufren, bien baja densidad ósea (51 por ciento), bien osteoporosis (15 por ciento) (ver figura 10). Las mujeres caucásicas son las que corren el riesgo más alto, las afroamericanas el más bajo y las de origen asiático tienen un riesgo intermedio, aunque algunos datos sugieren que para las de origen mexicano (aproximadamente el 50 por ciento de las hispanas de Estados Unidos) el riesgo podría ser más alto que para las caucásicas. La prevalencia de la osteoporosis varía en los distintos países del mundo, siendo la más alta en Noruega y la más baja en Nigeria.

Una de las primeras cosas que se aprenden en las rotaciones de cirugía de la facultad de medicina es el impacto devastador de una fractura de cadera. Si una mujer de sesenta y cinco años o mayor vive de manera independiente y se rompe la cadera, las probabilidades de que siga viviendo por su cuenta un año más tarde se habrán reducido al 50 por ciento. Asimismo, el riesgo de que no pueda caminar sin ayuda será del 40 por ciento y las probabilidades de que no pueda ir sola al baño serán del 30 por ciento. Su riesgo de morir antes de un año serán del 17 por ciento.

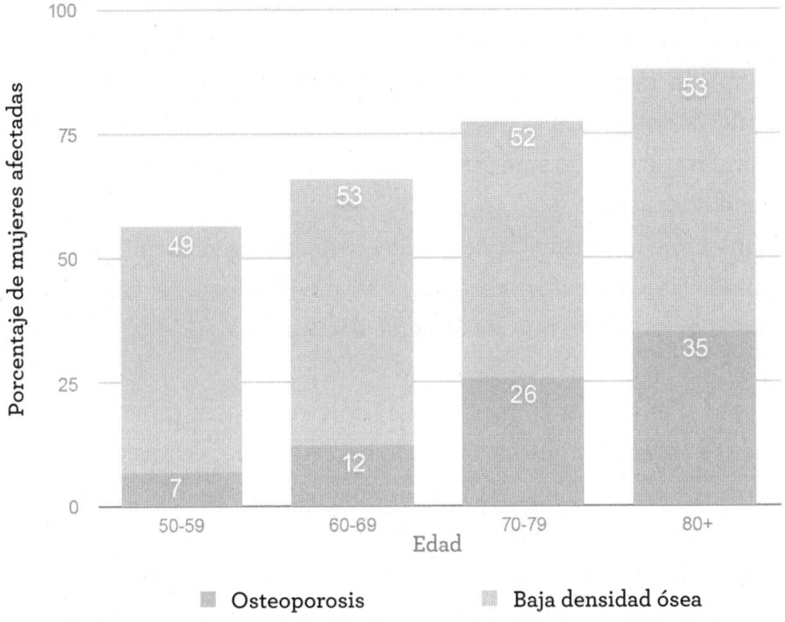

Figura 10: Osteoporosis y baja densidad ósea en mujeres estadounidenses mayores de cincuenta años.

Y eso solo en lo que concierne a la fractura de cadera. Hay peligro de fracturas vertebrales (de la columna) y otras; de cifosis (deformidad de la columna que produce un arqueamiento hacia delante, peyorativamente llamada «joroba de viuda»); de dolores crónicos por las fracturas; de incontinencia, por no poder llegar al baño a tiempo a causa del dolor y/o los problemas de movilidad; problemas en los pulmones (relacionados con las costillas rotas que, al soldarse, restringen los movimientos musculares del pecho), y depresión. Todo eso por no hablar de la factura emocional que implica perder la independencia. Establezcamos ahora comparaciones entre la osteoporosis y la baja densidad muscular y otros problemas de salud importantes. El riesgo de sufrir cáncer de mama a lo largo de la vida es del 15 por ciento. El de ruptura de cadera alcanza el 17 por ciento. Las fracturas debidas a osteoporosis y baja densidad muscular desembocan en tantas hospitalizaciones como los ictus y los infartos. Y sin embargo parece ser que no nos tomamos la salud de los huesos tan en serio como otras enfermedades. Las mamografías de control son mucho más frecuentes que las densitometrías y la mayoría de las mujeres que sufren una fractura de cadera —una situación que se debería tratar con terapia para la osteoporosis— no reciben el seguimiento adecuado.

Una tiene la sensación de que la osteoporosis está culturalmente aceptada, algo que me parece trágico y me enfurece. Tal vez la sociedad da por supuesto que las mujeres son frágiles. Así pues, ¿por qué inquietarse por algo que es «normal»? Quizá las necesidades de las mujeres al envejecer se consideren irrelevantes, tan pronto como la sociedad considera que ya no son lo bastante guapas y que deberían callarse y aceptar que se han hecho mayores. También corre la falsa creencia de que la prevención es ineficaz o los fármacos para tratar la osteoporosis son peligrosos.

La osteoporosis no aparece en las noticias como el cáncer o las inquietudes relativas a la anticoncepción, como si las mujeres no fuéramos más que tetas y bebés, así que muchas no tienen presentes los riesgos que implica la osteorporosis ni que hablamos de un problema de salud relevante para el que existe prevención así como tratamiento. Y, a fin de cuentas, ¿quién quiere hablar de una enfermedad que asociamos con las viejas brujas, las cacatúas y las viejecitas entrañables? Aun si las mujeres tienen dudas o son conscientes de los riesgos, pueden tener la sensación de que no existe un espacio donde poder expresar sus temores.

Sea cual sea el motivo, las mujeres pagan los platos rotos.

Reconozco que no soy objetiva al respecto. Mi madre murió, de osteoporosis, a los sesenta y ocho años. Experimentó todas y cada una de las complicaciones que he detallado. Sufrió su primera fractura por fragilidad ósea antes de los sesenta y, para cuando murió, había perdido doce centímetros de altura como mínimo. La hospitalizaron tantas veces por fracturas con prolongadas estancias en rehabilitación que he perdido la cuenta. Solo cuando la enfermedad alcanzó un grado crítico empezaron a tratarla de osteoporosis. Antes de eso, los profesionales de la salud le quitaban importancia al hecho de que sus huesos se estuvieran desmenuzando. Cuando insistí para que le practicaran una densitometría, le dijeron que no hacía falta, dando a entender que todas esas fracturas eran «normales», y cuando le dije que pidiera tratamiento le contestaron que el medicamento era demasiado arriesgada por potenciales efectos secundarios.

No fue fácil convertir su hogar en un lugar seguro en lo que concierne a posibles caídas. Llevé un equipo de profesionales a su casa para que hicieran recomendaciones de seguridad y entraron en pánico al ver la cantidad de alfombras, que favorecen los tropiezos y son como criptonita para unos huesos frágiles. La fisioterapeuta estaba frenética mientras iba de acá para allá levantándolas y detallando al mismo tiempo toda una lista de problemas de seguridad: por ejemplo, una escalera sin pasamanos que provocaba en mi madre tal sensación de inseguridad que bajaba *de espaldas* para poder apoyarse en la pared con la mano que no se había roto hacía poco. Cuando la visité pasado un mes, todas las alfombras volvían a estar en su sitio y el pasamanos no se había materializado. Hacer cambios a los setenta u ochenta años es complicado; seguramente, si las personas vivimos tantos años se debe en parte a nuestra terquedad. Por eso es importante planear cómo vas a vivir cuando seas mayor mientras aún eres joven. Si haces de tu hogar un lugar seguro a los setenta u ochenta años , puedes tener la sensación de que te estás rindiendo a la vejez, mientras que si haces los mismos cambios a los cincuenta o a los sesenta (o incluso antes) se parece más a tomar las riendas y ser proactiva.

Al final, mi madre se rozó la rodilla contra una pared y se rompió la rótula (el hueso de la rodilla) además de la tibia (uno de los huesos que hay en la parte inferior de la pierna), lo que provocó una cascada de acontecimientos que obligaron a amputarle la pierna. Mi padre no fue capaz de dar el consentimiento, así que el trago de explicarle a mi madre la operación y autorizar al cirujano recayó sobre mí. Ella nunca superó la amputación, ni física ni mentalmente, y nuestra relación, ya de por sí complicada, acabó de deteriorarse cuando me culpó de la pérdida de su pierna. Murió pocas semanas más tarde.

¿Cómo sé si tengo osteoporosis?

Cualquier mujer que haya sufrido una fractura por fragilidad (una fractura sin un motivo obvio, como un golpe) debería ser diagnosticada automáticamente de osteoporosis. En cuanto a las demás mujeres, el diagnóstico se lleva a cabo mediante una radiografía llamada absorciometría con rayos X de doble energía o DXA (pronunciado DEXA), que mide la densidad ósea de una vértebra (parte de la columna vertebral) y de la parte alta del fémur (el hueso del muslo, que forma parte de la cadera). Habitualmente se conoce como densitometría mineral ósea (DMO). Emplea una dosis muy baja de rayos X; más o menos la misma radiación que recibes si pasas un día en San Francisco. Hay equipos portátiles que miden la densidad ósea de la muñeca o del tobillo, pero la prueba no es tan precisa.

Se recomienda controlar la osteoporosis con una DXA a todas las mujeres de sesenta y cinco años al menos una vez. La necesidad de un seguimiento o no dependerá de muchos factores. Si a los sesenta y cinco una mujer tiene una densidad ósea normal (una calificación T de -1 o superior) o una pérdida ósea media (una calificación entre -1.01 y -1.49) sus probabilidades de desarrollar osteoporosis en los 15 años siguientes es inferior al 10 por ciento. Sin embargo, las mujeres con una pérdida ósea moderada (con una calificación T entre -1.50 y -1.99) o avanzada (-2.00 a -2.4) corren riesgo de desarrollar osteoporosis en el futuro próximo y tal vez se deba repetir la prueba en un plazo de entre uno y cinco años (dependerá de una variedad de factores que superan el alcance de este libro).

Las mujeres no deberían esperar a los sesenta y cinco para interesarse en su salud ósea, y aquellas que corren un riesgo incrementado de osteoporosis deberían someterse antes a la prueba. Algunos expertos dicen que cualquier mujer en la posmenopausia que presente aunque solo sea uno de los factores de riesgo principales para la osteoporosis, como fumar o el historial familiar, debería hacerse una densitometría.

Hay otras dos herramientas que pueden ayudar a decidir si una mujer menor de sesenta y cinco necesita una DXA para medir su densidad ósea. La primera es el cuestionario para la autoevaluación de osteoporosis u OST, por las siglas en inglés, que ayuda a identificar a las mujeres con mayor riesgo de densidad ósea baja. La ecuación es (peso en kilos - edad en años) × 0.2. Un resultado superior a 2 está asociado con un mayor riesgo de baja densidad ósea.

El otro es la calculadora de probabilidad de riesgo de fractura o FRAX, por la siglas en inglés, diseñada por investigadores de la Universidad de Sheffield, Reino Unido, una herramienta gratuita que ayuda a las mujeres de cuarenta a noventa años y a sus profesionales médicos a calcular el riesgo de una fractura mayor (ir a <https://www.sheffield.ac.uk/FRAX/tool.aspx?lang=sp> o introducir «herramienta FRAX» en el motor de búsqueda). Cuando el riesgo de fractura mayor en los próximos diez años es superior al 9.3 por ciento, se requiere una prueba formal para detectar la osteoporosis.

La herramienta FRAX no incorpora todos los factores de riesgo ni tiene en cuenta la totalidad de los matices. Por ejemplo, una mujer que fume dos cajetillas de cigarrillos al día corre un riesgo mayor que otra que fume media cajetilla y un progenitor con múltiples fracturas por fragilidad seguramente implicará un riesgo más alto que si el progenitor solo ha sufrido una fractura. Así pues, siempre es importante individualizar el análisis del cribado. Habrá casos en los que, aunque la puntuación FRAX no indique un riesgo significativo, será conveniente un control formal de osteoporosis de todos modos.

Cómo se interpreta la densitometría mineral ósea

El resultado de la densitometría mineral ósea (DMO) es una puntuación T, que constituye una terminología desconocida para mucha gente (ver figura 11). La puntuación T compara la densidad ósea de una mujer con la lectura que ofrecería otra de treinta años y expresa esos resultados mediante una desviación típica o DT. La desviación típica es un modo de expresar qué coincide con el valor esperado y qué no. Una puntuación T de -1 (DT) o más es el valor esperado, una puntuación de entre -1 y -2.5 indicará baja densidad ósea y una de -2.5 o inferior será osteoporosis.

En mi caso, la puntuación T del fémur era -1.2 cuando me hicieron la prueba hace unos años (habida cuenta de mi historial familiar, me controlaron a los cincuenta) y eso significa que sufro una pérdida ósea leve. No implica que haya perdido hueso en comparación con el que tenía a los treinta años o que mi pérdida sea más acelerada. Tienes que imaginar la DMO como una báscula: tu peso actual no te informa de lo que pesabas hace cinco o diez años ni predice lo que pesarás dentro de diez; solo te dice lo que pesabas el día que te subiste a la báscula. Yo hago muchas cosas para conservar la salud ósea, como no fumar, actividades que implican soportar el propio peso e ingerir la cantidad adecuada de calcio y vitamina D. También tomé píldoras anticonceptivas durante muchos años, lo que es positivo para la densidad ósea. Una parte de mí se sintió un tanto molesta con el resultado; ¿tanto trabajo y mi densidad ósea no era óptima? Y luego me recordé que, teniendo en cuenta mi genética, quizá de no haber hecho todo ese trabajo la densitometría habría dado una puntuación de -1.5. Si la densidad de mis huesos sigue siendo de -1.2 dentro de unos cinco años, tal vez la situación relativa al DMO llevara conmigo una buena temporada.

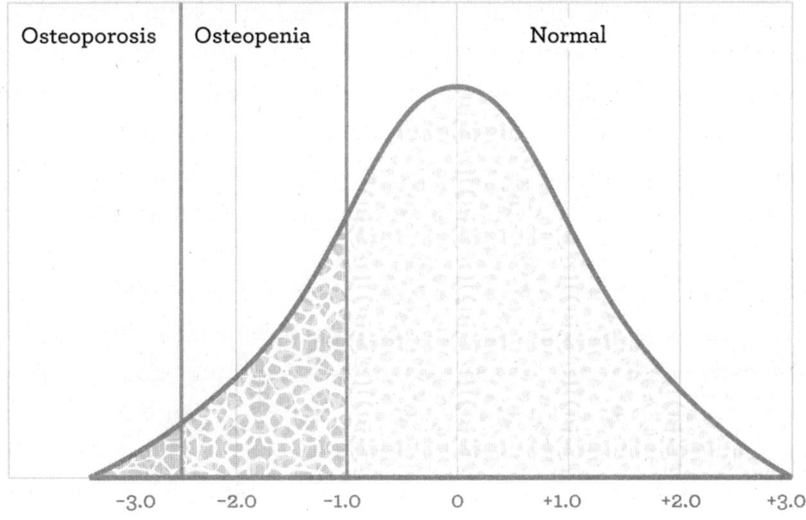

Figura 11: Densidad ósea y puntuaciones T.

Es importante saber que la puntuación T solo es una pieza del rompecabezas. La edad, la altura, el peso, el historial familiar, la raza y un conjunto de factores contribuyen al riesgo de fractura. Una vez que una mujer conoce el resultado de su densitometría puede volver al FRAX e introducir sus resultados. Si el riesgo de fractura mayor es superior o igual al 3 por ciento en los próximos diez años, se aconseja iniciar una terapia para osteoporosis.

El fitnes previene la fragilidad ósea y las fracturas

Muchas personas saben que el ejercicio es bueno para el corazón, pero también es una de las mejores cosas que puedes hacer por tus huesos. Las actividades que implican soportar el propio peso así como los de fuerza estimulan la formación de hueso nuevo. Los ejercicios que involucran un componente de equilibrio ayudan también a prevenir las caídas y los entrenamientos que inciden en la postura contribuyen a prevenir y a tratar la curvatura de la columna conocida como cifosis.

El ejercicio resulta tan útil que puede incluso revertir el deterioro del hueso, incluso entre las mujeres que han perdido una cantidad significativa de masa ósea. El estudio Intervención con Pesas para el Fortalecimiento del Músculo y la Rehabilitación de la Osteoporosis (LIFTMOR por las siglas inglesas, un gran acrónimo que en inglés suena igual que LIFT MORE, «levanta más») se llevó a cabo con mujeres de una edad promedio de sesenta y cinco años con masa ósea baja u osteoporosis. A lo largo de ocho meses, realizaron un programa de entrenamiento de fuerza y resistencia de alto impacto enfocado en el hueso en sesiones de treinta minutos dos veces a la semana mientras un grupo de control participaba en un programa de ejercicio de baja intensidad. El entrenamiento de la intervención incluía ejercicios de peso muerto, sentadillas, levantamiento de peso por encima de la cabeza y dominadas con salto. La mentalidad tradicional habría considerado estos ejercicios demasiado peligrosos por el riesgo de fractura, pero, en este estudio, las pesas y la resistencia se introdujeron despacio y los expertos supervisaron de cerca la postura y la técnica.

Si bien se trata de un estudio pequeño, los resultados mostraron un incremento de la masa ósea y los ejercicios no provocaron fracturas ni complicaciones serias. Está claro que necesitamos más estudios parecidos, porque demostrar que ese tipo de rutinas son seguras y eficaces para la osteoporosis sería revolucionario. Las mujeres no deberían embarcarse en esta clase de programa sin supervisión, pero buscar un fisioterapeuta o un entrenador personal con experiencia en trabajar con mujeres que sufren osteoporosis, si el médico da el visto bueno, es algo a tener en cuenta.

Las mujeres que están en forma y cuya salud no plantea contraindicaciones deberían plantearse los objetivos de entrenamiento que ya hemos comentado en capítulos anteriores: 150 minutos de actividad aeróbica moderada (por ejemplo, caminar a paso vivo) o 75 minutos de actividad aeróbica intensa (por ejemplo, correr) a la semana y entrenamiento de fuerza dos días o más a la semana. Desde el punto de vista de la prevención de la osteoporosis, el entrenamiento de equilibrio y los ejercicios posturales se recomiendan a partir de los sesenta. Empezar antes como medida preventiva y para ir asimilando la destreza tampoco sería mala idea.

Las mujeres con baja masa ósea u osteoporosis también deberían aprender ejercicios para proteger la columna. Inclinar el cuerpo y torcer la columna mientras se realizan las actividades diarias puede incrementar la carga sobre la columna vertebral y provocar fracturas. Por ejemplo, una mujer con osteoporosis severa se puede romper una vértebra solo por inclinarse para atarse los zapatos. Es importante doblar la cadera y no la espalda. Igualmente, en lugar de torcer el cuerpo para tomar algo, avanzar un paso y girar todo el cuerpo. Las siguientes páginas contienen buena información sobre distintos ejercicios, incluidos los de equilibrio y postura:

- Osteoporosis Canada, osteoporosis.ca/bone-health-osteoporosis/exercises-for-healthy-bones (en inglés).
- Stand Tall ® y otros ejercicios para una postura sana, en International Osteoporosis Foundation, iofbonehealth.org/news/stand-tall-four-simple-exercises-healthy-posture.
- National Osteoporosis Foundation, nof.org/preventing-fractures/exercise-to-stay-healthy (en inglés).

Aunque te parezca un montón de tiempo dedicado al ejercicio (de cuarenta y cinco a sesenta minutos al día), no tienes que hacerlo en una sola sesión. Además, plantéate las horas que te exigirá acudir a la consulta del médico, por no hablar de los días (y el dolor y el coste) que supone tratar una fractura o el precio de no poder llevar una vida independiente. A la larga, hacer ejercicio a diario para prevenir todo eso no te hace perder tiempo y seguramente te lo ahorra. Recuerda, el ejercicio es dinero que ingresas en el banco de la salud.

¿El alimento más completo?

La leche es buena para los huesos, ¿verdad?

A la gente le sorprende descubrir que ningún estudio ha vinculado la leche con una reducción de la osteoporosis. De hecho, un grupo de investigadores estableció una comparativa entre el riesgo de fractura de cadera y el consumo de leche por países y no halló correlación entre países que beben más leche y menor probabilidad de fractura. Estados Unidos posee una de las tasas más altas en consumo de leche del mundo y también está entre los primeros en cuanto a fracturas de cadera. Incluso hay datos que vinculan este consumo a un riesgo mayor de fracturas, seguramente porque los bebedores de leche son más altos; el riesgo de fractura es mayor para los huesos largos. En el capítulo 19 encontrarás más información sobre la leche y la salud.

El calcio tiene un umbral máximo de ingesta. Eso significa que el calcio ingerido por encima de las necesidades diarias no fabrica más hueso ni se queda almacenado para ser usado más tarde, sino que se expulsa a través de la orina. Un nivel de calcio insuficiente puede reducir la masa ósea —porque no hay bastante para que se produzca el constante remplazo de hueso—, pero un nivel más alto de lo recomendado no previene ni resuelve el problema.

Las mujeres de edades comprendidas entre los diecinueve y los cincuenta necesitan 1.000 mg de calcio diarios y las mujeres de cincuenta y un años en adelante deberían asegurarse 1,200 mg. Algunas mujeres lo obtendrán de los productos lácteos, pero la soya enriquecida, la leche de almendras, las sardinas, el tofu y los higos también son buenas fuentes de calcio. En caso de no poder obtener suficiente calcio de la dieta se recomienda un complemento alimenticio. De será así, es mejor tomar uno que combine el calcio y la vitamina D, que ayuda al organismo a absorberlo. Si crees que estás obteniendo 500 mg de calcio al día de la dieta y tus necesidades son de 1,000, con un complemento de 500-600 mg bastará. Recuerda que la idea de tomar complementos es alcanzar la cantidad diaria recomendada, no sobrepasarla. Los de calcio no son inocuos; incrementan el riesgo de cálculos renales (porque todo ese mineral de más va a parar a la orina). Antes se temía que los complementos de calcio pudieran incrementar el riesgo de enfermedad cardiaca, pero esa posibilidad parece haber sido descartada y ya no es motivo de preocupación. El 33 por ciento de las estadounidenses, aproximadamente, toma complementos de calcio.

Otro micronutriente importante para la salud ósea es la vitamina D. Además de ayudar al organismo a absorber el calcio, ayuda a que este mineral entre y salga de los huesos y posee muchas otras funciones importantes, incluida la salud muscular y el correcto funcionamiento de los sistemas inmune y nervioso. La dosis diaria recomendada de vitamina D es de 600 UI (unidades internacionales) al día para las mujeres de edades comprendidas entre los diecinueve y setenta años y de 800 UI al día de los setenta en adelante. La vitamina D incluye tanto la D2 (ergocalciferol) como la D3 (colecalciferol). La vitamina D3 se fabrica en la piel como reacción a los rayos ultravioleta B (UVB) del sol y también la obtenemos de los alimentos como pescado azul, hígado de ternera, mantequilla y yema de huevo (por si no lo sabías, es una vitamina liposoluble y cada vez que como mantequilla me recuerdo que estoy tomando vitamina D). La vitamina D2 se encuentra de manera natural en pocos alimentos, pero muchos están fortificados con este nutriente. El hígado es el encargado de transformar las vitaminas D2 y D3 en su forma activa, llamada calcitriol.

A una persona con la piel clara, en verano, le bastará pasar de cinco a diez minutos al sol con la cara y las manos expuestas para fabricar vitamina D suficiente, pero alguien con la piel oscura puede necesitar treinta minutos o más, porque la melanina (el pigmento que oscurece la piel) bloquea la luz ultravioleta, así que llega menos a las células que fabrican la vitamina D. Asimismo conseguir suficiente exposición a la luz solar es más complicado en invierno que en verano y cuanto más te alejas del ecuador, más cortos son los días y más bajo está el sol en el cielo, lo que reduce la exposición a los rayos UVB. El frío también hace que la gente vaya más tapada y/o pase más tiempo en interiores, de modo que la absorción solar es menor. La polución del aire puede disminuir igualmente el paso de los rayos solares y reducir los rayos UVB que recibimos. Otro factor a tener en cuenta es que la capacidad de fabricar vitamina D disminuye con la edad.

Hay muchos aspectos de la vitamina D que todavía ignoramos. Por ejemplo, las afroamericanas tienden a mostrar niveles más bajos de vitamina D, pero también una menor tasa de osteoporosis, así que los niveles de este nutriente podrían contar solo una parte de la historia. Además, el uso que hace tu cuerpo de la vitamina D recibida también podría ser importante.

En la década de 1990 hubo una serie de estudios que vincularon la deficiencia de vitamina D a una larga lista de enfermedades y todo el mundo se puso a medir sus niveles. De repente estábamos recomendando vitamina D a todos los pacientes para casi todo. Si bien es cierto que muchos estudios vinculan diversas enfermedades con los niveles bajos de vitamina D, lo que no sabemos es si quizá esas personas que no estaban bien pasaban menos tiempo al aire libre, en cuyo caso la deficiencia de vitamina D sería la consecuencia de la enfermedad y no la causa. La vitamina D se ha estudiado a fondo y no hay pruebas de que unos niveles bajos de este nutriente estén relacionados con el cáncer, la enfermedad cardiaca o la diabetes tipo 2. Lo que sí sabemos es que la moda de la vitamina D provocó un montón de análisis innecesarios que sumaron millones de dólares a los costes de atención sanitaria.

Aproximadamente el 35 por ciento de mujeres de veinte años en adelante toman un suplemento de vitamina D, aunque no tenemos pruebas de que la complementación diaria prevenga la osteoporosis o las fracturas en una mujer con niveles normales de este nutriente. Por si fuera poco, el 97 de las estadounidenses presenta unos niveles de vitamina D considerados normales (20 ng/ml o más, aunque debes tener en cuenta que el tema genera cierta controversia, porque algunos expertos afirman que la cantidad debería ser de 30 ng/ml como mínimo). Sospecho que la mayoría de los estadounidenses alcanzamos niveles de 20 ng/ml o más, porque muchas somos un desastre para la protección solar y recibimos un mínimo de treinta minutos de sol directo día sí y día también. Como es difícil obtener suficiente vitamina D de la dieta, tiene sentido que las mujeres que pasan mucho tiempo en interiores, que tienen la piel oscura o no les gusta aplicarse protección solar, así como las que se tapan casi toda la piel cuando están al aire libre (por razones religiosas o porque evitan el sol) se planteen tomar un complemento de vitamina D. Y como la capacidad de sintetizarla se reduce con la edad, no parece mala idea que las mujeres mayores de cincuenta lo tomen también.

Los complementos de vitamina D en las dosis recomendadas —de 800 a 1,000 UI al día— son muy seguros (por lo que parece, 400 UI al día resultan ineficaces para mejorar la salud, así que no te molestes en tomar dosis más bajas). Una dosis de 800 UI incrementa los niveles en sangre en unos 10 puntos aproximadamente. Con esas dosis no existe riesgo de toxicidad, así que las mujeres harían mejor en ponerse protección solar en la piel y tomar un complemento. En el mercado encontrarás, bien de vitamina D3 (a base de lanolina expuesta a luz ultravioleta), bien de vitamina D2 (a base de levadura expuesta a luz ultravioleta). El hígado sintetizará ambas en calcitriol, así que no importa cuál de las dos tomes y no hace falta que te molestes en averiguar de dónde procede tu vitamina B. Muchos médicos recomiendan un suplemento diario de vitamina D para las mujeres en riesgo de osteoporosis. No se recomienda medir los niveles de vitamina D de manera regular; solo sirven para verificar que estás obteniendo la necesaria a través de la exposición al sol, la dieta y los suplementos si los necesitas. En cambio, los análisis sí están indicados para las mujeres con osteoporosis.

Medicaciones para reducir la pérdida ósea

En Estados Unidos, las mujeres que han sufrido una fractura por fragilidad, que tienen osteoporosis diagnosticada con una prueba DMO (una puntuación T de -2.5) o corren riesgo de fractura según la calculadora FRAX son candidatas a terapia. En Canadá, la terapia médica se recomienda a mujeres de sesenta y cinco años en adelante con un DMO de -2 o inferior. Hay muchos factores que concurren en la decisión de iniciar o no una terapia médica para la osteoporosis y una discusión a fondo sobre el tema sobrepasa el alcance de este libro. El objetivo es ofrecer una información básica para que las mujeres estén en posición de defender mejor sus intereses. Antes de iniciar un tratamiento, es importante que las mujeres traten de maximizar las opciones no médicas que hemos comentado anteriormente, como dejar de fumar, reducir el consumo de alcohol y asegurarse unos niveles adecuados de calcio y vitamina D, así como ejercicios de equilibrio y de soporte de peso.

El estrógeno de la terapia hormonal de la menopausia (THM) es muy eficaz para la prevención de la pérdida ósea relacionada con la menopausia. Según el estudio Iniciativa para la salud de las Mujeres (WHI, por las siglas en inglés), los estrógenos conjugados equinos (ECE) más la progestina del acetato de medroxiprogesterona reducen un 34 por ciento el riesgo de fractura de cadera y columna vertebral. Sabemos que los estrógenos orales y transdérmicos son igualmente efectivos. La combinación ECE/bazedoxifeno (estrógeno más un modulador selectivo del receptor de estrógeno) también es eficaz para la prevención de la osteoporosis. (Ver capítulos 17 y 18 para saber más de estas medicaciones). Cuando dejen de tomar estrógeno, las mujeres experimentarán ese periodo de pérdida del hueso acelerada que es característico de la transición a la menopausia, así que la THM sencillamente lo aplaza, y luego la masa ósea seguirá bajando al ritmo más acelerado de la posmenopausia. No existe un protocolo de densidad ósea específica por debajo de la cual se aconseje el estrógeno para prevenir la osteoporosis, pero se deberían comentar el historial familiar y otros factores de riesgo para decidir si merece la pena recurrir a la THM.

El raloxifeno es un modulador selectivo del receptor de estrógeno, es decir, actúa como el estrógeno en algunos tejidos pero no en otros y reduce la fractura de columna pero no de cadera. También reduce el riesgo de cáncer de mama. Los efectos secundarios incluyen un empeoramiento de los sofocos y un mayor riesgo de coágulos. Hay medicamentos más eficaces para prevenir fracturas, así que solo se tomará en consideración, por lo general, en el caso de mujeres que presenten un riesgo bajo de coágulos, que no puedan recurrir a otras opciones o que sufran osteoporosis junto con un riesgo alto de cáncer de mama.

La medicación principal para la prevención y el tratamiento de la osteoporosis es un grupo de fármacos llamados bisfosfonatos. Estos medicamentos inhiben la acción de unas células llamadas osteoclastos, que rompen el hueso en el proceso de modelación. Se pueden tomar oralmente a diario, cada semana, cada mes o vía intravenosa cada tres meses e incluso una vez al año, dependiendo de la presentación.

Los bisfosfonatos son muy eficaces para prevenir la fractura de cadera y de columna en las mujeres con osteoporosis y varios han sido aprobados para el tratamiento de esta enfermedad. Estos fármacos están llenos de matices; por lo general se administran hasta cinco años y luego se evalúa la necesidad de continuar.

El uso de bisfosfonatos surgió tras la publicación del estudio Iniciativa para la Salud de las Mujeres (WHI, por las siglas en inglés, ver capítulo 17), cuando cundió el miedo a los estrógenos. A continuación se publicó información sobre los infrecuentes efectos secundarios de los bisfosfonatos, incluida osteonecrosis de la mandícula (a grandes rasgos, la muerte del hueso de la mandíbula) y fracturas atípicas (no atribuibles a la osteoporosis). Tras eso, los bisfosfonatos experimentaron su propio momento WHI en la prensa y, como cabía esperar, su uso cayó en picada. La osteonecrosis de la mandíbula es una complicación horrible cuyo riesgo se sitúa entre 1/10,000 y 1/100,000 pacientes tratadas al año. En cambio, el riesgo de ceguera en los medicamentos para la disfunción eréctil (inhibidores de la fosfodiesterasa) es de 3/100,000 al año y todavía no he visto ningún titular hablando de esa complicación. La manera que tiene la sociedad de exagerar complicaciones muy poco habituales de terapias que son vitales para las mujeres al mismo tiempo que pasa por alto otros efectos cuando se trata de ensalzar la gloria del pene es agotadora y perjudica a las mujeres. Las extrañas complicaciones de los bisfosfonatos son más habituales entre mujeres que han recibido dosis altas, en particular si se administran por vía intravenosa, como les sucede a las pacientes sometidas a quimioterapia para el cáncer.

Una mala salud oral y abundantes intervenciones dentales también son factores de riesgo.

La osteoporosis femenina en las mujeres menopáusicas no es «solo» cosa de la menopausia

Es importante no culpar de todo a la menopausia. Casi el 50 por ciento de las mujeres que han dejado atrás la menopausia y sufren de osteoporosis descubrirán algún otro problema que está contribuyendo a la enfermedad, como deficiencia de vitamina D, incapacidad de absorber macro y micronutrientes de la dieta (como después de una cirugía bariátrica o por la enfermedad celiaca, que es intolerancia al gluten), problemas de tiroides, glándulas paratiroides hiperactivas y enfermedad de Cushing.

EN RESUMIDAS CUENTAS

- Todas las mujeres deberían conocer sus factores de riesgo en relación a la osteoporosis, incluidas aquellas que aún ven lejos la transición a la menopausia.
- Las mujeres que están entrando en la transición menopáusica deberían calcular su riesgo de osteoporosis; OST y FRAX son dos herramientas adecuadas.
- Todas las mujeres de sesenta y cinco años en adelante deberían someterse a un cribado de osteoporosis, pero algunas más jóvenes podrían necesitarlo también.
- Los complementos de calcio y de vitamina D son útiles cuando las mujeres no son capaces de extraer la cantidad diaria recomendada de la dieta y la exposición al sol.
- El estrógeno y los bisfosfonatos son medicamentos para prevenir la osteoporosis.

Capítulo 12

Tu cerebro y la menopausia: dificultad de concentración, depresión y demencia

Muchas mujeres dicen experimentar dificultades de concentración o de memoria durante la transición a la menopausia y algunas desarrollan depresión. De igual modo, algunos de los cambios que pueden desembocar en demencia o enfermedad de Alzheimer podrían desencadenarse en esta época.

Si bien es importante apoyarse en la ciencia para todo lo que afecta a la menopausia, la salud mental es quizá el ejemplo más claro de la importancia de basarse en hechos comprobados. Sucede así porque muchos de los relatos culturales más perjudiciales asocian la competencia de una mujer a sus hormonas. Se nos acusa de estar sometidas a los caprichos hormonales antes de cada regla, durante la regla, durante el embarazo y después de tener un hijo. ¿Y qué pasa cuando por fin nos libramos de esas hormonas supuestamente tóxicas? Pues que nuestros cerebros, por lo visto, no funcionan con normalidad. Juzgar a las mujeres a partir de sus hormonas es el ataque *ad hominem* definitivo, o quizá deberíamos hablar de ataque *ad feminam*, y precisamente en esa aniquilación moral se sustenta todo el patriarcado.

Dejando al margen lo denigrante de este tipo de suposiciones, las frases hechas sobre las mujeres y el efecto de las hormonas en sus cerebros son destructivas de muchas maneras distintas. Cuando todo el mundo da por supuesto que las mujeres pierden capacidades con la edad, informar de los síntomas que nos inquietan no parece tan urgente, así que las mujeres tienden a sufrir en silencio, pensando que sus síntomas son normales. Las enfermedades que afectan al cerebro ya están suficiente e injustamente estigmatizas de por sí en muchas culturas y países. Súmale la vergüenza de poseer un cerebro sometido al capricho hormonal y el desdén social que existe hacia el sexo femenino, y parece un milagro que alguna mujer mayor de cuarenta esté dispuesta a comentar dudas relativas a su salud cerebral.

Estos prejuicios inducen también a los proveedores de atención médica a rechazar las inquietudes de las mujeres que demandan ser atendidas. Si todo el mundo sabe que las mujeres se vuelven menos competentes con la edad y que además son unas histéricas hipocondriacas, no puede ser tan urgente escuchar sus inquietudes.

Por fortuna, a lo largo de los últimos veinte años se han llevado a cabo excelentes estudios sobre salud cerebral femenina durante la menopausia y ahora podemos basarnos en datos objetivos en vez de apoyarnos en perniciosos clichés y estereotipos.

El cerebro y las hormonas: información básica

El estrógeno posee una gran influencia en el cerebro, tanto el que fabrican los ovarios (estradiol ante todo) como el que produce el cerebro localmente. El estrógeno está implicado en las funciones cerebrales de maneras diversas y complejas. Por ejemplo, incrementa la irrigación sanguínea del cerebro, acelera el metabolismo cerebral (la agilidad con que el cerebro recibe y emplea sustancias químicas y nutrientes) y mejora su conectividad (la comunicación y coordinación entre las distintas regiones cerebrales). El estrógeno contribuye incluso a eliminar los depósitos de beta amiloide (proteínas que tienen un papel importante en el desarrollo del Alzheimer).

El estrógeno estimula también la actividad de la serotonina, un importante neurotransmisor implicado en el estado de ánimo y la señalización requerida para algunos aspectos de la memoria y la función ejecutiva. Esta función es la combinación de memoria, pensamiento flexible y autocontrol que nos permite organizar y emplear la información para alcanzar objetivos. Yo defino la función ejecutiva como la capacidad de la mente para priorizar y concentrarse en las tareas. El estrógeno está directamente relacionado con el papel del cerebro en la reproducción; por ejemplo, forma parte de la señalización hormonal que ordena al cerebro poner en marcha la ovulación (capítulo 3) y regular la temperatura para optimizar la implantación (capítulo 9).

Eso no significa que el cerebro femenino sea incapaz de funcionar sin estrógeno. Las niñas tienen cerebros increíbles y muy capaces antes de entrar en la pubertad y muchas mujeres que nunca han tomado estrógeno siguen alcanzando grandes logros cuando dejan de menstruar.

Al fin y al cabo, nuestras antepasadas se las arreglaban muy bien para encontrar comida y agua en tiempos de escasez a pesar de sus cerebros bajos en estrógeno, probablemente recurriendo a sus recuerdos de hambrunas o sequías anteriores o quizá de lo que sus propias madres les habían enseñado sobre recolección en tiempos difíciles.

Es posible que la escasez de estrógeno en un cerebro acostumbrado a disponer de niveles muy altos de esta hormona unida al desbarajuste hormonal de la transición a la menopausia provoquen síntomas en algunas mujeres, tal vez por algún riesgo genético latente o por algún otro factor genético que las hace más vulnerables.

Si bien el estrógeno es importante, solo es una pieza del rompecabezas. En la menopausia se producen otros cambios capaces en potencia de alterar la función cerebral. Por ejemplo, el aumento de los niveles de hormona foliculoestimulante (FSH) o la inflamación causada por un incremento de la grasa visceral (ver capítulo 7).

El cerebro femenino posee, asimismo, una plasticidad única (la habilidad de cambiar o reprogramarse a partir de señales hormonales). Por esta capacidad se refuerza el vínculo con el recién nacido y las madres permanecen tan atentas a las necesidades del bebé. Por ejemplo, son capaces de detectar cambios sutiles en el llanto o en las expresiones faciales del infante y actuar en consecuencia. Los cambios hormonales que propicia el parto readaptan numerosas funciones a esa nueva tarea, más importante que ninguna otra: la supervivencia del recién nacido. Por eso tantas madres se sienten como si tuvieran «cerebro de bebé», y no se equivocan. No han perdido capacidades, sino que el cerebro ha transformado sus recursos con el fin de estar hiperconcentrado en una tarea muy concreta y evolutivamente crucial: garantizar la supervivencia de su hijo. Teniendo en cuenta el enorme despliegue de recursos que requiere el embarazo y la extrema vulnerabilidad del producto final (el recién nacido), es un uso muy lógico de la función cerebral.

La capacidad de respuesta del cerebro femenino a los cambios hormonales y su habilidad para reprogramarse en función de las hormonas liberadas deben de ser las razones, en parte, de que las mujeres sean más propensas a la depresión que los hombres y podría explicar la depresión y los cambios de humor asociados a fluctuaciones hormonales (por ejemplo, el trastorno disfórico premenstrual, o TDPM, y la depresión posparto). Esa facilidad para reprogramarse en función de las hormonas liberadas también podría explicar algunas de las transformaciones que experimentan las mujeres durante la transición a la menopausia.

Niebla mental

Tal como les pasa a muchas mujeres, en cuanto olvido dónde he dejado las llaves del coche o se me pasa una reunión, me preocupo por si el cerebro empieza a fallarme. Seguro que es el comienzo de un rápido declive y dentro de nada estaré sacándome pañuelos de papel olvidados de la manga y del brasier. Alrededor de dos tercios de las mujeres afirman haber tenido esas mismas dificultades cognitivas durante la transición menopáusica, entendidas como problemas de memoria leves o despistes. La gente a menudo se refiere a ello como «niebla mental», que podría manifestarse en problemas para recordar dónde has dejado las llaves, dificultad para recordar una palabra o incapacidad para concentrarte en una tarea. Numerosos estudios han abordado este fenómeno. Por ejemplo, durante el Estudio Nacional de la Salud Femenina (SWAN) las participantes fueron sometidas a un seguimiento prospectivo —una manera ideal de detectar los cambios según se van produciendo— a lo largo de varios años durante los cuales llevaron a cabo pruebas cognitivas y memorísticas. Descubrieron que la velocidad a la cual las mujeres procesaban la información disminuía con el tiempo, así como algo llamado memoria episódica verbal, que es la capacidad de recordar una lista de palabras o una historia. Eran cambios sutiles que no alteraban la vida de la persona ni le impedían funcionar con normalidad; de hecho, los investigadores lo resumieron como un impacto en la habilidad de adquirir nueva información.

Otro grupo de investigadores comparó a mujeres de cuarenta y cinco a cincuenta y cinco años con hombres de la misma edad y descubrió que las mujeres ejecutaban mejor que los hombres las tareas de memoria antes de la menopausia. Sin embargo, la ventaja se tornaba menos evidente durante la transición y después. Esto último me parece lo bastante importante como para insistir en ello. Sí, hay un cambio transitorio, pero aun existiendo ese cambio las mujeres superaban en memoria a los hombres.

(Incluye también este mantra en tu terapia cognitiva conductual contra los sofocos).

Los cambios en la función del cerebro que aparecen durante la transición a la menopausia son transitorios y desaparecen una vez que esta etapa ha finalizado. Se trata de un dato importante que espero normalice la experiencia y ayude a las mujeres a vivir con tranquilidad lo que les está pasando. Puede haber una pausa en el aprendizaje y, en muchos sentidos, la transición menopáusica se puede asemejar a una ralentización, pero no es un signo temprano de deterioro mental. Tal vez una buena analogía del desbarajuste hormonal que se produce durante la transición sea compararlo con la descarga de un nuevo programa en la computadora. Mientras tiene lugar la descarga (la transición a la menopausia) todo funciona más despacio. Una vez que ha finalizado, puede que se produzca alguna que otra falla técnica antes de que las cosas se normalicen y el nuevo programa se asiente. Al fin y al cabo, tanto los códigos computacionales como las hormonas son formas de lenguaje.

¿Y qué hay de los sofocos y las sudoraciones nocturnas? ¿Podrían estas situaciones provocar problemas de memoria? La intuición nos dice que sí, pero si acudimos a los datos del SWAN, descubriremos que no existe un vínculo entre esas experiencias y la memoria o el procesamiento de la información en el cerebro. La depresión, la ansiedad y los trastornos del sueño sin duda influyen en el funcionamiento cerebral. Así pues, si una mujer experimenta problemas como esos durante la transición menopáusica, dichas circunstancias podrían interferir en sus funciones cerebrales, pero no serían atribuibles a la transición en sí, sino a la depresión y la ansiedad.

¿Y por qué algunas mujeres afirman haber perdido agudeza mental tras la transición menopáusica? Para responder a esta pregunta, los investigadores efectuaron pruebas de memoria y cognición a lo largo del tiempo: antes, durante y después de la transición menopáusica. Descubrieron que la función cognitiva cambia, pero no tanto por la menopausia como por la edad. Recuerda, una mujer cuya transición comienza a los cuarenta y siete y termina a los cincuenta y tres ha envejecido seis años.

Algunas mujeres tienen la sensación de que su cerebro funciona peor de lo que indican las pruebas cuando las ejecutan o quizá su experiencia vital no concuerde con lo que están leyendo en este libro ahora mismo: que los cambios cognitivos relacionados con la menopausia acostumbran a ser mínimos y temporales. Los estudios nos dicen que las mujeres sometidas a estrés, que sufren depresión o ansiedad, o tienen otros problemas de salud, no duermen bien y/o experimentan síntomas vasomotores, tienden a mostrarse más negativas respecto a su competencia cognitiva. Los síntomas vasomotores pueden incluso predisponer el cerebro a ser más receptivo a las experiencias negativas. Es la relación cuerpo-mente en acción.

Muchas mujeres de mediana edad están sometidas a increíbles niveles de estrés, por cuanto nosotras acostumbramos a soportar mayores cargas financieras que son fruto de las desigualdades de género. Por ejemplo, a las mujeres se les paga menos que a los hombres por el mismo trabajo, las funciones de cuidado sin retribución acostumbran a recaer sobre ellas y, en épocas de crisis, tienen más probabilidades de perder el trabajo. Como el estrés, en particular el financiero, podría tener un papel importante en muchos problemas de salud, debemos retroceder un paso y mirar la presión a la que están sometidas muy especialmente las mujeres por parte de la sociedad.

Le pregunté a mi pareja, que tiene dieciocho meses más que yo, a qué le echaba la culpa cuando perdía las llaves del coche. Se rio y me dijo: «Pues a la edad y al estrés, claro». ¿Por qué iba nadie a culpar a la menopausia?, se preguntó. Fue interesante contemplar la libertad que te proporciona no llevar sobre los hombros toda una vida de mensajes tóxicos sobre tu propio cuerpo. También sé que estoy con un auténtico feminista, porque de inmediato rechazó la hipótesis de que la menopausia pueda restar competencia a las mujeres.

Nuestras ideas sobre la menopausia parecen un ejercicio de retórica sobre la supuesta ineptitud de las mujeres mayores. La sociedad me había inducido hasta tal punto a creer que la falta de hormonas afecta la memoria y al funcionamiento cerebral, que ni me había planteado que seguramente no estaba perdiendo las llaves del coche más de lo habitual; al fin y al cabo, el orden nunca ha sido mi fuerte. Solo cuando leí los estudios sobre lo que se considera normal y comparé mis experiencias con las de un hombre de edad parecida fui capaz de ver mis prejuicios con claridad y me sentí aliviada.

¿Qué debería hacer una mujer cuando tiene la sensación de que podría estar experimentando cambios cognitivos o sufriendo problemas de memoria?

- **TRANQUILIZARSE:** los cambios temporales de memoria, atención y la sensación de niebla mental son síntomas típicos de la transición menopáusica y, por más que den miedo, no son motivo de alarma. No deben considerarse una señal de que vamos de cabeza a un precipicio memorístico. La demencia en la mediana edad es poco frecuente entre mujeres que no están en riesgo genético de desarrollar una enfermedad de Alzheimer precoz.

- **PEDIR UN CRIBADO PARA DESCARTAR DEPRESIÓN, ANSIEDAD Y TRASTORNOS DEL SUEÑO:** estas tres afecciones interfieren en la competencia cognitiva y, si se tratan, la memoria suele mejorar.
- **PEDIR UNA REVISIÓN GENERAL:** para descartar otras enfermedades asociadas con los problemas de memoria o la sensación de niebla mental. Algunas afecciones a tener en cuenta son la apnea del sueño, las enfermedades de la tiroides y la diabetes. Algunos medicamentos provocan aturdimiento o afectan a la memoria, así que habría que revisarlos también.
- **EJERCICIO:** el objetivo serían 150 minutos semanales de actividad moderada. Ya sé que me repito, pero el ejercicio es una de las mejores medidas que una mujer puede adoptar para la salud de su cerebro.
- **PLANTEARSE SI TIENE ESTRÉS:** ponerle remedio no es fácil, pero un psicólogo puede ayudarte a reencauzar los estresores vitales, darte apoyo y proporcionarte estrategias para sobrellevarlo. Por mi consulta pasan muchas mujeres que subestiman la cantidad de estrés al que están sometidas.
- **PRUEBAS FORMALES DE MEMORIA:** se conocen como pruebas neuropsiquiátricas y solo están indicadas cuando la memoria y otros aspectos cognitivos empeoran sin motivo o interfieren en la vida de la mujer. Las que se encuentran en riesgo genético de sufrir Alzheimer precoz deberían ser derivadas a la menor muestra de inquietud por sus capacidades cognitivas.

¿Y qué hay de la terapia hormonal para la menopausia? No contamos con datos que demuestren que la THM mejore este declive cognitivo temporal. Si los sofocos o la depresión mejoran con la hormonas, es posible que ejerza un impacto indirecto en los problemas de memoria transitorios. Se debería recordar a las mujeres que si esos cambios cognitivos pasajeros no mejoran con la THM incrementar la dosis de estrógenos no servirá para nada.

Depresión y menopausia

La depresión es algo más que estar triste. Es un problema médico asociado con una tristeza que no desaparece, desesperanza, bajos niveles de energía y poco interés en actividades que antes nos procuraban placer. La depresión puede afectar a las emociones, los pensamientos, la conducta, el sueño, el apetito, la capacidad cognitiva y la salud física. La transición menopáusica se asocia con un riesgo más alto de depresión; dependiendo del estudio, el riesgo de padecer depresión en esta fase puede ser del 19 al 36 por ciento. Las razones son complejas y parece ser que el caos hormonal contribuye a que la depresión emerja en las mujeres en riesgo. Por lo general el cerebro es capaz de compensar la infinidad de cambios hormonales que se producen con la transición a la menopausia y los bajos niveles de estrógeno tras el final de la menstruación, pero algunas mujeres podrían tener menos capacidad para adaptarse a las transformaciones del entorno hormonal.

No debe sorprendernos que la depresión se asocie con la menopausia; las mujeres presentan tasas más altas de depresión en comparación con los hombres y los cambios hormonales pueden promover su emergencia; por ejemplo, el trastorno disfórico premenstrual (la forma más extrema de síndrome premenstrual) y la depresión pospatro. Las mujeres que entran en la menopausia antes de los cuarenta y cinco, especialmente aquellas que sufren insuficiencia ovárica primaria (ver capítulo 6), presentan tasas más alta de depresión que las mujeres cuya menstruación final llega mucho más tarde. Por lo que parece, cuanto más dura la exposición de una mujer al estrógeno de sus ovarios, menores son las posibilidades de que surja una depresión asociada con la transición a la menopausia. Una estimación sugiere una reducción del 5 por ciento en el riesgo de sufrir depresión severa por cada dos años de retraso en la menopausia. Esto no debería interpretarse como la existencia de una relación de causa y efecto entre las depresión y los niveles de estrógeno —de hecho, los estudios no vinculan los niveles de esta hormona con la enfermedad—, aunque es interesante saber que cierto estudio asocia unos niveles altos de testosterona con mayor peligro de depresión.

La depresión que se manifiesta durante la transición menopáusica se debe seguramente a una combinación de desbarajuste hormonal, tiempo de exposición a los estrógenos a lo largo de la vida, genética, estado de salud y condicionantes sociales de la salud. Cuantos más factores se sumen, mayor será el riesgo. Algunos factores específicos que han sido identificados incluyen los siguientes:

- **EXPERIENCIAS ADVERSAS EN LA INFANCIA O EAI:** las experiencias negativas en la infancia como abuso emocional, caos familiar provocado por un divorcio o inseguridad alimentaria, afectan a la estructura y a las funciones cerebrales. Las regiones afectadas son el hipocampo y la corteza prefrontal, que también son las áreas más influidas por el estrógeno e implicadas en la memoria. Las mujeres que han experimentado dos o más ACE son más propensas a sufrir depresión relacionada con la menopausia.
- **EMOCIONES:** las mujeres que afrontan la vejez y la menopausia con una actitud negativa y las que experimentan más emociones negativas en general (como preocupación, pesimismo e ideas ansiosas) corren más riesgo de depresión. Eso no significa que las emociones y los pensamientos provoquen la depresión, sino que se ha detectado una relación en los estudios.
- **SUEÑO INSUFICIENTE:** las dificultades para dormir son síntoma de depresión y la falta de sueño tiende a empeorarla.
- **ESCASO APOYO SOCIAL:** ser infeliz en el matrimonio, estar soltera y tener pocos amigos íntimos o familia. Las relaciones sociales protegen el cerebro tanto como los estrógenos.

- **FUMAR:** el mecanismo se desconoce, pero sin duda existe una relación.
- **CONDICIONANTES SOCIALES DE LA SALUD:** como dificultades financieras y estrés.
- **GRASA VISCERAL:** no sabemos si es la causa o la consecuencia, es decir: ¿contribuyen la inflamación o los cambios hormonales propiciados por la grasa metabólicamente activa a la depresión o son los cambios provocados por la depresión, como los altos niveles de cortisol, lo que incrementa el riesgo de grasa visceral?

¿Y con qué no parece estar asociada la depresión? Por sorprendente que sea, con los sofocos.

Algunas mirarán esta lista y pensarán: «Vaya». Y es verdad que muchos de esos factores no se pueden cambiar, pero en el caso de las mujeres que todavía no hayan iniciado la transición a la menopausia podría haber oportunidades de apuntalar las defensas del cerebro contra la depresión, como trabajar el problema del sueño, dejar de fumar o forjar nuevas amistades. Sucede a menudo que los círculos sociales de las mujeres se van reduciendo alrededor de los cuarenta años por diversas razones: traslados, nuevas relaciones, rupturas o divorcios, niños y la vida en general, por nombrar solo unos cuantos.

Las mujeres deberían someterse a un cribado anual para la depresión. Una herramienta útil es el PHQ-2 (en el que PHQ responde a las siglas en inglés de Cuestionario de Salud del Paciente), que consta tan solo de dos preguntas: en las últimas dos semanas, con qué frecuencia en una escala del 1 al 4 (en la que 0 = nada en absoluto, 1 = varios días, 2 = más de la mitad de los días y 3 = casi cada día):

- ¿has experimentado poco interés o placer al realizar actividades cotidianas
- ¿te has sentido desanimada, deprimida o desesperanzada?

Si el resultado suma 3 o más, estaría indicada una evaluación de depresión.

Una explicación detallada del tratamiento de la depresión sobrepasa el alcance de este libro. Muchas mujeres con depresión leve mejoran con una psicoterapia, ya sean sesiones con un psicólogo u otro tipo de psicoterapeuta, o con una terapia cognitiva conductual (TCC). La depresión de moderada a severa requiere por lo general medicamentos antidepresivos además de la psicoterapia. El estradiol de la terapia hormonal para la menopausia puede ser eficaz para tratar la depresión de leve a moderada que aparece al comienzo de la transición menopáusica. En esta primera fase parece haber una ventana de oportunidad para recurrir a la ayuda del estradiol, pues hacia el final de la transición menopáusica y tras el fin de la menstruación el estrógeno ya no posee poder antidepresivo.

Demencia y Alzheimer

Las mujeres corren un riesgo más alto que los hombres de desarrollar demencia y enfermedad de Alzheimer (un tipo de demencia) y en el caso de las mujeres a menudo se manifiestan antes. Entre las mujeres que alcanzan la menopausia más tarde (exposición más larga al estrógeno), el riesgo de demencia es menor y las que entran en la menopausia antes de los cuarenta y cinco corren un riesgo mayor. Teniendo esta información presente, es lógico preguntarse qué relación hay entre la demencia y la menopausia y si la THM puede reducir el riesgo.

Muchos factores no relacionados con el estrógeno incrementan el riesgo de una mujer de sufrir demencia y enfermedad de Alzheimer. Por ejemplo, la dieta (ver capítulo 21), la falta de ejercicio, fumar, la presión alta y la diabetes (las dos últimas afectan negativamente a los vasos sanguíneos porque reducen el flujo de sangre al cerebro). La genética también incrementa el riesgo de enfermedad de Alzheimer, en particular un gen llamado APOE4, que parece agravar el peligro en las mujeres más incluso que en los hombres. El gen APOE aporta instrucciones para fabricar una proteína llamada apolipoproteína E. Existen muchas versiones del gen APOE, y las personas que heredan la versión APOE4 corren más riesgo de desarrollar Alzheimer. Además, parece haber algún tipo de interacción entre el APOE4 y el estrógeno, que incrementa la vulnerabilidad de las mujeres jóvenes al Alzheimer durante los primeros años de posmenopausia.

Muchas mujeres se preguntan si la THM sirve para prevenir la demencia y el Alzheimer. Los datos nos dicen que empezar una THM más allá de los sesenta años o más de diez años después del final de la menstruación puede incrementar el riesgo de ambas enfermedades. Las mujeres que parten con una función cognitiva inferior son especialmente vulnerables al riesgo de demencia asociado a la THM.

Entre las mujeres jóvenes, los datos son un poco más complejos. Muchos investigadores se plantean si existe una ventana crítica durante la transición a la menopausia o muy al comienzo de la posmenopausia en que el estrógeno presente en la THM pueda resultar útil para prevenir la demencia. Se llevaron a cabo dos estudios —el ensayo KRONOS de prevención temprana y el ensayo KEEPS— con mujeres cuya menstruación final se hubiera producido menos de tres años atrás, de las que se recogieron datos durante cuatro años para evaluar el impacto de los estrógenos conjugados de origen equino (ECE) por vía oral o del estradiol transdérmico en la función cognitiva. Ninguno de los dos estudios mostró mejoras a corto plazo pero, como los cambios que provocan la demencia y el Alzheimer empiezan en el cerebro mucho antes de que se manifiesten signos físicos mesurables, los investigadores se plantearon si las neuroimágenes mostrarían pistas precoces.

Varios años después de que terminara el ensayo KEEPS, los científicos volvieron a convocar a las mujeres para reevaluar sus cerebros. A la sazón, los escáneres de las mujeres a las que se les había administrado ECE revelaron algunos cambios negativos en los vasos sanguíneos en comparación con el grupo placebo, mientras que las mujeres que habían usado estradiol transdérmico mostraban menos efectos, pero no se apreciaron variaciones en el desempeño de las pruebas de función cognitiva. Desconocemos el efecto en los vasos sanguíneos que podría traducirse a la larga en mayor riesgo de demencia o si fue un hallazgo espurio.

En el mismo estudio, los investigadores usaron las tomografías para buscar placas amiloides en el cerebro de las mujeres, una proteína relacionada con la enfermedad de Alzheimer que aparece en los escáneres cerebrales años antes de que haya síntomas. Descubrieron que las mujeres que contaban con el gen APOE4 y estaban usando estradiol transdérmico mostraban una reducción en los depósitos de placas amiloides, un efecto que no aparecía en las mujeres que no eran portadoras del APOE4. No sabemos si el estrógeno de administración temprana reduce las placas en todas las mujeres, si las portadoras del APOE4 eran particularmente sensibles al estrógeno o si hay otra explicación.

En la actualidad carecemos de pruebas para afirmar que la THM reduzca el riesgo de enfermedad de Alzheimer o demencia en las mujeres con un riesgo medio. Sí hay pruebas de que dejar de fumar, una dieta saludable y hacer ejercicio con regularidad puede ayudar; de hecho, el 50 por ciento del riesgo de sufrir Alzheimer guarda relación con estos factores, que son modificables en potencia. También quedan algunas preguntas por responder en relación a los efectos potencialmente negativos del estrógeno en los vasos sanguíneos del cerebro a largo plazo. En este sentido, las modificaciones apreciadas en los escáneres cerebrales fueron más pronunciados con los ECE frente al estradiol transdérmico, lo que eleva la posibilidad de que los cambios puedan guardar relación con un incremento de coágulos en los vasos sanguíneos (los estrógenos orales afectan a la coagulación de la sangre mientras que los transdérmicos, no, ver capítulos 17 y 18). Sin duda, hace falta más investigación en este aspecto. Si las mujeres portadoras del gen APOE4 deberían plantearse una terapia de estradiol para la salud cerebral de la menopausia en adelante sobrepasa el alcance de esta obra, y las mujeres en riesgo genético de desarrollar Alzheimer precoz deberían ponerse en manos de médicos especialistas en este ámbito.

EN RESUMIDAS CUENTAS

- El estrógeno posee influencia en numerosos aspectos de la salud y el funcionamiento cerebral, pero a partir de la menopausia el cerebro parece adaptarse al nuevo entorno hormonal.
- El tumulto hormonal de la transición menopáusica puede provocar alteraciones cognitivas temporales; hay factores que acrecientan la sensación de que estos cambios son más preocupantes de lo que revelan las pruebas objetivas.
- La depresión se puede manifestar durante la transición a la menopausia, seguramente a causa de una vulnerabilidad latente combinada con variaciones de los niveles hormonales.
- Las mujeres con formas leves de depresión podrían beneficiarse del estrógeno presente en la THM.
- La demencia y la enfermedad de Alzheimer son más frecuentes en las mujeres que en los hombres; iniciar una THM para proteger el cerebro no está indicado en la mayoría de los casos, porque todavía quedan demasiadas preguntas por responder.

Capítulo 13

La vagina y la vulva: Síndrome genitourinario de la menopausia y terapias

Los cambios que experimentan la vulva y la vagina a raíz de la menopausia se conocían anteriormente con el nombre de «atrofia vaginal», pero ahora usamos el término «síndrome genitourinario de la menopausia» (SGM). Si bien es verdad que los tejidos vaginales se atrofian, es decir, adelgazan y tienden a retraerse, el antiguo término planteaba algunos problemas. En primer lugar, la vagina solo es una de las estructuras afectadas. La vejiga, la uretra, el clítoris y la vulva también experimentan alteraciones asociadas con los niveles inferiores de estrógeno. En segundo lugar, la palabra «atrofia» es sinónimo de «merma». Las mujeres ya tienen que soportar suficiente menosprecio social al envejecer, así que un término que describe la vagina como algo mustio y decrépito resulta inaceptable.

El síndrome genitourinario de la menopausia (SGM) no es un acrónimo demasiado atractivo, pero abarca más elementos y recuerda a todo el mundo —mujeres y proveedores de atención médica por igual— el alcance potencial del problema. En este capítulo abordaremos las afecciones médicas relacionadas con la vagina y la vulva; para más información sobre la vejiga y la uretra, consulta el capítulo 14.

El síndrome genitourinario de la menopausia es muy frecuente; hasta un 15 por ciento de las mujeres declaran sufrir sus efectos durante la transición a la menopausia y, a la larga, hasta el 80 por ciento experimentarán algún tipo de síntoma. Abundan las mujeres que no reciben el tratamiento que necesitan para el SGM. Algunas no atribuyen los síntomas a la menopausia, otras piensan que no hay tratamientos seguros, muchas ven desdeñados sus síntomas y algunas no se sienten lo bastante cómodas como para comentar inquietudes de índole sexual.

Las mujeres que más sufren los síntomas del SGM se sitúan en un rango de edad que abarca de los cuarenta y cinco a los sesenta y cuatro años, pero no sabemos si los síntomas realmente se reducen con el tiempo, si las mujeres dejan de buscar atención médica porque se han sentido desdeñadas o ignoradas demasiadas veces o si la falta de pareja sexual o algún otro problema de salud desemboca en un cambio de prioridades.

La vulva y la vagina: curso introductorio

Vamos a empezar con una breve introducción a la fisiología de la vulva y a la vagina (si alguien necesita información más exhaustiva, debería echar un vistazo a mi libro *La biblia de la vagina*). Llamamos vagina a la zona interior; se trata de un canal fibromuscular forrado de mucosa (piel especializada). Conecta el útero con la vulva, que es la zona exterior. Dicho de otro modo, la parte de piel que toca la ropa es la vulva. Esta incluye todo lo que hay desde el monte de Venus (debajo del hueso púbico) hasta justo delante del ano (ver figura 12). La zona donde la vagina y la vulva se encuentran con la abertura se conoce como vestíbulo.

Los labios menores, que son los interiores, varían de tamaño de una mujer a otra; en el 50 por ciento de las mujeres asoman por debajo de los labios mayores y eso es normal.

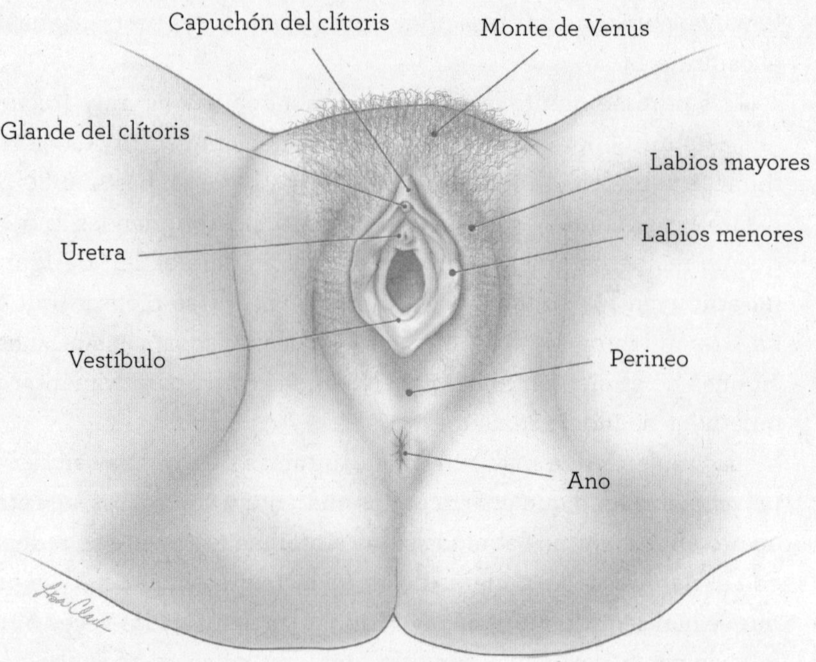

Figura 12: Vulva.

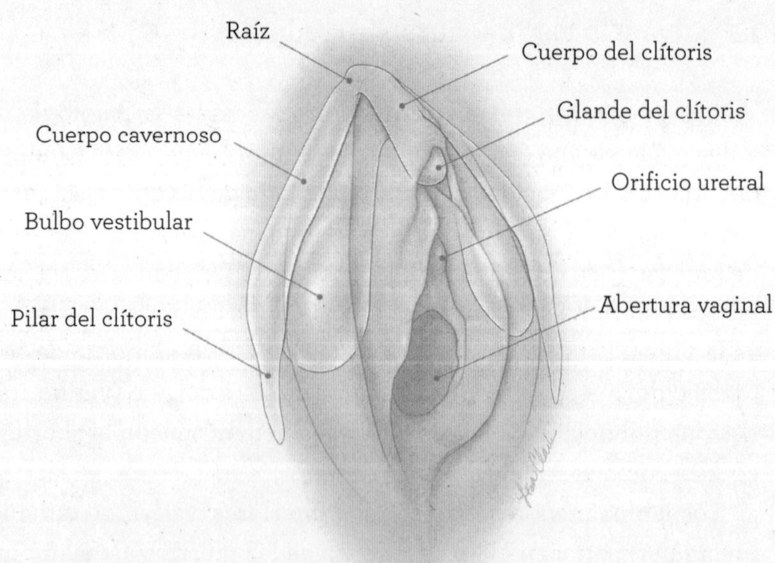

Figura 13: Clítoris.

Los labios menores poseen una pequeña cantidad de grasa y en ocasiones cuentan con tejido eréctil. También tienen abundantes terminaciones nerviosas especializadas. Los labios menores se dividen cerca del glande, la parte visible del clítoris, cuya parte superior se une al prepucio mientras que la inferior se funde con el frenillo, que es muy sensible y se fusiona con la zona inferior del glande. Gracias a sus terminaciones nerviosas especializadas y a las conexiones con el glande del clítoris, estirar y presionar los labios menores puede resultar muy estimulante para muchas mujeres.

La parte exterior del glande es relativamente pequeña (a algunas personas les recuerda a una alubia o a una pequeña golosina) y está parcialmente cubierta por piel denominada prepucio. La totalidad del clítoris es mucho más grande —el glande solo es la punta del iceberg— y tiene forma de Y invertida con cuatro brazos en lugar de dos. Un juego de brazos son los bulbos y el otro los pilares. Los bulbos y los pilares se unen en el cuerpo del clítoris y luego se reúnen con el glande (ver figura 13). El clítoris está pegado a la uretra, de ahí que la zona de alrededor de la uretra y/o el interior de la vagina, justo debajo de la vejiga, sea especialmente sensible en el buen sentido para muchas mujeres. A menudo se la conoce como el punto G, pero no es un único punto. En medicina lo conocemos como el complejo clitouretrovaginal y la zona que proporciona placer varía a menudo de una persona a otra. Si para ti no constituye un punto especialmente placentero, no pasa nada. La fisiología es distinta en cada caso.

Que las mujeres alcancen el orgasmo por penetración vaginal se debe a que el pene, los dedos o el juguete sexual empujan, estiran o estimulan de algún modo el clítoris, pero es importante consignar que una de cada tres mujeres no son capaces de llegar al orgasmo únicamente con la penetración vaginal, porque la mecánica no es la adecuada para su clítoris. Los dedos, la lengua y los juguetes sexuales a menudo ofrecen mucha más precisión que el pene. Los orgasmos con penetración de pene —esos que el doctor Sigmund Freud llamaba vaginales o «maduros»— no son superiores a los que se alcanzan mediante la estimulación directa del clítoris con los dedos o con otro método. Con toda probabilidad Freud ignoraba que el clítoris es mucho más que el glande pero, pese a todo, la idea de que no hay placer real sin el poderío del pene se ha convertido en un lema perjudicial y misógino que sencillamente no es verdad. Al fin y al cabo, las lesbianas notifican más orgasmos durante el acto sexual que las mujeres heterosexuales.

Cambios con la menopausia

La vulva y la vagina están sujetas a cambios significativos con la menopausia, ya sea directamente por la falta de estrógeno, ya indirectamente por la reducción de flujo sanguíneo a los tejidos. La producción de colágeno también decae con la edad. El colágeno es una proteína que, entre otras cosas, proporciona a los tejidos fuerza y tonicidad, así que la pérdida de colágeno que acarrean la menopausia y el paso de los años provoca mayor fragilidad tisular y pérdida de elasticidad.

Físicamente el tejido se ve pálido, y cuando el SGM es severo podrían aparecer manchitas rojas en el vestíbulo y en la vagina que son la consecuencia de capilares frágiles en extremo que han derramado sangre en el interior de los tejidos.

El microbioma vaginal sufre una transformación tremenda cuando un entorno dominado por los lactobacilos cede el paso a otro compuesto de una gran variedad de bacterias. Para algunas mujeres eso puede desencadenar cambios sutiles en su aroma vaginal habitual. El pH se eleva, a menudo hasta 5.5 o más (antes de la menopausia, el pH suele ser de 3.8-4.5) y disminuye la lubricación. La vagina también encoge un poco tanto en longitud como en anchura, seguramente por los cambios que afectan a la irrigación sanguínea y al colágeno, aunque podría haber otras razones. Todas esas transformaciones, además de la pérdida de elasticidad tisular y un aumento de la fragilidad, en ocasiones desembocarán en coitos dolorosos. Es curioso constatar que el pene también encoge con la edad debido al declive de los niveles de testosterona, a la reducción de la irrigación sanguínea y a la pérdida de colágeno. En cambio, de eso no se habla tanto.

Circula por ahí la leyenda de que, con la edad, «si no usas la vagina, la pierdes», que equivale a decir que sin la potencia del pene la vagina podría atrofiarse para siempre. Es chocante (imagina mi voz rezumando sarcasmo) que no corra por ahí la leyenda de que el pene se libraría de encoger si mantuviera contacto regular con una vagina. La teoría de «si no la usas, la pierdes» está basada en datos de muy baja calidad que hoy día no se aceptarían. Son la pérdida de estrógeno y los cambios relacionados con la edad los factores que afectan a la vagina, no la nostalgia del contacto masculino. En muy raras ocasiones, si una mujer experimenta una inflamación significativa por la escasez de estrógeno y los tejidos se han vuelto tan frágiles que sangran al contacto, las paredes de la vagina se podrían unir. En los treinta años que llevo dirigiendo una clínica vaginal y vulvar, lo habré visto un par de veces. Aun si fuera posible que la vagina pudiera cerrarse por falta de sexo con la edad, un pene no podría prevenir mecánicamente esa contingencia, porque para esas mujeres el sexo resultaría doloroso en exceso y el pene no posee la capacidad de reducir la inflamación de los tejidos ni reparar los vasos sanguíneos. Es un pene, no una varita mágica.

El tamaño del clítoris se reduce con la edad, y la cantidad de tejido eréctil merma también, pero no sabemos si se debe específicamente al envejecimiento o a la falta de colágeno. Los labios menores disminuyen de tamaño y los mayores se aplanan un poco e incluso parecen algo más grandes por la flacidez de la piel y el cambio de ubicación del tejido adiposo. Las canas en el vello púbico empiezan a aparecer a la edad de cuarenta y cinco años y son un fenómeno relacionado con la edad.

Durante la transición a la menopausia y poco después de la menstruación final, aumenta el riesgo de desarrollar enfermedades autoinmunes de la piel que involucren a la vulva y a la vagina; las más comunes son el liquen escleroso y el liquen plano. Estas afecciones no solo causan síntomas molestos como picor, escozor y dolor coital, sino que también se asocian con cambios físicos. Por ejemplo, la piel tiende a volverse blanca y sumamente frágil, los labios menores pueden encoger e incluso desaparecer, el tejido que recubre el glande del clítoris tal vez se funda de modo que el glande ya no sea visible y tejido cicatrizal podría estrechar la vagina. En una etapa más avanzada y sin tratamiento, podría llegar un momento en que la vagina se cerrase.

Estas enfermedades de la piel afectan del 1 al 3 por ciento de las mujeres y, si bien pueden aparecer a cualquier edad, el riesgo parece aumentar durante la transición menopáusica, seguramente por el impacto de las hormonas en el sistema inmune. Los síntomas del liquen escleroso y del liquen plano se pueden confundir con los del SGM —prurito, sequedad, relaciones dolorosas, sensación de tirantez o pérdida de elasticidad en los tejidos—, así que se podría diagnosticar erróneamente como síndrome genitourinario. Tanto el liquen escleroso como el plano se asocian con un mayor riesgo de cáncer de vulva y requieren tratamiento específico. Las mujeres que padecen esas afecciones deberían pedir cita con un especialista.

Síntomas del síndrome genitourinario de la menopausia

El síntoma más común del SGM es la sequedad vaginal, pero otros síntomas incluyen ardor o escozor vaginal, dolor con la penetración vaginal, prurito vaginal y vulvar, irritación con el secado después de ir al baño, disminución de la lubricación durante las relaciones, cambio de olor y variación del flujo. La pérdida de elasticidad podría tornar dolorosa o engorrosa la penetración vaginal y el dolor coital tal vez afecte a la libido. El SGM incrementa asimismo la probabilidad de infecciones del tracto urinario y de la vejiga (ver capítulo 14).

Con el tiempo las mujeres pueden desarrollar también dermatitis perianal, que es irritación e inflamación crónica y, en ocasiones, incluso ruptura de la piel que rodea el ano, una situación muy molesta e incómoda. La dermatitis perianal es la combinación de un aumento en la fragilidad de la piel por la edad con el trauma repetido ocasionado por el secado y la exposición de la piel a las heces, que son muy irritantes. Seguramente esto guarda más relación con el envejecimiento de la piel que con el SGM.

Algunas mujeres dicen experimentar disminución de la intensidad de los orgasmos o necesitar más tiempo para alcanzarlos. Hay muchas posibles razones, incluida una menor irrigación sanguínea de los tejidos, cambios de tamaño y del tejido eréctil del clítoris, modificaciones en las comunicaciones de los nervios con el cerebro debidas a la edad o al descenso del estrógeno e incluso debilidad o menor capacidad de respuesta de los músculos del suelo pélvico (los músculos que se contraen físicamente durante el orgasmo) que, como todos, pierden masa al envejecer. Esos músculos también reaccionan al estrógeno, así que tal vez se combinen los efectos de la edad con la pérdida de estrógeno. No es infrecuente que las mujeres necesiten un vibrador para alcanzar el orgasmo, cuando antes no lo necesitaban, y no se debe considerar un fracaso. Trabajar la fuerza del suelo pélvico con los ejercicios Kegel (ver capítulo 14) podría ayudar a algunas mujeres con los orgasmos.

Cuidados de la vulva

La base del tratamiento del SGM son los cuidados de la piel vulvar y perianal. Con el incremento de la fragilidad, la dermis es más propensa a resecarse, lo que incrementa el riesgo de traumatismos microscópicos que pueden desencadenar un ciclo de irritación e inflamación hasta el extremo de que cualquier intento de masturbación, por suave que sea, sexo oral o incluso secado provoque molestias. Las recomendaciones esenciales para un buen cuidado de la vulva incluyen las siguientes:

- **UTILIZA UN LIMPIADOR:** el jabón puede dañar el manto ácido de la piel, la capa de grasa protectora y otras sustancias microscópicas que la recubren. También tiende a reaccionar con la piel vulvar elevando su pH habitual, 4.0-5.2, a 10. Además de eso, el jabón reseca. Un limpiador facial sin perfume —una marca barata del supermercado será suficiente— me parece la mejor opción.

- **EVITA LAS TOALLITAS HÚMEDAS:** pueden ser una opción útil para las mujeres con incontinencia que necesitan secarse cuando están fuera de casa, pero casi todas contienen irritantes y son higiénicamente innecesarias. Acostumbran a ser fuente de irritación vulvar y dermatitis perianal. Podría escribir un artículo de diez mil palabras sobre las toallitas húmedas como una combinación de infantilización femenina (están pensadas para limpiar las heces del culito de los bebés; las mujeres no son bebés y son muy capaces de secarse con papel higiénico o usar un bidé), vestigios de la cultura puritana (la limpieza o falsa limpieza que proporcionan las toallitas significa que una mujer es «buena») y la obsesión de la sociedad patriarcal con degradar a las mujeres por tener un cuerpo normal (si las mujeres tienen que preparar la piel para los hombres y no a la inversa, significa que son intrínsecamente sucias). Si el objeto de las toallitas fuera la higiene genital y no la opresión de las mujeres, habría estantes enteros del mismo producto en versión masculina con fragancias como «delicia de pilín», «paseo al atardecer» y «*banana split*».
- **SI SUFRES INCONTINENCIA, USA COMPRESAS PARA TAL EFECTO, NO MENSTRUALES:** las compresas menstruales no pueden alojar el volumen de la orina y, en consecuencia, la compresa se queda húmeda, lo que produce irritación en la piel y, en caso de suceder a menudo, agrietamiento.
- **HIDRATA:** la sequedad es la gran enemiga de la piel. El aceite de coco, el aceite de oliva y la vaselina son opciones buenas y económicas. Hay alternativas más caras que presumen de estar formuladas para la piel vulvar, aunque ninguna de ellas ha publicado datos significativos. Si bien no es posible desmentir sus afirmaciones, dudo, a juzgar por los ingredientes que contienen, que ofrezcan un verdadero beneficio adicional. Escoge el producto hidratante en función de tus preferencias; la sensación de un producto en la piel es algo muy personal.

A algunas mujeres les gustan los envases bonitos, y comprar ese tipo de productos les parece un gesto de cuidado personal. Siempre y cuando no contengan perfume y no te irriten, cualquiera puede funcionar. Sin embargo, algunas marcas promocionan estos productos no solo para prevenir la sequedad sino también los peligros de los olores femeninos, y eso no es una recomendación médica, es un mensaje nocivo. La idea de oler «bien» podría influir en las decisiones de algunas mujeres a la hora de elegir un producto u otro. (Cuando estoy en vena, les canto las cuarenta a esos fabricantes en mi Instagram. En algún momento se cansarán de mí y retirarán los mensajes destructivos sobre «olores femeninos»).

- **RECORTA EL VELLO PÚBICO, NO LO ELIMINES:** el vello púbico incrementa la humedad y en consecuencia la retiene en la zona de la vulva. Eliminar el vello —ya sea mediante cera, afeitado o cualquier otro método— daña la capa superior de la piel e incrementa el riesgo de lesiones. Conforme la piel envejece, las consecuencias tenderán a incrementarse.
- **SI FUMAS, HAZ LO POSIBLE POR DEJARLO:** fumar tiene efectos antiestrogénicos y altera la irrigación sanguínea de toda la piel.

Lubricante

Estos productos se emplean en situaciones íntimas, ya sea para la masturbación o en pareja. A muchas mujeres y a sus parejas les gusta usarlos al margen de la edad o de su condición respecto a la menopausia, pero en algunos casos de SGM serán necesarios. Muchas mujeres con síntomas leves no necesitan nada más que un lubricante.

Hay tres tipos de lubricantes: con base acuosa, con base de silicona y con base de aceite. La sensación ideal o lo que yo llamo el «desliz» de un lubricante es muy personal. A algunas mujeres tal vez les encante la sensación de cierto producto contra la piel mientras que a otras esa misma textura podría parecerles viscosa. En general, las mujeres con SGM tienen a preferir los lubricantes con base de silicona, de manera que si nunca has usado lubricante o hace décadas de la última vez, la silicona será un buen punto de partida. Todos contienen uno o varios tipos de silicona, como dimeticona, ciclometicona y dimeticonol, es decir, no existe ninguna marca especializada en silicona orgánica. Algunos lubricantes de silicona pueden contener también pequeñas cantidades de aceite de coco o vitamina E, que también es un aceite. A continuación encontrarás algunos productos fáciles de encontrar que se suelen tolerar bien:

- Astroglide X: solo de silicona.
- Astroglide X Silicone gel: silicona y aceite de coco.
- Über Lube: silicona y vitamina E.

Si bien tanto Astroglide como Über Lube afirman que la pequeña cantidad de aceite que contienen no altera la compatibilidad con los preservativos de látex, no he encontrado ningún estudio de acceso público que demuestre esta afirmación. Astroglide respondió cuando les pedí más datos; me indicaron que habían efectuado pruebas para comprobar la compatibilidad, pero no podían compartir los documentos. Über Lube no respondió a mi email.

Tengo un montón de sobres de un solo uso de Über Lube en la consulta para los exámenes pélvicos y no recuerdo que ninguna paciente se haya quejado de que le resultara incómodo al contacto con la vulva y la vagina; de hecho, a muchas les sorprende que no les irrite. Si bien soy consciente de que no es un comentario objetivo, tomo nota de los productos que uso y recomiendo, así como de cualquier comentario que recibo sobre ellos. Algunas personas opinan que los lubricantes de silicona no se lavan con facilidad y, además, podrían no ser compatibles con todos los juguetes sexuales fabricados con ese mismo material.

Los lubricantes con base acuosa requieren más conocimientos sobre los ingredientes, porque una mala elección tiene más probabilidades de producir irritaciones. He aquí algunas cosas a tener en cuenta:

- **pH:** la acidez del producto. Es mejor escoger uno cuyo pH se aproxime al vaginal, entre 3.5 y 4.5, aunque el pH de la vagina aumenta con la menopausia. Por desgracia, hay pocos productos que indiquen el pH.
- **OSMOLALIDAD:** podríamos definirla como «concentración». Cuando la osmolalidad es más alta que las secreciones vaginales, el producto absorberá agua de los tejidos, lo que puede causar irritación e incluso incrementar el riesgo de contraer una enfermedad de transmisión sexual (ETS) en caso de exposición. La osmolalidad de las secreciones vaginales es de 260-280 mOs/kg y es preferible usar productos con una osmolalidad inferior a 380 mOsm/kg. La Organización Mundial de la Salud (OMS) recomienda no emplear lubricantes con una osmolalidad superior a 1,200 mOsm/kg.
- **CIERTOS PRESERVATIVOS:** los productos con gluconato de clorhexidina, polyquartenium y más de un 8.3 por ciento de glicerina deberían evitarse, por cuanto pueden irritar tejidos y/o dañar el ecosistema vaginal.
- **FRAGANCIA, SABOR Y CALOR:** abstenerse. Los ingredientes pueden ser irritantes y estos productos a menudo tienen una osmolalidad muy alta.

Teniendo en cuenta todos los pros y los contras de los lubricantes que acabamos de detallar y sabiendo que el etiquetado no siempre está completo, he aquí unos cuantos lubricantes con base acuosa que cumplen con los niveles recomendados:

- Good Clean Love, pH 4.73 y 240 mOsm / kg.
- Yes Baby, pH 4.22 y 249 mOsm/kg.
- Yes, lubricante íntimo de base acuosa, pH 4.08 y 154 mOsm / kg.

Los lubricantes con base de aceite son otra opción; solo tienes que recordar que no son compatibles con los preservativos de látex. A algunas mujeres les funcionan bien el aceite de coco o de oliva (los que compras en el supermercado). El aceite de oliva se evaluó en un pequeño estudio para este uso específico y no se hallaron efectos adversos. Como anécdota, tengo muchas pacientes que emplean aceite de coco y ninguna me ha dicho que sea irritante.

Hidratantes vaginales

Estos productos rehidratan los tejidos vaginales y están formulado para ser bioadhesivos, de tal modo que se adhieren y permanecen varios días. Por lo general se toleran bien. A menudo se usan como placebo en los estudios que evalúan las hormonas vaginales y en ocasiones dan tan buen resultado como los estrógenos en dosis reducidas. Son más eficaces cuando la sequedad es el problema, pero también pueden ayudar a muchas mujeres que experimentan relaciones dolorosas.

Los hidratantes pueden ser con base acuosa (la glicerina es un ingrediente habitual y habrá que asegurarse, si está presente, de que su concentración sea de 8.3 por ciento o menos), de silicona, de aceite o de ácido hialurónico, o con una combinación de varios. El ácido hialurónico es una macromolécula presente en el interior y en la superficie de la piel que lubrica e hidrata las células. El impacto de los hidratantes no es acumulativo, así que si pruebas uno de estos productos y no ves resultados pasadas cuatro semanas de uso regular, siguiendo las instrucciones, plantéate cambiar a otro ingrediente activo, por ejemplo de silicona a ácido hialurónico. (En el cuadro complementario 2, p. 446, encontrarás una lista de productos con su pH y osmolalidad).

Hormonas

El estrógeno vaginal se considera la opción de referencia para el SGM. Eso significa que de todos los productos farmacéuticos con y sin receta, es de lejos el más estudiado y eficaz. Otra hormona llamada dehidroepiandrosterona, o DHEA, acaba de sumarse a las terapias vaginales con receta. La DHEA es una de las hormonas que intervienen en el proceso que convierte el colesterol en estradiol (ver capítulo 3). No actúa directamente sobre el tejido; resulta útil porque se convierte en testosterona y estrógeno en el interior de las células. Los estrógenos vaginales y la DHEA incrementan el flujo sanguíneo, revierten la fragilidad de los tejidos, restauran la lubricación y repueblan el microbioma vaginal con bacterias beneficiosas. Son eficaces para tratar la sequedad vaginal, el prurito, las relaciones dolorosas y pueden ayudar con los cambios de olor.

La terapia hormonal para la menopausia, o THM tradicional, solamente es eficaz para tratar el SGM en el 50 por ciento de los casos, pues los niveles de estrógeno que procura a menudo no son lo bastante altos en los tejidos vaginales y vulvares. (La THM significa tomar hormonas por vía oral o transdérmica; ver capítulo 17). Como los riesgos son mayores con la THM (aunque igualmente reducidos) que con la terapia vaginal, y como la terapia hormonal para la menopausia solo será eficaz en la mitad de los casos aproximadamente, la THM no se recomienda para tratar exclusivamente el SGM. No obstante, si una mujer la iniciara por otras razones, por ejemplo, como terapia para los sofocos, tal vez esté dispuesta a esperar tres meses para ver si mejoran sus síntomas vaginales y vulvares antes de añadir algo más.

Los productos de estrógenos vaginales que se fabrican en Estados Unidos y Canadá son, o bien de estradiol, o bien de estrógenos conjugados de origen equino o ECE. La marca comercial es Premarín (ver capítulos 17 y 18 para saber más sobre los estrógenos). El estrógeno vaginal se presenta en una amplia variedad de dosificaciones y métodos de aplicación, incluidos cremas, anillo vaginal, comprimidos y óvulos vaginales, así que permite personalizar el tratamiento. La DHEA vaginal se presenta en forma de óvulo y está disponible en una dosis. (En el cuadro complementario 3, p. 446, encontrarás una lista de productos y dosis).

El estrógeno y la DHEA deben usarse un mínimo de seis semanas para que funcionen, pero pueden tardar de dos a tres meses en hacer efecto, así que vale la pena completar una tanda de tres meses y luego examinar los resultados. Todos los productos excepto el anillo de estrógeno y la DHEA se tienen que emplear a diario durante catorce días y dos veces por semana a partir de entonces. Si alguna mujer prefiere limitar el uso a dos veces por semana, la terapia dará resultado también, solo que podría tardar más tiempo. Es posible que se produzca un incremento transitorio de los niveles de estrógeno en sangre durante las primeras semanas con la crema de estradiol, la crema de ECE y la DHEA, y posiblemente aumentos intermitentes a partir de entonces. No serán tan altos como para plantear posibles problemas de salud; especialmente la crema de estradiol y los ECE cuentan con décadas de datos, aunque podría ser porque algunas mujeres informaron al principio de molestias en los pechos. Una vez que el estrógeno haya tratado la inflamación vaginal, los niveles caerán. Si se administran dosis más altas de las listadas en el cuadro complementario 3, hay más probabilidades de que los niveles de estrógeno aumenten.

Con los estrógenos vaginales y la DHEA no aumenta el riesgo de cáncer de mama, infarto, ictus o demencia, a pesar de la advertencia que incluye el prospecto por requerimiento de la Agencia Estadounidense de Alimentos y Medicamentos (FDA).

La advertencia procede de los estudios efectuados con la terapia oral y transdérmica y no es adecuada para la vaginal. Varios estudios de calidad han demostrado que los estrógenos vaginales no representan ningún peligro en ese aspecto cuando se emplean de manera adecuada. A diferencia del estrógeno oral o transdérmico, no hacen falta progestágenos (progesterona u otra hormona con propiedades similares a esta).

Las distintas fórmulas de hormonas vaginales no se han comparado entre sí, de modo que no podemos afirmar que el producto A sea superior al producto B. Las compañías farmacéuticas rara vez se arriesgan a contrastar sus productos con los de la competencia; ¿y si resulta que el suyo es igual o inferior? En consecuencia, los estudios de las farmacéuticas acostumbran a comparar sus resultados con un placebo, y casi siempre con resultados beneficiosos para ellos. Cuando investigadores independientes patrocinados con fondos que no proceden de la industria farmacéutica examinan los productos, los resultados no siempre son tan fantásticos. Por ejemplo, unos investigadores independientes estudiaron los comprimidos de estradiol 10 mcg y descubrieron que no funcionaba mejor que un placebo a base de hidratante. No sabemos si el problema estaba en esa formulación en concreto (algunas mujeres afirman que los comprimidos no siempre se disuelven bien) o si había otras razones.

Otro problema de los estudios de las farmacéuticas es su manera de presentar los datos. A menudo los resultados son estadísticamente significativos, es decir, el efecto observado no ha sido casual. Sin embargo, no siempre nos dicen si ese efecto fue relevante para las participantes en los estudios. Por ejemplo, los óvulos de estradiol vaginal Imvexxy se venden en dosis de 4 mcg a 10 mcg. En un ensayo llamado REJOICE («regocíjate») esas bajísimas dosis de estradiol funcionaron mejor que el placebo cuando se examinaron los cambios en el plano celular. El estudio también afirmaba que las mujeres que usaron Imvexxy experimentaron una mejora del dolor coital superior a las que emplearon un placebo. El dolor coital se valoraba en una escala de 4 puntos, en la que 4 era el nivel más alto. En la semana doce, la puntuación media del dolor en el coito era de 1.1 para la dosis de 4 mcg y de 1.0 para la dosis de 10 mcg, mientras que las mujeres del grupo placebo otorgaban una puntuación de 1.4.

El estudio no nos dice si una puntuación media de 1 o 1.1 sobre cuatro es significativamente distinta a 1.4 sobre 4. Esto no significa que las mujeres no deban probar las dosis más bajas de estrógeno; solo indica que los estudios no siempre ofrecen las respuestas que nos pueden ayudar a resolver las inquietudes médicas de las pacientes. Es posible que esa dosis mínima de estradiol les funcione bien a algunas mujeres, pero si no lo hace pasados tres meses, tal vez sea necesario aumentar la dosis.

¿Cómo escoger un producto? El precio será un factor decisivo para muchas mujeres mientras que para otras lo será el modo de aplicación. Por ejemplo, la idea de introducirse un anillo que se va a quedar ahí tres meses entusiasmará a algunas y a otras les horrorizará. (Puedes dejar el anillo dentro durante las relaciones sexuales o extraerlo). Las cremas nos pueden parecer engorrosas o agradables en función de nuestros gustos. La idea de emplear un producto que, en principio, no aumenta los niveles del estradiol por encima del rango de la menopausia —los óvulos vaginales de 4 y 10 mcg y el anillo— puede tranquilizar a algunas mujeres mientras que otras estarán encantadas con las cremas, por cuanto poseen un largo historial de seguridad (siempre y cuando se apliquen en las dosis correctas). Las mujeres que experimentan una fuerte irritación en los labios menores y en el vestíbulo tal vez necesiten una crema, pues los óvulos vaginales o el anillo podrían no aportar el estrógeno suficiente para cubrir estos tejidos. Hay muchas alternativas y recuerda que no hablamos de un tatuaje: si escoges una y no te funciona como querrías, puedes cambiar con facilidad.

¿Y las fórmulas magistrales? El concepto y la gran cantidad de dudas y desventajas que acarrean se abordan en el capítulo 20. Solamente sugiero estrógeno vaginal de formulación magistral cuando el grado farmacéutico es demasiado caro. En Estados Unidos los precios son escandalosos en la actualidad: un tubo de estradiol en crema genérico puede superar los 300 dólares. Si bien durará tres meses como mínimo y a menudo puede alcanzar hasta seis dependiendo de las dosis empleada, sigue siendo un gran desembolso si el seguro médico no lo cubre o solo lo hace en una pequeña parte. Muchas farmacias pueden fabricar la misma cantidad de estradiol por 100 dólares o incluso menos. El problema de ese tipo de productos es que podrían contener más hormona de la recomendada, lo que podría plantear dudas relativas a la seguridad. Si la alternativa es prescindir de él, una crema de formulación magistral podría ser una opción, siempre y cuando se decida de común acuerdo.

Las mujeres que sigan experimentando dolor en el coito, escozor o algún tipo de molestia más generalizada tras una prueba adecuada con terapia hormonal por vía vaginal tendrán que someterse a examen para buscar otras causas de los síntomas. Una revisión de los mismos sobrepasa el alcance de este libro, pero se aborda a fondo en *La biblia de la vagina*.

Medicaciones no hormonales

El ospemifeno (*Osphena*) es un medicamento oral que pertenece a un tipo de fármacos denominados moduladores selectivos de los receptores de estrógeno (MSRE). Eso significa que se comportan como estrógenos en algunos tejidos y como antiestrógenos en otros. Actúa en los tejidos vaginales como un estrógeno. Está aprobado por la FDA para tratar los síntomas vaginales del SGM.

Este medicamento es una buena opción para las mujeres que rechazan los productos vaginales, que consideran dolorosa su aplicación o que buscan algo que, en términos estrictos, no sea una hormona. La dosis indicada es de 60 mg diarios. El ospemifeno se comporta como un estrógeno en el útero y, si bien el prospecto del producto indica que podría ser necesario un progestágeno para proteger el recubrimiento uterino, como sucede con la terapia hormonal para la menopausia (THM, ver capítulo 17), algunos datos sugieren que podría no ser necesario, dependiendo de cada caso. Los efectos secundarios incluyen sofocos y un leve incremento del riesgo de coágulos.

Terapias basadas en energía electromagnética mínimamente invasivas

Hay aparatos de láser o de radiofrecuencia que calientan los tejidos vaginales, incrementando así la irrigación sanguínea y favoreciendo la remodelación tisular. Algunos estudios pequeños indican que pueden restaurar el glicógeno de los tejidos y mejorar el microbioma vaginal así como reducir el pH de la vagina a un rango premenopáusico. A pesar de la creciente popularidad de estos métodos, hay pocos datos de calidad acerca de la seguridad de los aparatos o los resultados que dan en combinación con estrógenos, DHEA, ospemifeno o incluso un gel de placebo. Si estos productos fueran medicamentos, todavía no estarían aprobados por la FDA, por cuanto los datos se considerarían insuficientes.

Uno de los artilugios más populares es el láser de dióxido de carbono fraccionado, pero hasta la fecha tan solo contamos con dos pequeños estudios que lo comparan con el estrógeno. Y estos no incluían pacientes suficientes como para responder a las dudas sobre la efectividad o seguridad del láser para el SGM. El mayor de los dos incluyó a sesenta y cinco mujeres, treinta y dos de las cuales fueron tratadas con el láser, así que los datos no aportan demasiado sobre lo que trabajar. El estudio no era ciego, de modo que las mujeres sabían qué tratamiento estaban recibiendo y no había grupo placebo. Para conocer a ciencia cierta la eficacia del láser, un grupo de mujeres debería haber recibido el tratamiento electromagnético y una crema placebo; otro, la terapia con un láser falso y una crema vaginal de estrógenos, y un tercer grupo, un falso tratamiento y una crema placebo. La comparativa es especialmente importante, habida cuenta de lo bien que funcionan los placebos de cremas e hidratantes en numerosos estudios. Además, el seguimiento en estos dos pequeños estudios no ha sido lo bastante dilatado en el tiempo como para definir los riesgos. La FDA ha recibido informes de mujeres que sufrieron heridas con este tipo de láser y yo lo he visto también. A causa de la baja calidad de los estudios y la falta de datos de calidad sobre la seguridad, ni el Colegio Estadounidense de Obstetras y Ginecólogos (ACOG, por las siglas en inglés) ni la Sociedad Norteamericana de la Menopausia (NAMS, por las siglas en inglés) recomiendan actualmente los tratamientos basados en energía electromagnética.

La hipótesis en la que se basan estos aparatos de energía no es endeble y merece más ensayos, pero resulta exasperante que lleven usándose alrededor de cinco años y sigamos sin contar con datos de calidad y teniendo preguntas sin contestar relativas a la seguridad. Las mujeres no se lo merecen. Cuando te paras a pensar en las consecuencias nefastas que han tenido para las mujeres la falta de pruebas de seguridad —desde el Dalkon Shield (un dispositivo intrauterino), el tampón Rely, el dispositivo Essure de esterilización y algunos tipos de malla empleados para cirugía vaginal—, es una vergüenza que todavía estemos hablando de intervenciones insuficientemente probadas que se cuelan en el sistema de salud femenino. Me parece terrible que después de años de uso apenas se hayan probado en un centenar de mujeres mediante estudios prospectivos mal diseñados.

¿Cómo es posible que estos artilugios estén aprobados? Bueno, no lo están para tratar el SGM en Estados Unidos y Canadá. Estás máquinas fueron aprobadas para otros usos y, ya puestos, empezaron a emplearse para fines no autorizados, es decir, no para su propósito original. Aunque no tengo acceso a los documentos internos de ninguna empresa, la ruta típica de un aparato como ese es publicar estudios de baja calidad (que no ofrecen la clase de conclusiones que serían necesarias antes de someter a las mujeres a la terapia) a partir del uso no autorizado. Los ensayos, en realidad, no precisan más que una hipótesis que genere nuevos estudios para que la máquina pueda ser debidamente evaluada. En su lugar, se crea cierto revuelo entre los médicos, en las redes sociales y en la prensa. Tal vez exhiban el equipo en algún congreso o los médicos lo promocionen mediante campañas por email, por el boca oreja u otras estrategias, aunque todo el mundo se asegura de no afirmar con claridad que la terapia funciona, pues el aparato no ha sido aprobado con esa finalidad. Una vez que los proveedores de servicios médicos la compran o la alquilan, el tratamiento se ofrece cada vez con más frecuencia. ¡Y ya está! Tenemos un nuevo tratamiento que existe sin estudios de calidad ni un costoso proceso de presentación a la FDA.

Estas nuevas terapias basadas en energía podrían ser opciones revolucionarias sin apenas riesgo de complicaciones siempre y cuando las usara un proveedor médico bien preparado; podrían ser moderadamente útiles, pero requerir repeticiones del tratamiento con regularidad para que el efecto se prolongara en el tiempo; podrían ser más o menos inocuas y no más efectivas que un placebo, y también podrían ser menos efectivas y más perjudiciales de lo que sabemos. De momento, solo podemos decir que el uso de estos equipos está casi generalizado, no han sido estudiados de manera adecuada, no sabemos hasta qué punto dan resultado comparados con otros productos a nuestro alcance y su seguridad continúa planteando dudas.

Lo más frustrante y horrible es que, en todos los años que esos aparatos se llevan usando para fines no autorizados, el estudio que respondiera a estas preguntas se podría haber llevado a cabo y ya tendríamos la respuesta.

¿Qué pasa si una mujer quiere probar una terapia basada en energía? La gente afronta los riesgos de maneras distintas y la posibilidad de que no sea tan eficaz como se afirma o de que acarree más riesgos de los que conocemos tal vez no preocupe a todas. Hay personas que sienten gran interés en las nuevas terapias y hay mujeres que sencillamente no quieren usar productos vaginales en casa. Siempre y cuando estén bien informadas de lo que no sabemos, es su cuerpo y su decisión.

Mujeres con cáncer

Algunos tipos de cáncer son sensibles al estrógeno, de ahí el temor a que el estrógeno de los tratamientos vaginales, incluidos los de DHEA, pueda acelerar la recurrencia o empeorar el pronóstico. Los cánceres más habituales pertenecientes a este grupo son el de mama, el de endometrio (recubrimiento del útero), el sarcoma uterino (el músculo del útero) y varios tumores de ovario.

Las mujeres afectadas por esos tipos de cáncer deberían probar primero las opciones no hormonales que hemos comentado. En algunos casos, aplicar un anestésico tópico (un medicamento adormecedor, por lo general lidocaína) en el vestíbulo (abertura vaginal) unos minutos antes de tener relaciones puede paliar el dolor. Para algunas mujeres podría resultar útil también una terapia sexual combinada con psicoterapia. Otras tal vez quieran explorar el sexo anal. He hablado con varias pacientes en mi consulta que se habían planteado esa opción, pero no formaba parte de su repertorio sexual, así que agradecieron contar con un espacio seguro donde comentarlo.

En el caso de que ninguna de esas alternativas se considere aceptable o proporcione alivio, los tratamientos de estrógenos que no impliquen un pico en los niveles de la hormona podrían ser una alternativa, aunque habrá que tener en cuenta todos los factores concurrentes, como el tipo de cáncer, el estadio y el tiempo transcurrido desde el diagnóstico. No se puede generalizar. Los productos que podrían ser apropiados en este caso son los de estrógenos en dosis bajas: las cápsulas de 4 y 10 mcg, los comprimidos de 10 mcg y el anillo vaginal. Las cremas, en ocasiones, pueden dar lugar a niveles detectables de estrógenos, así que deberían evitarse. Los niveles de estradiol también tienden a elevarse con la DHEA y, si bien permanecen típicamente en un rango posmenopáusico, la DHEA se considera menos óptima que las dosis bajas de estradiol.

Muchas mujeres con cáncer de mama podrían afrontar un problema adicional: tal vez estén tomando medicamentos para prevenir una recurrencia. Esas drogas son el tamoxifeno y un tipo de medicamentos denominados inhibidores de la aromatasa, ya comentados en el capítulo 5. El tamoxifeno bloquea la acción del estrógeno en los tejidos y los inhibidores de la aromatasa previenen la producción de estrógeno en todos los tejidos. El tamoxifeno es un medicamento interesante, porque en algunos tejidos se comporta como un estrógeno. En consecuencia, no todas las mujeres experimentan síntomas de SGM cuando están en tratamiento con tamoxifeno o, si los tienen, tal vez no sean muy engorrosos.

Los cánceres de mama que no presentan sensibilidad a las hormonas son probablemente los de menos riesgo y buena parte de los protocolos sugiere que, tras consultarlo con el médico y como parte de una decisión conjunta, el estrógeno vaginal en dosis bajas es aceptable. En cuanto a las mujeres con cáncer sensible a las hormonas, aquellas que estén en tratamiento con tamoxifeno podrían ser candidatas al estrógeno vaginal en dosis bajas; en teoría, si se absorbiera algo de estradiol, el tamoxifeno impediría que afectase al tejido mamario. De nuevo, la decisión requiere una conversación con el ginecólogo y el oncólogo (especialista en cáncer).

Las mujeres afectadas de cáncer de mama que están tomando inhibidores de la aromatasa se enfrentan a desafíos particulares: la función del inhibidor de la aromatasa es prevenir la producción de todos los estrógenos. De ahí que los efectos del SGM sean tan intensos. Como los inhibidores de la aromatasa bloquean la enzima que fabrica estrógeno, si se absorbiera la hormona de la terapia vaginal nada la bloquearía y podría actuar en los tejidos. Una opción, si acaso fracasan todas las alternativas no hormonales, sería plantearse cambiar el inhibidor de la aromatasa por el tamoxifeno, aunque tal vez el cambio no sea el más conveniente para la mujer desde el punto de vista médico, así que este enfoque requiere personalización.

Otra posibilidad para las pacientes que no puedan recurrir a los estrógenos en dosis bajas son las terapias basadas en energía que ya hemos comentado. Una mujer que no puede mantener sexo a causa de un inhibidor de la aromatasa y que tenga por delante cinco o diez años con esta terapia tal vez considere que merece la pena arriesgarse a las incógnitas que plantea el tratamiento basado en energía electromagnética.

Cada mujer mantiene una relación distinta con el riesgo, así que las opiniones acerca de qué es preferible, si un aparato que no ha sido suficientemente estudiado o una dosis baja de estrógenos que, hasta donde sabemos, no va a ser absorbida por el organismo, pueden variar. También hay que valorar cualquier riesgo frente a la calidad de vida. Durante mucho tiempo se ha hecho creer a las mujeres que han sobrevivido al cáncer que bastaba con la supervivencia, que deberían darse por satisfechas, que al fin y al cabo estaban vivas y tenían que cargar con sus síntomas vaginales. Sin embargo, la calidad de vida es muy importante. Por eso las mujeres con un historial de cáncer sensible a las hormonas merecen conocer las opciones y, junto con sus proveedores de atención médica, elegir la que más les convenga.

EN RESUMIDAS CUENTAS

- Hasta un 80 por ciento de las mujeres sufrirán SGM y, en algunos casos, los síntomas empezarán durante la transición a la menopausia.

- Los síntomas más comunes del SGM son la sequedad vaginal, las relaciones sexuales dolorosas, el escozor y el prurito.
- Las opciones no hormonales incluyen un cuidado vulvar apropiado, lubricantes y un hidratante.
- El estrógeno tópico y la DHEA ofrecen tratamientos efectivos para el SGM e implican poco o ningún riesgo de absorción de estrógeno.
- Los equipos de energía no están suficientemente estudiados y las principales sociedades médicas no los recomiendan, dada la escasez de datos.

Capítulo 14

La salud de la vejiga: rompiendo la cultura del silencio

Es habitual que las mujeres desarrollen problemas de vejiga tanto por la menopausia como por la edad, pero no es normal, y la diferencia entre el primer término y el segundo es inmensa. «Habitual» significa que no nos sorprende que aparezca una afección médica, pero no implica que el problema no entrañe riesgos ni problemas, como tampoco que tenga que ser tolerado. En cambio, «normal» sugiere que la experiencia debe ser tolerada. Muchas mujeres tienen problemas de salud en la vejiga y a menudo se les dice que es «normal» y que «forma parte del hecho de ser mujer». Esta actitud es inaceptable. ¿Te imaginas que les dijéramos a los hombre con disfunción eréctil que «no es tan grave como para precisar tratamiento» o que «eso forma parte del hecho de ser un hombre»? Y eso que la disfunción eréctil no entraña pérdidas en público. A las mujeres se les pide constantemente que toleren las consecuencias de su biología y eso no está bien.

Algo llamativo de los problemas relacionados con la vejiga es su ausencia casi absoluta del debate público. Baste pensar en las revistas y sus titulares que profetizan la ruina vaginal si acaso unas pantaletas de encaje llegaran a tocar la piel o la aparentemente incansable perorata sobre flujo vaginal, y, sin embargo, apenas se habla de la vejiga. Dudo que sea por lo remilgos de la gente; al fin y al cabo, tanto el flujo vaginal como la orina son fluidos corporales que proceden de «ahí abajo». En la sociedad patriarcal, las mujeres se cotizan en función de lo pulcras y virginales que sean su vulva y su vagina: el mito de la pureza encarnado. Así que la sociedad puede debatir sobre la vulva y la vagina porque su estigmatización le viene bien, pero los problemas de vejiga están relacionados con la senectud, que equivale a irrelevancia femenina.

Infecciones del tracto urinario recurrentes

Una infección del tracto urinario o ITU es la proliferación de bacterias en la orina que produce inflamación. Los síntomas principales son dolor al vaciar la vejiga (disuria), necesidad de ir al baño más a menudo (frecuencia) e incapacidad de contenerse (urgencia). Algunas mujeres también presentan sangre en la orina (hematuria). La ITU recurrente se diagnostica cuando una mujer sufre dos infecciones en un periodo de seis meses o tres en un periodo de doce.

Las ITU son muy habituales. Entre los veinte y los cincuenta y nueve años, del 2 al 4 por ciento de las mujeres sufrirán al menos una infección de orina al año y el riesgo se incrementa sobre los sesenta. El riesgo de sufrir ITU recurrentes también se incrementa con la edad; antes de la menopausia hasta un tercio de las mujeres sufrirán una segunda infección en los siguientes doce meses, pero después de la menopausia el porcentaje asciende al 55 por ciento. A pesar el riesgo incrementado de ITU entre las mujeres posmenopáusicas, el tema no ha sido estudiado en profundiad.

El mayor peligro de ITU después de la menopausia se debe en buena parte al bajo nivel de estrógenos, que provoca una serie de cambios facilitadores de esa infección, como la reducción del flujo sanguíneo al tejido, la fragilidad de los propios tejidos y la sustitución de las bacterias protectoras de la vagina por otras más propensas a causar infección. La pérdida de estrógeno también puede influir negativamente en el sistema inmune. Además de todo lo anterior, hay cambios en el colágeno y en el propio sistema inmune relacionados con la edad que pòdrían tener asimismo un papel.

Las estrategias para prevenir las infecciones recurrentes son importantes, no solo a la hora de evitar dolor y sufrimiento, sino también para reducir la exposición a los antibióticos, por cuanto estos medicamentos pueden provocar daños colaterales en el cuerpo (por ejemplo, diarrea asociada a antibióticos y mayor riesgo de desarrollar bacterias resistentes).

Cuando una mujer cree sufrir infecciones recurrentes, el primer paso y más importante será efectuar un cultivo de orina. El cultivo confirmará el diagnóstico al tiempo que informará al médico de qué microorganismo en concreto está causando la infección y si se ha vuelto resistente a los antibióticos. Sin el antibiótico correcto, el tratamiento fracasará. Las estrategias que se han revelado efectivas para prevenir las infecciones del tracto urinario incluyen:

- **ESTRÓGENO VAGINAL:** algunos datos sugieren que la crema podría ser mejor, pero no son definitivos. Las mujeres deberían probar el producto de estrógeno vaginal o DHEA que más les atraiga (ver opciones en el capítulo 13). Si eligen una opción distinta a la crema de estrógenos y no ven una reducción de las infecciones en un plazo de seis a doce meses, tal vez valdría la pena plantearse el uso de la crema para ver si es más eficaz.
- **ANTIBIÓTICOS:** se pueden tomar a diario (o cada pocos días, dependiendo del antibiótico) para prevenir infección. Las mujeres cuyas infecciones vengan desencadenadas por las relaciones sexuales pueden limitar el uso a los días después para reducir la exposición acumulativa al antibiótico. Lo más habitual es seguir el tratamiento de tres a seis meses y luego sopesar la conveniencia de proseguirlo. Los antibióticos más usados para las ITU son trimetoprima, trimetoprima combinada con sulfametoxazol, nitrofurantoína, cefalexina y fosfomicina.

- **HIPURATO DE METENAMINA:** un medicamento oral que se convierte en formaldehído en la orina. Previene la proliferación de las bacterias. Parece ser seguro y tiene pocos efectos secundarios.
- **D-MANOSA:** un tipo de azúcar que podría inhibir la unión de las bacterias al tejido de la vejiga. Solo existe un estudio de calidad según el cual 2 g de D-manosa serían tan eficaces como un antibiótico diario.

Hay otras intervenciones adecuadas para las ITU recurrentes que a menudo se recomiendan, pero cuentan con pocas o ninguna evidencia que respalde su uso:

- **ARÁNDANO ROJO:** en este caso, la mayoría de los trabajos han sido financiados por... la industria de los arándanos rojos. En realidad no contamos con datos de calidad que apoyen su eficacia, un hecho sorprendente si tenemos en cuenta la frecuencia con que se recomiendan. Una amplia revisión de los datos disponibles sobre la efectividad de los productos de arándano rojo en comparación con placebos no reveló ningún beneficio.
- **VITAMINA C:** la hipótesis es que acidifica la orina hasta tal punto que las bacterias no pueden proliferar, pero en realidad no hay datos que la apoyen.
- **PROBIÓTICOS:** el uso de los probióticos, que son bacterias beneficiosas, se basa en la idea de recolonizar la vagina para restaurar los mecanismos de defensa y/o reemplazar las bacterias que puedan causar infección. Los datos disponibles son de muy baja calidad y no siempre vas a obtener los beneficios que promete la etiqueta. En un estudio sobre probióticos en general, el 44 por ciento de los productos estaban mal etiquetados, es decir, contenían especies que no aparecían en las etiquetas o faltaban ingredientes. Por otra parte, los probióticos son muy caros, de manera que, por lo visto, el dinero que la gente paga por ellos no siempre se invierte en controles de calidad.

- **SECADO:** a menudo se les dice a las mujeres que se sequen de delante hacia atrás después de ir al baño, pero no hay pruebas de que esta práctica sea beneficiosa.
- **VACIAR LA VEJIGA DEPUÉS DE MANTENER RELACIONES:** no hay datos que sustenten esta idea. ¡La gente siempre se sorprende al enterarse!

Las mujeres que padecen ITU frecuentes tal vez deberían visitar a un especialista para asegurarse de que reciben el tratamiento preventivo adecuado y que se han tenido en cuenta otras causas menos comunes de infecciones recurrentes.

Incontinencia

La incontinencia urinaria es la pérdida involuntaria de orina y, si bien afecta a mujeres de todas las edades, el riesgo se incrementa con la edad. Aproximadamente el 25 por ciento de las mujeres jóvenes, el 50 por ciento de las mujeres de mediana edad y el 75 por ciento de las mayores sufren incontinencia urinaria. Por desgracia, menos del 50 por ciento de las mujeres que sufren pérdidas de orina al menos una vez a la semana buscan consejo médico.

Incontinencia urinaria por estrés o esfuerzo (IUE)

Son las pérdidas de orina que suceden cuando se realizan actividades que fuerzan la vejiga. Normalmente, cuando tosemos, estornudamos o levantamos algo pesado —cualquier actividad que aplique presión en el abdomen—, el esfuerzo se transmite también a la vejiga y la uretra. De ese modo, mientras el estrés o presión sobre la vejiga empuja el líquido hacia fuera, la uretra recibe presión asimismo que lo empuja hacia dentro y el resultado neto es cero pérdidas. Cuando se sufre incontinencia urinaria por estrés, las fuerzas transmitidas a la vejiga sobrepasan las que cierran la uretra y se produce la fuga.

Para entender cómo funciona la incontinencia urinaria por estrés imagina una manguera vertiendo agua (que representaría la uretra) tendida en el suelo (los tejidos de soporte). El mecanismo normal de la continencia sería un pie pisando la uretra; el flujo de orina está detenido. Cuando sufres IUE, los tejidos de apoyo cambian y en lugar de un suelo de cemento habría un terreno lodoso y resbaladizo. En esa situación, cuando el pie pisa la manguera, esta puede deslizarse y resbalar. Ni siquiera el sellado que aporta la presión del pie termina de cerrar el paso del agua, así que se producen fugas.

La IUE aparece por motivos diversos. Las genética sin duda tiene un papel en la resistencia de los tejidos. La pérdida del estrógeno también afecta a la integridad tisular; sin embargo, seguir terapia hormonal para la menopausia (THM) sistémica (por vía oral o transdérmica, ver capítulo 17) se asocia con un mayor riesgo de sufrir IUE, de manera que el papel del estrógeno en este aspecto es complicado. La edad influye negativamente en el colágeno al igual que lo hace en la masa muscular, incluidos los músculos del suelo pélvico que rodean y sirven de soporte a la vejiga y la uretra. El tejido dañado por el parto constituye igualmente un factor y la obesidad influye asimismo. Fumar es un factor de riesgo para la IUE al igual que el estreñimiento, pues el forzamiento repetido puede dañar los tejidos.

Algunas mujeres sufren pérdidas de orina solamente cuando saltan en una cama elástica o al levantar pesas. Se debe a que estas actividades colocan tanta presión sobre la vejiga que la uretra no puede hacer nada al respecto. Las mujeres que solo sufren pérdidas en esas situaciones podrían beneficiarse de cualquiera de las terapias para la IUE.

Las mujeres afectadas de IUE deberían pedir una prueba de infección de orina, pues esta afección puede provocar incontinencia. Una vez que tengan el visto bueno, podrán incorporar algunas estrategias básicas. Ser cuidadosas con el consumo de agua (eso de los ocho vasos al día no es realista) y hacer ejercicios para fortalecer el suelo pélvico —a menudo llamados ejercicios Kegel— son buenos puntos de partida. Muchas mujeres pueden aprender a hacer esos ejercicios por su cuenta, pero algunas necesitarán ayuda de un fisioterapeuta especializado en suelo pélvico.

Los ejercicios Kegel son contracciones sostenidas (mantener el cierre o contracción de los músculos del suelo pélvico aumentando el tiempo hasta diez segundos), así como «parpadeos» rápidos, una sencilla contracción y liberación que requiere un par de segundos como mucho. Una vez que hayan ganado fuerza y control sobre los músculos del suelo pélvico, las mujeres pueden aprender la denominada maniobra Knack, que consiste en contraer el suelo pélvico antes y durante la tos. Encontrarás una explicación más detallada acerca de cómo empezar a realizar los ejercicios Kegel en *La biblia de la vagina* y en la Asociación Uroginecológica Estadounidense (en inglés) en augs.org (da clic en la pestaña de Servicios al Paciente).[1]

La micción programada, que significa orinar a horas determinadas, también puede resultar útil. Las razones por las que esta táctica funciona son más complicadas que el mero hecho de no dejar que la vejiga se llene del todo. La micción es un reflejo complejo que involucra muchos factores conductuales, por eso las señales y la micción programada pueden fortalecer otras rutas de la señalización del cerebro a la vejiga. Si se combinan los ejercicios del suelo pélvico con la micción controlada, la incontinencia puede mejorar significativamente.

La pérdida de peso, por mínima que sea, tendrá un gran impacto sobre la IUS; perder el 8 por ciento del peso puede reducir el número de episodios de incontinencia en un 50 por ciento y dejar de fumar también ayudará.

Las intervenciones para la IUS implican reforzar la base de la que hablábamos en la analogía de la manguera. Se puede conseguir con pesarios o con dispositivos para la incontinencia, que son objetos que se colocan en la vagina y proporcionan apoyo a la uretra. A algunas mujeres les ayuda colocarse un tampón y también existen arti-

1. Para ver vídeos en español, puedes ir a la página fisioterapia-online.com y entrar en la sección «mujer», donde encontrarás información abundante y vídeos con ejercicios.

lugios parecidos a tampones para la incontinencia urinaria. Un proveedor de asistencia médica podría tomarte medidas para un anillo de incontinencia, que ofrece la ventaja de ser reutilizable y se puede llevar durante periodos de tiempo más largos que los tampones para incontinencia desechables. En Estados Unidos hay también un tipo de pesario vaginal llamado Uresta para el que no necesitas acudir al médico. Los aparatos para la incontinencia vaginal suelen ser de gran ayuda para la IUE y las mujeres acostumbran a declararse muy satisfechas con estas opciones.

¿Y el estrógeno? Ya hemos comentado que la terapia hormonal para la menopausia puede empeorar la incontinencia por esfuerzo, y las mujeres que decidan iniciarla deberían ser conscientes de este hecho, pero el estrógeno vaginal (ver capítulo 13) ayuda en algunos casos por razones que desconocemos. Es posible que el estrógeno en bajas cantidades en la uretra y la vagina (como sería típico con la THM) actúe de un modo y las dosis más altas que propician las hormonas vaginales en los tejidos de la vagina y la vejiga actúen de otro.

La cirugía también puede ser útil para la IUE. La intervención más habitual se denomina «cabestrillo mediouretral» y consiste en tender bajo la uretra una cinta de malla que proporciona el mismo tipo de apoyo que un pesario. Hay distintos tipos de intervención con cabestrillo que sobrepasan el alcance de este libro. Muchas mujeres han oído o leído informaciones inquietantes sobre las mallas vaginales y tal vez se sorprendan al ver que incluyo una recomendación sobre este tratamiento para la IUE. No todas las mallas son iguales, un aspecto importante que a menudo se obvia en las noticias que publica la prensa.

Meter todas las mallas en el mismo saco sería como tratar a todos los coches por igual, desde los vehículos que han pasado inspecciones de seguridad y están bien valorados por las asociaciones de consumidores hasta los *buggies*, que no tienen bolsas de aire ni cinturones de seguridad. Sí, tanto unos como otros son vehículos a motor, pero no se pueden comparar.

Buena parte de las críticas que han despertado las mallas se refieren a productos que no se probaron de manera adecuada y nunca deberían haber salido al mercado. Tengo la suerte de que los especialistas en vejiga con los que llevo años trabajando nunca se han planteado emplear esos productos porque los datos eran de muy baja calidad. Como las farmacéuticas anunciaron la «sencillez» de esas mallas a bombo y platillo —la cirugía tradicional para incontinencia y prolapso (del que hablaremos más adelante) requiere preparación adicional además de la residencia—, a menudo recurrían a ellas cirujanos que nunca deberían haber realizado siquiera la intervención. No disculpo a esos médicos; solo intento explicar la diferencia entre una malla mal diseñada y una que ha sido estudiada a fondo y ha demostrado ser segura en manos de un cirujano competente.

Los cabestrillos mediouretrales, la cirugía con malla más habitual para la IUE, es quizá una de las intervenciones más estudiadas en ginecología. La abundancia de datos es sorprendente y demuestra que hay doctores comprometidos con la salud femenina. Las pacientes se muestran muy satisfechas y la tasa de complicaciones es baja. Hay riesgos, como sucede con todas las operaciones, y un buen cirujano los explicará todos de antemano para que cada paciente pueda sopesar los pros y los contras. Por desgracia, pocas mujeres afectadas de IUS se informan de las posibilidades de la cirugía y se cierran en banda en cuanto oyen la palabra «malla».

Vejiga hiperactiva

Una vejiga hiperactiva es exactamente lo que su nombre indica: la vejiga siente el impulso de vaciarse con volúmenes inferiores a lo que sería habitual. Cuando una vejiga es hiperactiva se contrae sin recibir la señal de que se está llenando y necesita vaciarse. La VH no es una afección específica de la menopausia sino un síndrome muy habitual.

Por lo general, el volumen que se elimina oscila entre 180 y 240 ml. Sin embargo, cuando padeces VH la urgencia de ir al baño aparece con volúmenes inferiores. En algunas mujeres, la urgencia se manifiesta ante señales concretas, como encaminarse al baño o bajarse la ropa, pero en otros casos surge sin más. La molestia de la VH se limita a la urgencia; la mujer es capaz de llegar al baño a tiempo, solo que debe hacerlo a menudo, algo que resulta incómodo e irritante. Sin embargo, la urgencia puede ser tan grande que la vejiga se vacíe, en caso de que padezca incontinencia urinaria, y la fuga en este caso puede ser pequeña o grande. Si una mujer pierde movilidad, lo que antes era una vejiga hiperactiva sin fugas podría convertirse en incontinencia, porque podría no llegar al baño a tiempo.

Las mujeres que alberguen sospechas de sufrir ese síndrome, deberían llevar un diario de la vejiga, que implicaría anotar todo lo que beben y orinan durante un mínimo de veinticuatro horas para llevar un recuento de la frecuencia con la que van al baño, el volumen de orina que expulsan, si sufren fugas y si son muy escasas o abundantes. El diario ayudará al médico a saber cómo evoluciona el trastorno, así como a asegurarse de que realmente padecen el síndrome o sencillamente beben tanto a lo largo del día que sus múltiples viajes al baño se deben sencillamente a que su vejiga funciona con normalidad. También es importante descartar una infección de vejiga.

Las terapias para la vejiga hiperactiva apoyadas por datos médicos incluyen:

- **ENTRENAMIENTO DE LA VEJIGA:** se trata de una técnica de control mental, por cuanto es el cerebro el que le ordena a la vejiga relajarse para que se pueda llenar o contraerse para poder vaciar. El entrenamiento mental implica incrementar el tiempo que transcurre entre viajes al baño para enseñar a la conexión cerebro-vejiga que acepte más orina antes de disparar la alarma. También incorpora técnicas para mitigar la urgencia, como relajación o distracción. Fortalecer la conexión entre el cerebro y la vejiga es eficaz porque la mayoría de las señales que viajan de uno a la otra son las que promueven la relajación de la vejiga. En los estudios, este tipo de entrenamiento supera a las medicaciones para la VH.
- **DIETA:** algunos alimentos pueden irritar la vejiga y contribuir así a los espasmos. Los alimentos a restringir o suprimir serían café, té, refrescos, edulcorantes artificiales, jugos de fruta y alcohol.

- **REVISAR LA MEDICACIÓN:** algunas mujeres toman diuréticos, que incrementan el volumen de orina. En ocasiones puede ser posible cambiar esa medicación por otra que no afecte a la micción.
- **FISIOTERAPIA DEL SUELO PÉLVICO:** la presión en el suelo pélvico envía señales a la vejiga, que la inducen a relajarse. Eso puede ayudar a reducir la hiperactividad de la vejiga en general. Además, con el entrenamiento, las mujeres pueden aprender también una maniobra para reducir la urgencia de la orden. Llevar a cabo una serie de cinco «parpadeos», contraer y relajar con rapidez los músculos pélvicos tan pronto como nos acomete la urgencia de miccionar relajará la vejiga y nos proporcionará tiempo para llegar al baño sin sufrir fugas.
- **MEDICACIÓN:** puede ayudar a reducir las contracciones de la vejiga. Hay una gran variedad de fármacos en el mercado. Si uno resulta ineficaz o no toleramos sus efectos secundarios, otro puede dar mejor resultado o presentar mejor tolerancia. Los fármacos más habituales para la VH incluyen oxibutinina, solifenacina, tolterodina, darifenacina, fesoterodina y trospio. En general, si una mujer ha probado sin éxito un medicamento para la VH, debería visitar a un especialista.
- **INYECCIONES:** la toxina botulínica (bótox) inyectada en la vejiga es muy efectiva.
- **CIRUGÍA:** consiste en implantar un dispositivo para estimular los nervios que se dirigen a la vejiga. No suele recomendarse a menos que cualquier otro tratamiento haya fracasado.

Existen muchas otras terapias para la vejiga hiperactiva que están menos estudiadas, como las de energía electromagnética y una terapia similar a la acupuntura denominada «estimulación del nervio tibial posterior».

Carúnculas

Aparece cuando las células de la uretra asoman y se irritan a causa del deterioro del tejido. La carúncula es una lesión roja de 1 cm de tamaño aproximadamente que aparece en la abertura de la uretra. Como es muy difícil mirarse la vulva, las mujeres que utilicen el teléfono como si usaran un palo de selfi, verán una masa protuberante que parece asomar de la vagina. Puede dar miedo a primera vista —son de un color rojo rabioso—, hasta el punto de que se podría confundir con un cáncer, pero no es maligna.

La carúncula está relacionada con la pérdida de estrógenos en el tejido que sostiene la abertura de la uretra y reacciona bien a las cremas de estrógeno tópicas, ya sean a base de estradiol o de ECE (estrógenos combinados de origen equino).

Prolapso de órganos pélvicos

El prolapso de órganos pélvicos o POP es el descenso o caída de la vagina, el útero, la vejiga, el intestino o una combinación de los anteriores. Es difícil de visualizar, así que imagina una mano cubierta con un calcetín; si pellizcaras el interior y lo arrastraras hacia la abertura tendrías una representación de lo que pasa cuando se produce el prolapso.

Cierto grado de POP es normal a medida que envejecemos, porque los tejidos caídos son sinónimo de envejecimiento del colágeno. La vagina está literalmente diseñada para dilatarse (algo muy conveniente si tienes que dar a luz a un bebé), pero eso hace también que sus tejidos elásticos sean sumamente vulnerables a los efectos de la edad.

Un prolapso leve es tan habitual que entre el 40 y el 50 por ciento de las mujeres sin síntomas descubrirían que lo padecen en un reconocimiento, así que el hecho de sufrir POP o no sufrirlo no es tan importante como la presencia de síntomas molestos a consecuencia del prolapso.

El síntoma más habitual del prolapso de los órganos uterinos es una protuberancia en la abertura vaginal que se puede notar con el secado e incluso al sentarse. La sensación de presión en la zona o de que algo está cayendo también son síntomas de POP, y cuando el prolapso es grave, la parte caída podría descender tanto que colgara de la vagina (imagina un calcetín vuelto del revés a medias). Otros síntomas incluyen dificultades para defecar y en ocasiones el prolapso puede obstruir el flujo de la orina. El POP no provoca relaciones sexuales dolorosas ni dolor pélvico.

El prolapso de órganos pélvicos no es una afección específica de la menopausia. Se relaciona con cambios en el colágeno debidos a la edad, a la susceptibilidad genética y a cualquier actividad que pueda dañar el colágeno en los tejidos, como fumar, el estreñimiento crónico y los partos.

A algunas mujeres les preocupa el prolapso mientras que otras no le dan la menor importancia. Es un aspecto a tener en cuenta, porque a menos que el POP obstruya el flujo de la orina o sea tan grave que los tejidos cuelguen fuera de la vagina y empiecen a ulcerarse por la exposición (no están diseñados para ser externos), no requiere tratamiento médico. El POP solo acostumbra a tratarse cuando molesta a la paciente. La calidad de vida es importante, pero se trata de una distinción importante; aunque tratar el POP es una opción válida, no siempre es necesario desde el punto de vista médico.

Numerosas mujeres notarán una mejora considerable de los síntomas poniendo en práctica los ejercicios para los músculos del suelo pélvico (los ejercicios Kegel que hemos comentado anteriormente) y usando un pesario, que es un aparato que se coloca en la vagina para apoyar los tejidos, parecido a un anillo para la incontinencia pero más potente.

Su colocación requiere un poco más de pericia profesional que el anillo para la incontinencia: el médico deberá poseer conocimientos sobre las tallas de los pesarios así como entender cómo se adaptará cada uno a la anatomía de la mujer y al tipo y a la gravedad de su prolapso. Los pesarios resultan muy eficaces para el prolapso de órganos pélvicos y sus tasas de satisfacción son muy altas. Incluso en caso de POP avanzado, un pesario correctamente colocado dará buenos resultados en dos tercios de las pacientes aproximadamente.

Describir la cirugía del prolapso de órganos pélvicos sobrepasa el alcance de este libro. Habría que animar a las mujeres a intentar todas las opciones no quirúrgicas en primer lugar y, si esas opciones fallan o el prolapso sigue molestando, entonces la cirugía sería un remedio viable. La operación del prolapso es cirugía mayor y las tasas de recurrencia son altas; el problema está en la debilidad del tejido y una operación no va a reparar eso. Puede provocar dolor pélvico o relaciones dolorosas; a menudo se podrán tratar estos síntomas, pero no siempre. Cualquier mujer que se plantee recurrir a la cirugía para el POP debería someterse al reconocimiento de un cirujano —ya sea un ginecobstetra, ya un urólogo— que esté especializado en uroginecología para poder valorar juntos los riesgos contra los beneficios.

EN RESUMIDAS CUENTAS

- El riesgo de infecciones del tracto urinario aumenta tanto con la menopausia como con la edad y el estrógeno vaginal es una estrategia preventiva efectiva.
- La incontinencia es habitual y el riesgo es mayor a medida que las mujeres envejecen, en particular a causa de problemas relativos a la edad más que a los cambios hormonales de la menopausia.
- A menudo los profesionales de la salud restan importancia a los problemas de incontinencia de las mujeres, que por desgracia quedan sin tratamiento.
- La incontinencia urinaria por estrés sucede cuando la uretra es incapaz de cerrarse para prevenir fugas; hay muchas terapias efectivas no quirúrgicas, pero también existen opciones quirúrgicas que dan excelentes resultados.
- La vejiga hiperactiva se debe a una conexión espasmódica entre el cerebro y la vejiga, y hay muchos tratamientos efectivos.

Capítulo 15

Hablemos de sexo: la complicada historia del deseo

Hablar de sexo es complicado; nos bombardean constantemente con imágenes según las cuales nuestras vidas deberían girar en torno al sexo. ¡Sexo, sexo y más sexo! Cualquier cosa inferior a eso no es normal. Sin embargo, según los estudios, hay una gran desconexión entre las aspiraciones que notifica la gente en cuestión de sexo (¡Mucho! ¡Más!) y la cantidad de veces que lo practica (una vez a la semana, un poco más en el caso de las personas casadas).

Los motivos por los que personas que en principio podrían practicar el sexo más a menudo (es decir, las personas que tienen pareja) no lo hacen son complicados. Algunos no saben comunicar sus preferencias; nadie debería dar por supuesto lo que quiere su pareja en materia de sexo, igual que no debería presuponer lo que le apetece al otro para cenar. Otros tal vez afirmen querer sexo por encima de todas las cosas, incluso en las encuestas, a causa de la presión social. Hay gente que miente cuando le preguntan por su intimidad, porque admitir algo ante ti misma no siempre es fácil. Asimismo, muchas querríamos disfrutar más de las cosas que nos gustan, así que cuando participamos en una encuesta tal vez carguemos las tintas en comparación con lo que sería factible en la vida real.

Y, para terminar, están las ideas equivocadas que arrastramos en torno al sexo. Mucha gente comete el error de pensar que mantener relaciones en pareja es una de esas cosas espontáneas que no requieren planificación. Y si bien la pasión, el deseo y la emoción de estar con alguien nuevo puede ser un acicate poderoso para el sexo al principio de la relación, la verdad es que, a la larga, una vida sexual satisfactoria precisa dedicación. Numerosas personas dedican más esfuerzo a organizar las extraescolares de sus hijos, limpiar la casa, publicar en sus redes sociales o hacer la compra que a su vida sexual. No pretendo juzgar a nadie. Solo me limito a constatar hechos importantes. Para que el sexo sea una de nuestras máximas prioridades, tendremos que convertirlo en una de nuestras máximas prioridades.

Aparte de eso, hay toda una industria farmacéutica, al igual que muchos médicos, empeñados en hacer creer a las mujeres que no ponerse cachondas (no experimentar un fuerte deseo espontáneo o una excitación intensa) es una enfermedad. Con eso quiero decir que la respuesta sexual normal de muchas mujeres ha sido medicalizada y convertida en una enfermedad que solo se puede tratar con fármacos. Esta postura sesga el mensaje que reciben las mujeres, porque son los medicamentos para la libido los que copan los titulares, no las respuestas sexuales normales.

Hace varios años, se comercializó un fármaco llamado flibanserina para el trastorno del deseo sexual hipoactivo (TDSH), un síndrome que ya no existe y que bien podría denominarse «ausencia de excitación sexual espontánea». Fue promovido con insistencia por un grupo de especialistas en medicina sexual patrocinados por la gran industria farmacéutica. Llamaron a su campaña *Desquítate*. Los hombres cuentan con toda clase de medicamentos para mejorar su vida sexual, mientras que nadie piensa en las mujeres, decían. Y la situación era dramática, porque hasta el 43 por ciento de las mujeres padecían ausencia de libido. ¡Una auténtica epidemia de trastorno del deseo!

Recuerdo que la primera vez que leí esas cifras me quedé estupefacta. Conozco a muchas mujeres, hablo con mujeres a diario sobre sexo y sabía bien que la mitad de mis pacientes no estaban preocupadas por sus relaciones sexuales. De hecho, el rango de mujeres con trastornos de la libido se situaba entre el 7 y el 10 por ciento. Todavía significativo, pero mucho menos sensacionalista. El segundo problema eran los datos relativos a *Desquítate*. Las mujeres cuentan con medicaciones que son el equivalente a los inhibidores de la fosfodiesterasa (fármacos parecidos a la Viagra): estrógeno y DHEAS vaginales, estrógenos orales y transdérmicos, y osfemina oral. Igual que los inhibidores de la fosfodiesterasa, incrementan el flujo sanguíneo a los genitales. Los inhibidores de la fosfodiestarasa mejoran la capacidad mecánica de mantener relaciones —como el estrógeno, las DHEAS y la osfemina—, no el deseo.

Los medios apoyaron sin reservas el objetivo, impulsado por *Desquítate*, de conseguir que se aprobara la flibanserina para las mujeres, y la prensa se implicó incluso en la petición a la Agencia Estadounidense de Alimentos y Medicamentos (FDA). ¿Quién financiaba *Desquítate*? Sí, la empresa que fabricaba el medicamento.

Los antecedentes importan, porque las dificultades sexuales son frecuentes, pero una dificultad no es un trastorno ni una enfermedad. La realidad de la sexualidad femenina ha sido ficcionalizada al servicio de un guion patriarcal y medicalizada en beneficio de la industria farmacéutica. El modelo médico no se puede aplicar a la libido, porque las razones que llevan a las personas a practicar el sexo son complicadas, variadas, individuales y están influenciadas por factores múltiples. Un bajo deseo sexual no se puede analizar desde un modelo médico, como si fuera apendicitis. Al fin y al cabo, que tu pareja se preocupe por tu apéndice, que puedas hablar con él de tu apéndice y tu pareja contigo, o que colabore en las tareas de la casa, no influirá en que contraigas o no apendicitis.

Deconstrucción del deseo

Antes de hablar del deseo y de los cambios que podrían experimentar al respecto las mujeres en transición a la menopausia o en posmenopausia, tenemos que dejar claro de qué estamos hablando. Como dice el gato de Cheshire: si no sabes adónde vas, ¿cómo quieres llegar?

El deseo pueden ser las expresiones activas de querer participar en una actividad sexual o sencillamente mostrarte receptiva a participar en ella. Y eso significa que la falta de libido espontánea no es un trastorno médico. El modelo tradicional de respuesta sexual se basa en la libido espontánea, que conduce a la excitación y luego al orgasmo.

Como tantas cosas en la vida y en medicina, se inspiraba ante todo en la respuesta sexual de los hombres. Ahora sabemos que ese modelo no se puede aplicar a muchas mujeres y tampoco funciona con todos los hombres. Me parece un buen momento para añadir que el patriarcado perjudica a los hombres tanto como a las mujeres, porque los varones que no se adaptan al modelo de *siempre estoy pensando en sexo y estoy a punto en todo momento* son considerados inferiores, cuando en realidad se limitan a seguir el guion sexual que mejor les funciona.

La doctora Rosemary Basson introdujo un nuevo modelo en el año 2000 según el cual el deseo es mucho más complicado que una línea recta desde la libido hasta el orgasmo. Parece ser que el deseo no siempre aparece espontáneamente y no es la única razón que lleva a las personas a mantener relaciones sexuales. El sexo es multidimensional, como los seres que lo practican. El deseo espontáneo o libido tal vez sea una de las razones que nos inducen a practicar el sexo, pero la gente también puede compartir intimidad por otros motivos (por ejemplo, por necesidad de consuelo o por satisfacer a su pareja) y luego, una vez que todo está en marcha, interviene el deseo. La libido a menudo aparece a raíz de la excitación y es importante normalizar esta experiencia.

Imagina el sexo como una fiesta y la falta de libido espontánea como estar sentada en el sofá sin plantearte ni remotamente la idea de asistir. De hecho, es noche de película en pijama, con el retenedor puesto. Tu pareja dice: «Oye, ¿te apetece ir a una fiesta?». Y tú contestas: «Uf».

Pero entonces tu pareja te recuerda lo mucho que te divertiste la última vez. Es verdad, lo pasaste bien. Y luego te dice lo guapa que estás en todo momento, no solo cuando vas a una fiesta. Y que siempre insistes en que no bailarás, pero al final lo haces. Entonces piensas: Bien, iré a la fiesta cinco minutos, pero no me voy a cambiar de ropa. Ya estás dispuesta.

Tu pareja dice: «Maravilloso, eres preciosa, puedes ir en pijama o como quieras». Y van hacia la fiesta. Y sí, te pones a bailar en cuanto llegas y te diviertes mucho. Después pasan un rato acurrucados y hablando de la fiesta y, sí, te alegras de haber ido.

Este es el modelo del deseo reactivo. Uno de tantos, en realidad, porque las relaciones son complejas. Pero el hecho de que necesites que alguien prenda tu chispa no es raro; es así como funciona la libido todas las veces para algunas mujeres y de vez en cuando para otras.

Antes de que este modelo se aceptara de manera generalizada, el trastorno del deseo convencional se conocía como trastorno del deseo sexual hipoactivo o TDSH. Se desechó porque se centraba en la libido espontánea y medicalizaba algo que es una experiencia normal para muchas mujeres: el deseo reactivo. No creo que te sorprenda saber que, si bien el diagnóstico de TDSH se ha abandonado por dar categoría de enfermedad a algo que no lo es, todavía se utiliza en artículos que promocionan la medicación para... sí, el TDSH.

El nuevo término para el trastorno del deseo es «trastorno del interés y la excitación sexual» (TIES) y para cumplir los criterios una mujer debe cumplir durante un mínimo de seis meses tres o más de los criterios siguientes:

- Deseo mermado o ausente de mantener relaciones sexuales.
- Pensamientos/fantasías sexuales mermados o ausentes.
- Iniciativa y receptividad mermada o ausente respecto a la actividad sexual.
- Placer sexual mermado o ausente.
- Deseo mermado ante los estímulos sexuales o la estimulación.
- Sensaciones genitales o no genitales mermadas o ausentes.

Aparte de eso, los síntomas deben preocupar a la mujer; si solo preocupan a su pareja no se diagnostica el trastorno. Y no debe haber otras causas que expliquen los síntomas, como problemas en la relación, técnica sexual inadecuada, medicación con efectos secundarios o relaciones sexuales dolorosas.

También se debe tener en cuenta que el deseo casi siempre es más alto al principio de la relación y tiende a decaer en el 50 por ciento de las relaciones aproximadamente que duran tres años o más. Sí, un 50 por ciento en solo tres años. Teniendo en cuenta estas estadísticas, la reducción de la libido se convierte en una consecuencia natural de las relaciones a largo plazo. También hay que recalcar que al principio de la relación las parejas se esfuerzan más en cultivar el deseo.

Menopausia y deseo

La transición a la menopausia se relaciona con un declive del deseo. Un estudio reveló que el 12 por ciento de las mujeres de edades comprendidas entre los cuarenta y cinco y los sesenta y cuatro años experimentaban trastornos de la libido, y entre las mujeres mayores de 65 el porcentaje aumentaba un 7.4 por ciento. Es interesante saber que los trastornos del deseo no guardan relación con los niveles hormonales. Hay mujeres con niveles bajos de estrógeno y testosterona que experimentan niveles altos de deseo, y a la inversa. En consecuencia, los niveles hormonales no serán un factor a tener en cuenta a la hora de valorar las inquietudes de una mujer relativas a su libido.

Los problemas de deseo en la menopausia se pueden confundir con las dificultades sexuales. Con eso quiero decir que, si las relaciones son dolorosas, cabe esperar una reducción de la libido. Sucederá lo mismo sea cual sea la causa del dolor en las relaciones, y hay muchas en potencia. El síndrome genitourinario de la menopausia (SGM), un motivo de molestias en la práctica sexual muy habitual, se aborda en el capítulo 13. Aquellas que quieran saber más sobre otras causas de dolor tal vez quieran echar un vistazo a *La biblia de la vagina,* que tiene varios capítulos dedicados al tema. Las mujeres que sufren incontinencia también podrían ver disminuido su deseo sexual si temen sufrir pérdidas de orina o heces durante el acto.

También es importante tener en cuenta las afecciones médicas y los fármacos que pueden afectar al deseo. Por ejemplo, si una mujer duerme mal o sufre depresión, sus ganas de practicar el sexo podrían resultar afectadas. Además, algunas medicaciones influyen directamente en la libido o pueden generar dificultades para alcanzar el orgasmo, algo que es un problema en sí mismo y que puede también mermar el deseo. Esas medicaciones incluyen (pero no se limitan a) muchos antidepresivos, espironolactona, betabloqueantes, trazodona (un medicamento para el insomnio) y opioides. La terapia hormonal para la menopausia por vía oral afecta potencialmente al deseo, pues impulsa la fabricación de globulina fijadora de hormonas sexuales (¿te acuerdas de «hay sitio hoy en el autobús, guapa»?), de modo que hay menos testosterona activa disponible. Aunque los niveles de testosterona no predicen la libido, en ocasiones cambiar del estrógeno oral al transdérmico puede ayudar. Hay que reconocer también que la relación de la testosterona y la libido es complicada, porque las mujeres afectadas de síndrome de ovario poliquístico (SOP) presentan niveles más altos de testosterona y sin embargo no declaran un incremento del deseo; de hecho, a menudo informan de lo contrario. Cuando el antidepresivo parece ser la causa del descenso de la libido, cambiar a bupropión, un antidepresivo menos propenso a producir este efecto secundario, o añadir este medicamento al otro antidepresivo (si se considera seguro en relación a la enfermedad) son opciones a tener en cuenta. Otras posibilidad es probar un inhibidor de la fosfodiesterasa, como Viagra.

Así pues, cuando el deseo parece haberse esfumado, el primer paso será revisar la medicación, las afecciones médicas, la vida en general y la comunicación con tu pareja. Los problemas de relación, el estrés financiero, laboral o de otro tipo, también pueden afectar a la libido.

No es raro que las mujeres, según se hacen mayores, necesiten más estimulación física para excitarse y alcanzar el orgasmo. Recuerda, toda la señalización y las piezas envejecen. Algunas mujeres necesitan anteojos, otras precisan audífonos, así que requerir ayuda para conseguir la suficiente estimulación para excitarse o alcanzar el orgasmo es algo que también puede ocurrir. Las razones se desconocen, pero algunas posibilidades incluyen reducción de la irrigación sanguínea, disminución del tamaño del clítoris, pérdida de masa muscular en el elevador del ano (los músculos que se contraen físicamente durante el orgasmo) o en envejecimiento general del sistema nervioso.

En consecuencia, algunas mujeres descubren que, si bien antes eran capaces de alcanzar el orgasmo mediante la masturbación, el sexo oral o la penetración vaginal, ahora no pueden. Y si el sexo es menos satisfactorio físicamente, el deseo se puede ver afectado. El primer paso será aumentar el volumen sensorial con un vibrador, si acaso no se está usando (siempre y cuando no resulte doloroso, un factor que debería investigarse de antemano). Si la mujer ya está usando un vibrador, invertir en uno que pueda aportar más estimulación o que estimule otras zonas (por ejemplo, vaginal o analmente) podría ayudar. Yo, por ejemplo, recomiendo a mis pacientes que visiten la sex shop de la zona, Good Vibrations. El personal es increíblemente servicial, lo saben todo sobre vibradores y están encantados de ayudar. Son maestros del placer sexual. En muchas ciudades hay tiendas parecidas, y para aquellas que se sientan incómodas con la idea de acudir en persona, una conversación telefónica les permitirá elegir la mejor alternativa online.

Otra idea interesante sería fortalecer los músculos del suelo pélvico, que se contraen físicamente durante el orgasmo. Para saber más sobre el trabajo con el suelo pélvico, vuelve al capítulo 14 o echa un vistazo a mi libro *La biblia de la vagina*. Asimismo, una visita a una fisioterapeuta del suelo pélvico para una valoración formal y un plan de tratamiento podría ayudar. Plantéate contraer el músculo elevador del ano durante los preliminares para incrementar el flujo de sangre y la estimulación.

Potenciar la libido

¿Cómo se las ingenia la gente para mantener vivo el deseo? Para la realización de un estudio, los investigadores entrevistaron a personas que mantenían vivo el deseo en su relación de larga duración y compararon las respuestas con los que no. La satisfacción sexual y la pasión habían obtenido puntuaciones más altas entre las personas que mantenían relaciones más a menudo, tenían más orgasmos, recibían más sexo oral, probaban distintas posiciones, se esforzaban en crear ambiente y se comunicaban acerca de sus necesidades y deseos sexuales. Es improbable que el cambio de posición genere endorfinas mágicas sexuales; más bien parece que muchos de esos factores estén asociados con la disposición a mantener conversaciones sobre sexo desde la curiosidad y a probar cosas distintas para complacer a la pareja. Imagina el sexo como una noche de películas. Si escogieras cada noche de un pequeño repertorio y nunca le preguntaras a tu pareja qué películas le gustan o si te dijera qué quiere ver y tú no le hicieras caso, la idea de la noche de películas perdería la gracia con el tiempo.

Otro estudio demostró que las mujeres convencidas de que el disfrute sexual disminuye con la edad tienen el doble de probabilidades de experimentar disminución de la libido, frente a las mujeres ajenas a esta creencia.

Teniendo eso presente, no sería mala idea que la mujeres de camino a la transición menopáusica rechazaran las ideas que puedan albergar sobre la edad como sinónimo de final de la vida sexual, pensaran cómo pueden ser proactivas en el cultivo del deseo y trabajaran la comunicación sobre su relación y el sexo antes de que aparezca el problema.

Opciones no farmacológicas para la disminución de la libido

Como la comunicación es la piedra angular de las relaciones sexuales satisfactorias a largo plazo, es importante que las mujeres se planteen si su comunicación de pareja es buena y si sus necesidades sexuales —entendido como lo que ellas quieren— están cubiertas. Porque hablar de sexo parece más difícil que practicarlo, una terapeuta sexual, un psicólogo o una terapeuta matrimonial o de familia podría ayudarlas. Pueden enseñarles técnicas tanto de comunicación como sexuales y también proporcionarles destrezas para sobrellevar los problemas de relación. Habrá ocasiones en que la libido y la frecuencia sexual experimenten altibajos, y tolerar las horas bajas es tan importante como celebrar los momentos álgidos.

Plantéate hacer una terapia cognitivo conductual o TCC, la terapia orientada a objetivos que hemos mencionado al hablar de los sofocos y el insomnio; es muy efectiva también para cultivar el deseo y resulta más efectiva que la medicación. Piensa en la TCC como un sistema para fortalecer las rutas cerebrales de la libido. Una de las mayores expertas del mundo sobre el tema y amiga mía, la doctora Lori Brotto, ha escrito un libro fantástico sobre el deseo y la TCC, *Better Sex Through Mindfulness* (*Mejora tus relaciones sexuales con el mindfulness*). Recomiendo este libro a cualquier mujer que experimente problemas de falta de libido o esté entrando en la transición menopáusica para que adquiera una colección de herramientas potentes con las que prevenir el declive del deseo relacionado con la menopausia. Hay apps que afirman mejorar o aumentar la vida sexual, pero es importante tener en cuenta que no existen estudios al respecto, así que no sabemos si de verdad aportan efectos significativos. Una de esas aplicaciones se llama Rosy e incluye información sobre técnicas de *mindfulness*, datos sobre sexo e incluso acceso a terapeutas sexuales y otros profesionales.

Las estrategias que pueden ayudar a cultivar el deseo incluyen:

- **FANTASÍAS:** en algunos casos, las fantasías equivalen a ver material erótico o porno, pero también vale leer literatura erótica. Otra opción podría ser hacerse con un buen libro de fantasía sexual (por ejemplo, *Gardens of desire*) y leérselo al otro por turnos en voz alta. A mí personalmente me gusta crear *fan fiction* histórica con mi pareja o imaginar que nos hubiéramos conocido en un momento distinto de nuestras vidas y cómo habrían sido nuestros encuentros sexuales. Es como regresar al principio de la relación una y otra vez.

- **PRELIMINARES:** son importantes para disfrutar de un sexo plancentero, en especial para excitarse. Pero los preliminares empiezan cuando te levantas por la mañana; no se limitan a los actos físicos sino también cómo te hace sentir y te trata el otro. Dedica tiempo a los preliminares antes de que empiece la práctica sexual, por ejemplo, con mensajes sexys o notitas por la casa. Una vez, al volver de un viaje e ir a buscar el coche en el aeropuerto, encontré una nota de amor pegada debajo del limpiaparabrisas. Saber que alguien piensa en ti cuando menos te lo esperas genera intimidad. Los preliminares significan cosas distintas para cada persona, de ahí que sea importante una buena comunicación. En cualquier caso, los estudios nos dicen que la gente en general querría más preliminares como parte de la práctica sexual.
- **DESPUÉS DE LA INTIMIDAD:** acurrucarse, besarse y charla de almohada. Si todo eso te gusta, puede mejorar tu satisfacción sexual, que a su vez te ayudará a mantener vivo el deseo. Si tu pareja no lo hace, pídeselo. Es posible que te sorprenda.
- **RESERVAR TIEMPO PARA LA INTIMIDAD:** muchas personas piensan que eso no «debería» hacerse, pero se trata de una actitud equivocada. Reservar tiempo puede ser una cita de una noche o una escapada romántica. Incluso en tiempos de confinamiento es posible encontrar maneras. Por ejemplo, mi pareja me invitó formalmente a asistir a un concierto de piano clásico a través del zoom. Nos vestimos como si fuéramos a salir y disfrutamos de cocteles y aperitivos.
- **PONTE LAS PILAS:** prueba distintas posiciones y más sexo oral. Una vez, un novio que tenía me dijo que había estado leyendo *Cosmopolitan* en el gimnasio y se había dado cuenta de que no había prestado suficiente atención a mi monte de Venus. La idea de que hubiera leído algo y se hubiera planteado cómo

eso podía incrementar mi placer sexual me puso a cien, así como la atención extra a mi monte de Venus.

¿Quién tiene tiempo para una terapia cognitivo conductual (TCC) o para cultivar el deseo? Piensa en el rato que la gente dedica a comprar en el supermercado, a preparar la comida, a ayudar a los niños a prepararse para el cole o a redactar una presentación para el trabajo. Dedicamos un gran esfuerzo a hacer toda clase de cosas. Cuanto más esfuerzo invertimos, mejores son los resultados. Hablar de sexo, de las cosas que te gustan y las que no, e innovar es el oxígeno que mantiene viva la relación sexual. Algunas de las cosas que hemos comentado —leer literatura erótica, más preliminares o añadir nuevas posiciones— no te van a quitar horas.

Medicación

Antes de probar medicamentos para aumentar la libido, las mujeres que están al final de la transición menopáusica y aquellas que la han dejado atrás deberían plantearse probar medicina para el SGM (capítulo 13), que incrementará el flujo sanguíneo en la vagina, la vulva y el clítoris, y podría mejorar su placer sexual. Además, mantener relaciones apetece más cuando te encuentras bien.

Asimismo sería conveniente maximizar las opciones no médicas, considerar la posibilidad de cambiar algún medicamento que pudiera estar afectando a la libido, explorar la terapia cognitivo conductual así como las fantasías, fomentar la intimidad con la pareja y hablar con un terapeuta sexual o algún otro profesional de las relaciones. También habría que contemplar la posibilidad de usar un vibrador para incrementar el flujo sanguíneo y los orgasmos, sin olvidar el fortalecimiento de los músculos del suelo pélvico. Hay que tener en cuenta que los estudios sobre este tipo de medicamento suelen ser de baja calidad y podrían acarrear riesgos que desconocemos.

En caso de que las opciones anteriores no den resultado y de que la mujer no experimente dolor en las relaciones sexuales, se puede considerar la medicación. Es importante recordar, pese a todo, que en la mayoría de los estudios de medicamentos para incrementar el deseo, las participantes ya mantenían dos o tres episodios de sexo satisfactorio al mes, así que los estudios reflejan a un porcentaje muy pequeño de mujeres con este tipo de trastorno. Por si fuera poco, estos medicamentos se prueban por lo general para el TDSH, es decir, la falta de deseo espontáneo, y no para lo que ahora consideramos un trastorno del deseo. Ignoramos cómo funcionan esos fármacos para las mujeres que mantienen sexo pocas veces al año o para aquellas que tienen problemas con el deseo reactivo, o si funcionan siquiera.

Bupropión

El antidepresivo conocido como Wellbutrin no está aprobado para los trastornos de la libido, pero comparte muchas propiedades con un medicamente que sí lo está (flibanserina, comentado más adelante), cuenta con un perfil de riesgo muy estudiado y se vende como genérico. El bupropión puede ser eficaz para ayudar a algunas mujeres que experimentan bajos niveles de deseo provocados por otros antidepresivos. Además, un estudio indicaba que 300 mg al día incrementaban el placer sexual y la excitación.

Como el bupropión es un medicamento muy conocido que no plantea dudas en relación al cáncer, podría ser una buena medicación de inicio para las mujeres con problemas de libido aunque sea una indicación no aprobada. En algunos casos de mujeres que sufren depresión o que toman otros medicamentos para el estado de ánimo podría no ser buena opción.

Testosterona

Los niveles de testosterona disminuyen poco a poco con la edad. La testosterona no está aprobada para el bajo deseo sexual, pero hay suficientes estudios como para poder dar algunos consejos sobre su utilización. No hay datos adecuados, en cambio, para recomendar la testosterona para los trastornos de la libido antes del fin de la menstruación, pero podría ayudar a algunas mujeres posmenopáusicas.

Todos los datos sobre la testosterona son a corto plazo y plantea algunas dudas no resueltas en relación a la enfermedad cardiaca, el cáncer uterino y el cáncer de mama; en un estudio llevado a cabo a lo largo de veinticuatro semanas hubo tres nuevos casos de cáncer de mama entre las mujeres que usaban testosterona frente a ninguno en el grupo placebo.

Los problemas de seguridad en relación a la testosterona podrían proceder de la propia hormona o del hecho de que la testosterona se metaboliza a estradiol, o tal vez los estudios con los que contamos no reflejen los riesgos de manera adecuada; o bien los sobreestiman o bien los subestiman. Es muy importante que las mujeres lo tengan en cuenta, porque cuando queremos que un medicamento nos funcione, las personas tendemos a pensar que sus riesgos no nos afectarán, pero no debemos darlo por supuesto. Un riesgo desconocido significa que ignoramos la frecuencia con que ese peligro se puede manifestar; solamente sabemos que ha dado problemas y que el medicamento no está suficientemente estudiado como para aclarar las dudas relativas a la seguridad.

El otro problema de la testosterona es que no hay productos comerciales especialmente formulados con las dosis bajas que necesitan las mujeres.

En consecuencia, tienen que recurrir a fórmulas magistrales o reducir la dosis de productos formulados para hombres, así que las pacientes corren el riesgo de recibir demasiada testosterona, lo que podría provocar efectos secundarios como una voz más grave (permanente), vello en la cara y en el resto del cuerpo, acné, agrandamiento del clítoris y un impacto negativo en los lípidos.

En dosis de 300 mcg/día, la testosterona puede incrementar como máximo el número de episodios sexualmente satisfactorios en uno o dos cada cuatro semanas en comparación con el placebo (los estudios emplearon un parche). Otro estudio, sin embargo, probó un gel de testosterona y no halló ninguna diferencia con el placebo.

Los implantes subcutáneos de testosterona no deberían usarse; la dosis es demasiado alta y no se pueden quitar, y se sabe que esos productos han causado daños (ver capítulo 20).

En caso de que alguna mujer quiera explorar la testosterona cuando otros tratamientos se han revelado inefectivos, las opciones incluyen las siguientes:

- **CREMA, POMADA O GEL DE TESTOSTERONA AL 1 POR CIENTO, FÓRMULA MAGISTRAL:** este preparado plantea todos los problemas de dosificación de las formulaciones magistrales (ver capítulo 20). La dosis será de 0.5 g al día aplicada en los brazos, las piernas o el abdomen.
- **UN PRODUCTO DE USO TÓPICO DISEÑADO PARA HOMBRES (10 POR CIENTO DE LA DOSIS):** esta opción puede suponer un problema, ya que ni los dosificadores ni los envases están diseñados para dividir el producto en porcentajes.

Las mujeres que decidan que la testosterona es la opción adecuada para ellas deberían tener los lípidos y la presión sanguínea dentro de un rango normal antes de empezar y controlar ambos durante el tratamiento. También deben ser conscientes de que no contamos con datos de calidad para contraponer riesgos y beneficios después de doce semanas de utilización, de modo que desconocemos si los riesgos se acumulan con el uso prolongado. Las mujeres en tratamiento con testosterona deberían controlar sus niveles de testosteronas libres y/o de andrógenos libres al comienzo y durante la terapia con el objeto de mantenerlos dentro de un nivel normal para las mujeres. Si no hay mejora pasadas 12-14 semanas, hay que abandonar el tratamiento.

Flibanserina

Se comercializa bajo el nombre de Addyi. Actúa en el cerebro de manera parecida a como lo hacen muchos antidepresivos: sobre los neurotransmisores dopamina, serotonina y norepinefrina. Su uso solo está aprobado antes de la menopausia (desconocemos si podría ayudar y cómo tras el fin de la menstruación).

Comparada con el placebo, la flibanserina no mejora demasiado la libido. En los estudios, 100 mg al día de flibanserina parece propiciar 0.4-1 episodios adicionales de sexo satisfactorio cada cuatro semanas y requiere al menos cuatro semanas para empezar a funcionar (aunque es más probable que lo haga pasadas ocho semanas de uso diario). Efectos secundarios habituales incluyen mareos, fatiga y náuseas; en torno al 18 por ciento de las mujeres dejan la flibanserina a causa de los efectos secundarios. La flibanserina también puede provocar descenso de la presión sanguínea y las usuarias deberían abstenerse de beber alcohol desde dos horas antes de tomar la dosis hasta el día siguiente.

Bremelanotida

La marca comercial es Vylessi. Seguramente actúa en el cerebro, pero el verdadero mecanismo de acción se desconoce. La bremelanotida se administra mediante inyección un mínimo de 45 minutos antes del encuentro sexual previsto y se debe evitar el alcohol dos horas antes y dos después de emplear la medicación. Los efectos secundarios son frecuentes: el 40 por ciento de las mujeres sufren náuseas y, en un estudio, el 13 por ciento de las mujeres que emplearon el fármaco precisaron medicamento para las náuseas (lo que no es muy sexy). Otros efectos secundarios fueron frecuentes también y el 18 por ciento de las participantes decidió dejar el estudio frente al 2 por ciento de las mujeres que estaban usando el placebo. Las mujeres con enfermedad cardiovascular no deberían recurrir a la bremelanotida.

Bueno, ¿y qué tal funciona? En el mejor de los casos, es un poco más eficaz que un placebo. En los dos estudios que se usaron para lograr la aprobación de la Agencia de Alimentos y Medicamentos, la empresa empleó un sistema convencional de puntos para evaluar el deseo que constaba de dos preguntas:

Durante las cuatro últimas semanas, ¿con qué frecuencia ha sentido deseo o interés sexual?
Durante las cuatro últimas semanas, ¿qué puntuación otorgaría a su nivel de deseo o interés sexual?

Es importante señalar que el estudio solamente medía la libido espontánea, así que las preguntas no eran las ideales. La respuesta a ambas preguntas eran calificaciones que iban de casi nunca o nunca (1 punto) a casi siempre o siempre (5 puntos). Así que la puntuación más baja posible sería 2 y la más alta 10.

La bremelanotida incrementó el deseo en esa escala un promedio de 1.2 puntos en el 25 por ciento de las mujeres que recibieron el fármaco frente al 17 por ciento de las que recibieron el placebo. A mí ese resultado me parece decepcionante. Los dos estudios sondearon también el nivel de angustia de las mujeres ante su falta de libido espontánea. Al comienzo del estudio todas puntuaban igual en angustia; la bremelanotida redujo la angustia 1 punto o más en una escala de 10 para el 35 por ciento de las participantes y, entre las mujeres del grupo placebo, la reducción fue del 31 por ciento. Parece ser que hacer algo que percibimos como constructivo para solucionar la falta de interés sexual —probar un medicamento— ayuda a algunas mujeres a sentirse menos angustiadas. Este estudio solo se llevó a cabo entre mujeres premenopáusicas, así que no podemos saber qué resultados arrojaría con las posmenopáusicas.

Los datos de que disponemos no nos permiten afirmar que la bremelanotida mejore la vida de manera significativa, pero parece ser mínimamente efectiva para la disminución de la libido espontánea, que ya no se considera un trastorno médico. El precio actual es de unos 250 dólares la dosis a tocateja (poco más de 200 euros).

Imagina los beneficios de gastar 250 dólares en material erótico, en una cena elegante o en un vibrador nuevo. ¿O las tres cosas?

Cremas clímax

Son preparados tópicos procedentes de formulación magistral. No han sido sometidos a ninguna clase de prueba (de verdad, las mujeres merecen algo mucho mejor que estos productos). También son batiburrillos de ingredientes que variarán en función de quién escriba la receta o qué farmacia la prepare. Estos *tos* *productos* llevan años circulando bajo una formulación u otra e incluyen una combinación de ingredientes que en teoría mejoran la irrigación sanguínea, aunque ninguno ha sido estudiado para esta forma de administración: frotarlos en el clítoris. Es un dato muy importante. Las instrucciones de las cremas clímax o *scream* (grito) indican que te las frotes en el clítoris durante quince minutos.

O sea, venga ya (o, más bien, córrete ya). Frotarse el clítoris durante quince minutos es masturbación y se sabe que es un método muy eficaz para incrementar el deseo y la excitación. Con toda probabilidad, frotar aceite de coco o un lubricante de silicona en el clítoris producirá los mismos resultados.

Los ingredientes que en teoría incrementan el flujo sanguíneo al clítoris u obran algún otro tipo de magia sexual incluyen algunos de los siguientes o todos:

- **AMINOFILINA:** un medicamento para el asma que dilata las vías respiratorias
- **L-ARGININA:** un aminoácido presente en muchos alimentos ricos en proteínas.
- **CITRATO DE SILDENAFILO:** Viagra.
- **PENTOXIFILINA:** un medicamento usado para incrementar el flujo sanguíneo en las personas afectadas de enfermedad arterial periférica.
- **TESTOSTERONA:** hormona tópica que puede ser absorbida por la sangre, como ya hemos comentado anteriormente, aunque el resultado no es inmediato. No te aplicas testosterona y quince minutos más tarde, por arte de magia, estás en celo.

A veces me pregunto si los proveedores de asistencia médica no recetarán estos fármacos porque se sienten incómodos o no se atreven a hablar de masturbación.

Lo que intento decir sobre las cremas clímax, *scream* y otras parecidas es que las cosas no funcionan así. Ninguna de las tres. Ni los medicamentos ni el sexo ni la ciencia. Recetar a las mujeres medicaciones tópicas que no se han estudiado bajo falsas promesas es una barbaridad y el nombre *scream cream* suena a película educativa. «Amigo, voy a hacerla gritar de placer».

Frótate el glande del clítoris y otras partes del cuerpo todo lo que quieras, pero hasta que no se estudie la crema clímax y otras parecidas frente a un placebo, yo personalmente prescindiría de ellas. Además, no tenemos ni idea de si esos medicamentos podrían irritar la vulva con el uso tópico.

Un último comentario sobre medicamentos: todos requieren planificación y más atención al encuentro sexual, así que incorporan un elemento de mayor consciencia.

EN RESUMIDAS CUENTAS

- La libido es complicada y depende de muchos factores, incluido el social, la relación y la salud.
- El deseo decae con la edad y también, en algunos casos, a causa de la transición a la menopausia.
- Los niveles de estrógeno y testosterona no guardan relación con la libido y no hace falta medirlos.
- La terapia cognitiva conductual, así como el *mindfulness* y aprender a cultivar el deseo —mediante destrezas comunicativas, apps, libros, material erótico, preliminares y charla de almohada— son estrategias importantes para la disminución del deseo.
- La efectividad de la medicación para la libido es moderada en el mejor de los casos y muchos medicamentos tienen efectos secundarios, pero pueden ser una opción para las mujeres que no han obtenido resultados con otras estrategias y que entienden la relación entre los potenciales riesgos y beneficios de esas terapias.

Capítulo 16

¿Volveré a sentirme descansada algún día? Trastornos del sueño y cómo vencerlos

Hasta un 40-60 por ciento de las mujeres notifican problemas para dormir durante el proceso de la menopausia, y el trastorno más frecuente es despertarse durante la noche y desvelarse. Si bien algunas mujeres dicen tener dificultades para conciliar el sueño y otras se despiertan antes de lo que les gustaría, esos trastornos son menos habituales. Muchas mujeres declaran también que las horas de sueño no les aportan descanso. Los trastornos del sueño se incrementan durante la transición menopáusica y alcanzan su máximo apogeo un par de años antes de la menstruación final y alrededor de un año después.

Hablamos de insomnio para describir las dificultades para dormir, pero también es un trastorno que implica problemas para conciliar el sueño y tendencia a permanecer desvelada pese a tener ocasión de disfrutar una noche entera de sueño, tres veces por semana o más. El insomnio, en cuanto que trastorno, afecta aproximadamente al 25 por ciento de las mujeres durante la última época de la transición y la primera de la posmenopausia. El trastorno del sueño no solo es relevante porque provoque angustia; el insomnio también se asocia a mala salud en general, como un mayor riesgo de enfermedad cardiaca e insuficiencia respiratoria. Es interesante saber que los sofocos, el insomnio y la enfermedad cardiaca están relacionados. Ignoramos si existe un relación de causa y efecto o una vulnerabilidad biológica común subyacente.

No debe sorprendernos que exista un vínculo entre la menopausia y un sueño deficiente. Áreas del cerebro sometidas a la influencia del estrógeno y la progesterona son importantes también en la regulación del sueño y se sabe que las fluctuaciones hormonales durante el ciclo menstrual afectan a los patrones del sueño. El estrógeno, la progesterona y seguramente otras hormonas reproductivas parecen influir en los ritmos circadianos —nuestros ciclos naturales de sueño y vigilia— al afectar a una parte del cerebro llamada el núcleo supraquiasmático, que se considera también el marcapasos del sueño. La hormona progesterona posee asimismo un leve efecto sedante.

Además de los efectos hormonales, están los síntomas vasomotores (sofocos y sudoraciones nocturnas) y la depresión; ambos están relacionados con la menopausia y podrían afectar al sueño. Y al mismo tiempo que una mujer atraviesa su transición a la menopausia también está envejeciendo, y la edad influye negativamente en el sueño. Por último, las mujeres, al envejecer, desarrollan apnea del sueño y otros síndromes médicos que les impiden dormir.

Existe un claro componente hormonal, porque las mujeres que notifican más trastornos del sueño son aquellas a las que les han sido extirpados los ovarios antes de la menopausia (menopausia quirúrgica), pero hasta qué punto son las hormonas y en qué medida todo lo demás a menudo resulta difícil de determinar.

Sofocos, hormonas y sueño

Las mujeres, por lo general declaran más dificultades para dormir durante al final de la transición y en la primera posmenopausia. Médicamente podríamos describir la situación como una alerta excesiva, es decir, que el sueño no es tan profundo como debería y buena parte de ello se debe a los sofocos. En otras palabras, en algunos casos los sofocos son lo bastante intensos para interferir en la calidad del sueño pero no tanto como para desperezarlas. Mi pareja y yo hemos experimentado este fenómeno. Ha habido noches en que desprendía tanto calor por los sofocos que lo despertaba, pero yo seguía durmiendo.

Las dificultades para dormir también se pueden deber a que los sofocos y los sudores nocturnos desvelen a las mujeres. Se llevó a cabo un estudio en el cual hasta el 69 por ciento de los sofocos nocturnos despertaban a las participantes. Como cabía esperar, sucedía con más frecuencia entre las mujeres que tenían síntomas vasomotores durante el día. Es curioso constatar que las mujeres con niveles más altos de hormona foliculoestimulante son más propensas a tener problemas para conciliar el sueño.

Si bien el insomnio afecta a muchas mujeres al final de la transición menopáusica/principios de la posmenopausia, eso no significa que los problemas para dormir siempre estén provocados por la menopausia. El insomnio puede ser un trastorno independiente, relacionado con la edad o vinculado a enfermedades como la depresión. Pero desentrañar causa y efecto es complicado, porque la depresión afecta asimismo al sueño y la falta de sueño puede influir en la depresión. Por si fuera poco, la transición a la menopausia puede afectar tanto a uno como a la otra. Lo que sabemos es que las mujeres que notifican trastornos del sueño siempre deberían someterse a un cribado de depresión.

Higiene del sueño y terapia cognitiva conductual

La higiene del sueño son aquellas intervenciones que te preparan para un descanso óptimo y que predisponen a tu cerebro y a tu cuerpo a dormir las horas adecuadas. Ya hemos hablando antes de la terapia cognitiva conductual. Cuando está específicamente diseñada para tratar el insomnio se conoce como TCC-I. Requiere corregir las distorsiones cognitivas, es decir, el miedo a no poder volver a dormirte o a que el insomnio nunca desaparezca; programar el sueño para entrenar el cuerpo, y respuestas específicas al despertarse.

La TCC-1 es una de las más efectivas para los trastornos del sueño y ha sido evaluada para las mujeres en transición a la menopausia. Un programa de ocho semanas no solo demostró ser eficaz sino que sus beneficios perduraban a las seis semanas.

Un psicólogo u otro psicoterapeuta con preparación en este ámbito puede ser de gran ayuda. Si una pudiera solucionar sola esas cosas todo el mundo lo haría. La TCC-1 es más eficaz que los somníferos (medicamentos hipnóticos), que por lo general solo aportan treinta minutos de sueño adicional por noche, es decir, son menos efectivos de lo que piensa la gente. Algunos elementos básicos e introductorios de la TCC-1 incluyen:

- **MÁRCATE UN HORARIO:** despiértate cada día a la misma hora sin importar lo que tengas que hacer y acuéstate a un hora fija también.
- **PRESCINDE DE LA SIESTA:** es duro, pero ayuda.
- **LIMITA LAS ACTIVIDADES ESTIMULANTES O GENERADORAS DE ANSIEDAD ANTES DE IR A DORMIR:** eso significa prescindir de las pantallas a esas horas. Podría ser la propia luz la que te desvelase, pero también un email desagradable, antes de meterte en la cama, tal vez se apodere de tu mente durante toda la noche.
- **DECRETA QUE LA CAMA SOLO ES PARA DORMIR Y PARA PRACTICAR EL SEXO:** nada de ver la tele o picar algo en la cama. Tu cerebro solo debe relacionar la cama con dos cosas.
- **NO MIRES EL RELOJ:** cuando te despiertes y no puedas volver a dormirte, quédate en la cama hasta que tengas la sensación de que han pasado alrededor de quince minutos. Si sigues despierta, levántate, ve a una habitación donde puedas encender una luz suave y lee un libro aburrido. Cuando te entre sueño vuelve a la cama. Eso te ayudará a eliminar la ansiedad que produce dar vuelvas en la cama pensando que no podrás dormirte y también te ayuda a no asociar la cama con sueño de mala calidad.

¿La terapia hormonal para la menopausia (THM) ayuda a dormir?

En general, las mujeres que toman THM no muestran una tendencia inferior que las usuarias de esta terapia a experimentar trastornos del sueño, pero quizá este no sea el enfoque correcto. Algunos estudios que han recogido datos de mujeres con trastornos del sueño han concluido que la THM podría aportar una ligera mejora cuando los síntomas vasomotores son el problema. Así pues, en el caso de una mujer que sufra síntomas vasomotores, tal vez valga la pena probar la THM para ver si la ayuda a dormir, en particular teniendo en cuenta el escaso riesgo que comportan tres meses de terapia hormonal para la menopausia desde una perspectiva médica (ver capítulos 17 y 18). Las mujeres que decidan hacer una prueba podrían llevar un diario del sueño antes de empezar. Haciéndolo así contarán con un registro objetivo de lo que sucede y más adelante, pasados dos o tres meses, podrán observar la evolución del sueño con ayuda del diario. Las mujeres que no sufren sofocos también podrían probar la THM, aunque contamos con menos datos de su eficacia.

Otra opción para los trastornos del sueño asociados a los sofocos sería el medicamento gabapentina (ver capítulo 9). Se trata de una medicación no hormonal capaz de aportar en potencia una ayuda significativa al problema de los sofocos y que también ha demostrado reducir el insomnio. Y luego está la hormona progesterona. Tomada en dosis de 300 mg cada noche puede mejorar el sueño (ver capítulo 18). Si bien la progesterona está presente en la THM, en este caso hablamos de una dosis específica, más alta de la que se usa habitualmente para la terapia hormonal para la menopausia.

Si una mujer tiene problemas para dormir debe saber, asimismo, que existen clínicas del sueño, donde podrán realizarle más pruebas formales y proponerle recomendaciones precisas después de analizar todos los factores —médicos y ambientales— que pudieran estar influyendo en su sueño.

Otros trastornos del sueño y menopausia

La apnea del sueño, conocida médicamente como trastorno respiratorio del sueño o TRS, es la obstrucción de las vías respiratorias durante la noche que causa somnolencia diurna. Antes de la menopausia, la apnea del sueño es más frecuente entre los hombres, pero después el riesgo aumenta de manera significativa para las mujeres. Se cree que la razón principal radica en la caída de la producción de progesterona y en el incremento de grasa visceral que se produce durante la transición a la menopausia. Los factores de riesgo para la apnea del sueño incluyen presión sanguínea alta y un contorno de cintura inferior a los 88 cm.

Como mucha gente relaciona erróneamente la apnea del sueño con los hombres, es frecuente el infradiagnóstico entre las mujeres, que no reciben tratamiento. Las mujeres afectadas de apnea del sueño tienen más probabilidades de experimentar otras complicaciones médicas, por ejemplo, enfermedad cardiaca, problemas de pulmones y depresión, así que el diagnóstico y el tratamiento son esenciales.

Debería contemplarse la posibilidad de la apnea del sueño en las mujeres que experimentan somnolencia diurna, que roncan por las noches o cuyas parejas les dicen que a veces se despiertan o parece como si se ahogaran. Otro síntoma de este síndrome es tener que levantarse mucho a orinar durante la noche. Sucede porque los cambios en los niveles de oxígeno y dióxido de carbono que produce la apnea del sueño activan señales que informan a tu cuerpo de que está sobrecargado de fluido cuando no es así. Los riñones reciben estímulos para deshacerse de fluidos y eso provoca una mayor necesidad de levantarse para ir al baño por la noche.

Cuando hay sospechas de apnea del sueño se pueden responder sencillos cuestionarios de cribado y si el resultado es positivo programar pruebas más formales. Las pruebas iniciales para este síndrome ya no requieren la visita a un laboratorio y se pueden realizar con aparatos que te llevas a casa. El síndrome de la pierna inquieta (SPI) y el trastorno del movimiento periódico de las extremidades (TMPE) son otras dos afecciones que alteran el sueño, pero no parecen ser específicos de la menopausia sino más bien asociados a la edad. El tratamiento para la apnea del sueño, el SPI y el TMPE sobrepasan el alcance de este libro.

EN RESUMIDAS CUENTAS

- Aproximadamente el 50 por ciento de las mujeres declaran sufrir trastornos del sueño durante la menopausia; el más habitual es desvelarse durante la noche y parece estar relacionado con los síntomas vasomotores.
- La terapia hormonal para la menopausia podría ayudar a las mujeres con problemas para dormir y que experimentan sofocos de moderados a severos.
- La gabapentina y la hormona progesterona también pueden servir para mejorar el sueño.
- La terapia cognitiva conductual es muy efectiva para el insomnio y suele dar mejor resultado que los somníferos.
- La apnea del sueño es un motivo de trastornos del sueño que a menudo pasa desapercibido entre las mujeres y cuya prevalencia aumenta tras la menopausia.

Tercera parte

TERAPIA PARA EL CAMBIO: HORMONAS, DIETAS Y COMPLEMENTOS ALIMENTICIOS

Capítulo 17

Terapia hormonal para la menopausia: la complicada historia y en qué punto estamos

La terapia hormonal para la menopausia o THM es el uso de hormonas para tratar los síntomas y/o prevenir ciertas complicaciones de salud relacionadas con la menopausia y/o la posmenopausia.

La THM se denominó terapia hormonal sustitutiva o THS durante años, pero el nombre implica de manera falaz que la ausencia de estrógeno y otras hormonas implica un problema médico y que los bajos niveles de estrógeno tras la menopausia son biológicamente anómalos.

Algunos podrían argüir que el mayor riesgo de enfermedad cardiovascular después de la menopausia indica que sí se trata de una enfermedad, pero perderían la discusión. Como ya hemos comentado antes, según esa lógica ser hombre sería una enfermedad.

Los mensajes implícitos son importantes. «Estamos reemplazando lo que tu cuerpo debería estar fabricando» no es lo mismo que exponer de manera más exacta: «Tienes síntomas y podrías estar en riesgo de desarrollar varias enfermedades. La hormona estrógeno podría ser una opción. Vamos a analizar tus inquietudes, algunas cosas que deberías saber acerca de tu salud y luego comentaremos cuáles son los riesgos y las ventajas en tu caso».

Es apropiado usar el término «sustitutiva» en el caso de mujeres con insuficiencia ovárica primaria (ver capítulo 6) o de aquellas a las que se les han extirpado los ovarios quirúrgicamente antes de la menopausia natural (ver capítulo 5), por cuanto la producción de estrógeno se ha cortado de manera prematura, pero en cualquier otro caso la THM debería tratarse como lo que es: una intervención médica, no un remplazo.

El origen de la THM

El primer empleo documentado de la THM acaeció en 1887, cuando el doctor Hubert Fosbery usó extracto de ovario para tratar a la señora C., una mujer de cincuenta y dos años que sufría sofocos. La señora C. se había sometido a toda clase de remedios horribles del siglo XIX para las reglas abundantes, como arsénico, cornezuelo, glándula tiroides molida, bromuro de potasio y el taponamiento de la vagina dos veces al día alternando eso con duchas vaginales heladas. Cuando por fin dejó de tener la menstruación, padecía «sofocos frecuentes y violentos». Como las terapias convencionales no funcionaban con ella, se le administró un extracto de ovario y al tercer día se encontraba mejor. Tres semanas más tarde estaba curada y a partir de entonces solo requirió alguna dosis ocasional para mantener los sofocos a raya.

La hipótesis del extracto de ovario para los sofocos estaba basada en pruebas sólidas. Se sabía que la extirpación de los ovarios provocaba síntomas de menopausia y los estudios con animales habían revelado que los efectos de la castración se podían revertir si al animal operado se le trasplantaban los ovarios de otro. Sin embargo, no podemos interpretar los resultados obtenidos con la señora C como nada que no sea un efecto placebo. Solucionar unos sofocos en tres semanas es una proeza, aunque no imposible. Teniendo en cuenta que fue tratada por vía oral, la cantidad absorbida tuvo que ser nimia, porque normalmente hacen falta modificaciones farmacéuticas para mejorar la absorción y conseguir niveles terapéuticos en sangre. Además, los estrógenos deben administrarse a diario para que se mantengan los niveles, así que difícilmente pudo ser suficiente con que la señora C tomara una dosis cada pocas semanas aun si hubiera absorbido algo del estrógeno. También sería posible que sus violentos sofocos pudieran ser un efecto secundario de las terapias usadas para intentar detener el sangrado, ya fuera la ergotamina, la hormona tiroidea de la glándula o el envenenamiento por arsénico, o posiblemente una combinación de las tres cosas.

Sea como fuere, la idea de tratar los síntomas de la menopausia con extracto de ovario fue introducida en el mundo médico, y en 1899 las formulaciones para preparar ovario de vaca en polvo, llamadas Ovarin, estaban al alcance de todos. Por lo general el polvo se comercializaba en cápsulas o aromatizado con vainilla; por lo visto el ovario de vaca no sabía demasiado bien.

La primera hormona se aisló a comienzos del siglo XX y a continuación la investigación se centró en identificar las hormonas reproductivas. Los científicos empezaron a inyectar extractos de ovario, placenta y líquido amniótico en ratas y ratones castrados para comprobar el efecto en los tejidos y poder demostrar que esos extractos contenían hormonas. Si bien las hormonas reproductivas todavía no estaban identificadas, saber que probablemente existían desembocó en una gran variedad de terapias distintas y, en la década de 1920, se estaban usando diversos extractos para los síntomas de la menopausia: de cuerpo lúteo del ovario (lo que fabrica la progesterona, según sabemos hoy día, resultó ser ineficaz); de amniotina, fabricada a partir del líquido amniótico de fetos de reses, y de teelina, un extracto del líquido folicular de ovarios porcinos. Por lo que parece, la amniotina y la teelina dieron cierto resultado.

Terapia de estrógeno: la primera ola de THM

En 1929 la investigación experimentó un salto significativo cuando el doctor Edward Doisy, estadounidense, y el doctor Alfred Butenandt, alemán, identificaron simultáneamente la estrona. El doctor

Doisy consideraba esta hormona tan potente que «un gramo podría restaurar el ciclo sexual de más de nueve millones de ratas». Dejaré que el comentario hable por sí solo. El doctor Doisy y su equipo también descubrieron en 1931 lo que hoy conocemos como estriol, y luego el estradiol en 1940. El doctor Butenandt aisló la progesterona en 1934 y más tarde identificó la testosterona. Teniendo en cuenta el material del que disponían, que fueran capaces de identificar y purificar estas hormonas se puede considerar toda una hazaña.

Pronto aparecieron preparados de estrona y estradiol en la década de 1930 para tratar los síntomas de la menopausia, como sofocos, dolores de cabeza, sudoraciones, dolor articular, insomnio y «nerviosismo». Esas medicaciones no poseían la uniformidad ni la estabilidad de los fármacos modernos. Los estrógenos se disolvían en aceite y se administraban en inyecciones, algo que seguramente provocaban grandes oscilaciones en los niveles hormonales.

Es fascinante internarse en la investigación médica recurriendo a esos primeros textos. Me impresionan la angustia y el sufrimiento que contienen los numerosos artículos sobre la menopausia presentes en las publicaciones médicas de 1920 y 1930, antes de que la industria del estrógeno despegara. En lugar de los cuadros y los gráficos impersonales que empleamos hoy día, ellos incluían retazos de vidas. Como «H. L., treinta y un años, casada, menopausia artificial en noviembre de 1925 (radiación intrauterina y vaginal para endometriosis), que sufre sofocos cada cinco minutos» así como «dolores de cabeza y de espalda, fue ingresada en el hospital en 1929, evaluada y finalmente dada de alta sin diagnóstico», una paciente que finalmente pudo ser atendida en una clínica de menopausia en 1932. O A. S., de cincuenta años y casada, que sufría veinte o treinta sofocos al día.

Otros problemas de aquella primera ola de hormonas terapéuticas eran la poca disponibilidad del producto natural y la dificultad de aislar los estrógenos. Todavía no habían desarrollado la técnica para sintetizar hormonas, es decir, para fabricarlas en laboratorio, así que las extraían de la orina de mujeres embarazadas (durante el embarazo se filtran a la orina altos niveles de estrógenos) o de animales. Esos estrógenos eran sustancias químicas naturales, lo que significa que se extraían de la fuente natural y no sufrían alteraciones en el proceso. Imagina que hirvieras agua salada para extraer la sal. La sustancia siempre estaría ahí; el proceso de hervir el agua para eliminarla no alteraría el compuesto.

Extraer el estradiol y la estrona naturales de la orina, el líquido amniótico y los ovarios porcinos era, como cabría esperar, entretenido, caro (alrededor de 300 dólares de la época el gramo) y requería grandes volúmenes de producto crudo para obtener pequeñas cantidades de material utilizable. Hacía falta tanta orina que un día la policía detuvo a un ayudante del doctor Doisy cuando transportaba jarras llenas de orina de la clínica prenatal a su laboratorio. Sucedió durante la Ley Seca, y el volumen y el color del líquido llevó al policía a sospechar que se trataba de un traficante. Supongo que el oficial se quedó pasmado cuando olió el contenido de los recipientes. A final de los años treinta y principios de los cuarenta se efectuaron varios descubrimientos que dieron un empujón a la capacidad de fabricar grandes cantidades de hormonas. Consiguieron aislar estrógenos de orina equina, conocidos químicamente como estrógenos conjugados de origen equino o ECE, que se convirtieron en el fármaco Premarín, pre*gnant* ma*res* u*rine* u «orina de yegua embarazada». La orina de las yeguas embarazadas es una fuente más accesible que la de mujeres encinta. Los ECE contienen al menos diez estrógenos diferentes. Se aprobó el uso del Premarín para los síntomas de la menopausia en 1941 en Canadá y en 1942 en Estados Unidos. Los ECE son los únicos estrógenos naturales —extraídos de la naturaleza— que se siguen utilizando hoy día.

Al mismo tiempo, se descubrieron nuevos métodos para sintetizar hormonas en laboratorio. A menudo existe confusión con la palabra «sintético»; no solo se emplea muchas veces de manera incorrecta sino que se ha convertido en un término despectivo en cuestión de hormonas.

Como el uso incorrecto del término aparece con frecuencia en la publicidad de ciertas formas de THM, merece la pena invertir un poco de tiempo en corregir el lenguaje.

Las sustancias químicas sintéticas son fabricadas por seres humanos recurriendo a métodos que difieren de los que tienen lugar en la naturaleza. Cuando el compuesto de partida de una hormona se identifica en una planta o animal y luego se altera mediante procedimientos químicos, el proceso se conoce como «semisintético»; si el compuesto de partida es una molécula más pequeña que no suele encontrarse en la naturaleza, el producto se fabrica mediante síntesis. El término «sintético» no tiene nada que ver con que el producto final sea idéntico a una hormona humana o no. Es cierto que el lenguaje resulta confuso, porque sintético significa fabricado mediante «semisíntesis» o «síntesis».

La estructura química es lo que importa, porque es así como funcionan las hormonas, de modo que la estructura química del estradiol será la misma tanto si se extrae de la orina como si se fabrica mediante síntesis o semisíntesis. Volviendo a la analogía de la llave y la cerradura, las hormonas de estradiol naturales, sintéticas y semisintéticas, serían todas llaves idénticas. El método de producción tampoco influye en la seguridad. Al fin y al cabo, el estradiol que fabrican los ovarios —el más natural de todos— puede desembocar en cáncer de mama y de endometrio. Cuando existe la necesidad de distinguir entre estradiol fabricado por el cuerpo y el obtenido por métodos de semisíntesis, es mejor usar estradiol humano y terapéutico (el que te venden con receta) respectivamente.

En 1938 se identificaron dos nuevos estrógenos sintéticos: etinilestradiol (todavía usado en la actualidad en la terapia hormonal para la menopausia y el estrógeno más habitual en las píldoras anticonceptivas) y el dietilestilbestrol o DES. Ambos estrógenos eran más potentes que el estradiol y se absorbían con más facilidad a través del intestino. En 1941 el DES se convirtió en el primer medicamento aprobado por la FDA (Agencia Estadounidense de Alimentos y Medicamentos) para tratar los síntomas de la menopausia, aunque los efectos secundarios —náuseas y vómitos— obstaculizaban el uso. El etinilestradiol se aprobó para el mismo uso en 1943. Los costes de fabricación del DES eran particularmente reducidos en comparación con los estrógenos de origen natural, en torno a dos dólares frente a trescientos el gramo. El gobierno británico financió la investigación, así que cualquier empresa podía fabricarlo. En cierto momento el DES estaba disponible bajo doscientas marcas distintas.

El DES se recetaba asimismo para prevenir abortos, a pesar de que el doctor Dobbs, el director de la investigación, lo desaconsejó. El DES no solo resultó ineficaz para evitar abortos sino que provocó cánceres del tracto reproductivo y defectos de nacimiento en las niñas cuyas madres habían recibido el tratamiento durante el embarazo. Aunque las investigaciones demostraron en la década de 1950 que el DES no prevenía el aborto, la FDA no desaconsejó su empleo hasta 1971 y todavía se recetaba en Estados Unidos a principios de los años ochenta. La tragedia del DES no desacredita las hormonas sintéticas ni las fórmulas novedosas; más bien pone de relieve los peligros de tener prisa por sacar un producto al mercado sin probarlo ni supervisarlo adecuadamente, así como el riesgo que acarrea emplear un medicamento para un uso no autorizado sin datos que apoyen la seguridad.

Actualmente, todos los medicamentos aprobados por la FDA deben estar apoyados por estudios precisos y los laboratorios están obligados a realizar vigilancia poscomercialización, es decir, estudios de seguimiento a las personas que toman los medicamentos para identificar efectos secundarios o complicaciones que no se hayan observado en los estudios originales. Cada vez que un nuevo producto sale al mercado, deberíamos preguntarnos: ¿Será este el nuevo DES?

En 1938 se inventó un nuevo método para fabricar hormonas (un año glorioso en ese aspecto). Fue obra de un químico llamado Russell E. Marker, quien inventó un método para fabricar progesterona a partir de un esteroide vegetal llamado sarsapogenina (presente en la zarzaparrilla) mediante un proceso que ahora lleva su nombre: la degradación de Marker. Se considera una semisíntesis porque el compuesto de partida está presente en la naturaleza. La sarsapogenina no resultó una opción económica, así que el doctor Marker se puso a buscar un esteroide distinto y por fin lo encontró en un ñame de Veracruz, México, llamado *Dioscorea mexicana*, que contenía diosgenina. Finalmente, otro ñame conocido como barbasco, que contenía aún más diosgenina, se convirtió en la fuente y entre mediados y finales de la década de 1940 iniciaron la fabricación a gran escala de la progesterona. En 1950 consiguieron producir estradiol y estrona a partir de la diosgenina. En la actualidad, el ñame y la soya se usan como fuente o extracto crudo con el que se sintetizarán casi todas las hormonas.

Las décadas de 1950 y 1960: los años dorados de la THM

En 1947 había cincuenta y tres formulaciones de estrógeno en el mercado estadounidense y, como cabía esperar, el uso de la THM se incrementó. Muchas mujeres sufrían síntomas, así que la aparición de un tratamiento que funcionaba y no requería inyecciones ni fluidos de ovarios de cerda debía de seducirlas. Sin embargo, hubo asimismo un cambio de actitud médico hacia la THM, seguramente provocado en buena parte por la publicidad farmacéutica, que dejó de dirigir los anuncios a los médicos y empezó a enfocarlos en las mujeres y sus maridos. A través de esos anuncios, la THM empezó a asociarse con glamur, sofisticación y juventud. En cuanto a los hombres, bueno, «A los maridos también les gusta Premarín». El Premarín era bastante más caro que la competencia, así que la estrategia consistía en anunciar esplendor.

Antes de 1950 la menopausia era algo que había que sobrellevar, pero una vez que hubo pastillas de confianza en lugar de inyecciones dudosas y dolorosas, la menopausia pasó a ser una dolencia que curar. Este cambio de actitud fue posible en parte gracias al doctor Robert Wilson, un médico que escribió una serie de artículos académicos cantando las alabanzas de la THM a principios de la década de 1960. Su tesis giraba en torno a la falacia de que la menopausia era una enfermedad que únicamente existía porque las mujeres por fin eran capaces de vivir el tiempo suficiente como para experimentarla (una hipótesis que hemos desmentido en el capítulo 4) y que se trataba de un estado horrible, porque la menopausia no solo era negativa para las mujeres desde una perspectiva médica sino que les arrebataba su sexualidad, de tal modo que dejaban de ser deseables para los hombres. El remedio era el estrógeno, que según afirmaba el doctor Wilson era cien por cien seguro. ¡Estrógeno de la pubertad a la tumba!

Una gran variedad de publicaciones comentaron los trabajos de Wilson, incluidas *Newsweek, Time, Vogue, Ladies' Home Journal* y *Cosmopolitan*. El diálogo público sobre la menopausia era casi inexistente antes de Wilson, así que el nombre que escogiera —y escogió menopausia— iba a calar. Wilson corrió a convertir su «momento menopausia» en un libro, *Feminine Forever* (*Femenina para siempre*), que se publicó en 1966. *Vogue* lo publicó por entregas y la obra vendió cien mil ejemplares en los primeros siete meses. Según Wilson, con la menopausia las mujeres estaban «condenadas a presenciar la muerte de su propia feminidad», pero con los estrógenos «el tiempo no pasaría por ellas» y podrían seguir estando a los cincuenta «todavía atractivas con pantalón corto o vestidos sin mangas, y por supuesto recuperar unos "pechos turgentes"». De manera que, sí, el estrógeno era la entrada al campeonato mundial de «tiene relaciones». ¡Vamos allá!

Si bien en manos del doctor Wilson la experiencia de ser una mujer se reducía a su solvencia sexual, *Femenina para siempre* planteaba algunas ideas sobre sexo avanzadas para su época, como que las mujeres no debían avergonzarse de su sexualidad y que el deseo de tomar medicamentos para seguir disfrutando del sexo era válido. Es probable que el doctor Wilson abriera un espacio para que más mujeres pudieran hablar de sexo.

En una entrevista de 2002, el hijo de Wilson, Ronald, le contó a *The New York Times* que el laboratorio Wyeth-Ayerst financió la investigación del doctor Wilson así como la promoción de *Femenina para siempre*. Siempre me preguntaré si el salto de Wilson de las revistas médicas al *Newsweek* y *Vogue* fue cortesía de los gigantes farmacéuticos. No habría requerido demasiado por su parte captar el interés del primer periodista interesado y generar runrún. Al fin y al cabo, para eso existen los departamentos de publicidad. Tal vez fue la industria farmacéutica la que adoptó las ideas de Wilson o quizá él se limitó a traducir el argumentario de las farmacéuticas. ¿Alguna vez has oído las frases «para cuando tienes sed ya estás deshidratada» o «bebe para adelantarte a la sed»? Estas falsedades son sino frases hechas del *marketing* generadas por el Instituto de Ciencias del Deporte Gatorade. En publicidad el objetivo final es que el mensaje se convierta en eso que llamamos sabiduría popular. Hay que llevar mucho cuidado con las frases pegajosas que suenan medio científicas, porque a menudo son propaganda inventada en un departamento de publicidad, no salud.

Está claro que las falsas teorías de Wilson por las cuales la menopausia era una enfermedad y el estrógeno la cura tocaron la fibra sensible tanto de la comunidad médica como del gran público, y rápidamente se aceptaron como dogma de fe.

El útero olvidado

El papel de la progesterona para proteger del cáncer el revestimiento del útero no se entendió del todo antes de la década de 1970. Aunque los médicos hubieran conocido la importancia de la progesterona, habrían tenido que limitarse a las inyecciones pre-1957, porque la tecnología que facilita la absorción de la progesterona en el intestino (vía oral) o a través de la piel (transdérmica) todavía no se conocía. Las inyecciones tampoco encajaban en el estilo de vida glamuroso y despreocupado que vendían las píldoras de estrógenos.

La tecnología emergente permitía manipular estructuras químicas y eso facilitó la creación de una nueva clase de hormonas llamadas progestinas que se comportaban como progesterona en los tejidos, pero que químicamente se parecían más a la testosterona. Las progestina pertenecen a una clase de fármacos llamados progestágenos.

Sí, parece un trabalenguas. Progestágeno, progesterona y progestina, ¡ay, por Dios! Imagina la progesterona como una banda de rock de chicas en la que tocan progesterona (la hormona que fabrica el cuerpo) y las progestinas.

Las progestinas se añadieron a la THM en la década de 1960 para controlar el sangrado que provocaba la terapia hormonal y que fuera más llevadera para las mujeres. (El estrógeno engrosa el endometrio y sin la progesterona para sostenerlo, el revestimiento uterino acabará por perder estabilidad y se desprenderá de manera aleatoria, lo que provocará sangrado impredecible). Una regla regular inducida por la progestina encajaba también con la «naturalidad» que vendía la THM: la idea de que las hormonas reemplazaban algo que la mujer supuestamente debía tener. He aquí un ejemplo excelente de lo absurda que puede ser la palabra «natural», porque lo menos natural del mundo es que una mujer menopáusica tenga la regla. En *Femenina para siempre* el doctor Wilson escribió que la regla era una «prueba de feminidad».

Sí, la menstruación fue una maldición hasta la menopausia... cuando se convirtió en una bendición y un símbolo de que los hombres aún podían desearte. Esta manera de cambiar las reglas del juego una y otra vez es indignante. Parece ser que el cuerpo de una mujer nunca está bien tal como es.

En los años setenta se identificó un salto en la incidencia de cáncer endometrial y por fin los científicos se dieron cuenta de que el problema radicaba en no haber incluido un progestágeno o la cantidad suficiente de progestágeno. Como decíamos en el capítulo 3, el estrógeno estimula el revestimiento del útero (endometrio) y la progesterona contiene ese proceso. Con el tiempo, sin un progestágeno, ese crecimiento desenfrenado alimentado por el estrógeno desemboca en cáncer. Añadieron la dosis adecuada de progestágenos a los tratamientos de THM con el fin de eliminar el riesgo de cáncer endometrial y cambiaron el prospecto de los estrógenos para reflejar el peligro. Solo en los años noventa se encontró la manera de manipular la progesterona de modo que pudiera ser absorbida por vía oral. Eso implicaba reducir el tamaño de las partículas de progesterona a >10 micrómetros, de ahí que la progesterona oral se denomine progesterona oral micronizada.

Estrógeno, el fármaco maravilloso

Durante los años ochenta, diversos estudios observacionales sugirieron que la THM podía prevenir la enfermedad cardiovascular. La idea de que el estrógeno era capaz de proteger el corazón llevaba un tiempo pululando por ahí. En la década de 1970, se estudió el Premarín para hombres con enfermedad cardiaca usando dosis de 5 mg al día (una dosis alta, equivalente a la de la píldora anticonceptiva). Sin embargo, el estudio se interrumpió debido a un incremento de coágulos de sangre.

También existía una creciente evidencia observacional de que el estrógeno podía proteger los huesos al igual que el cerebro. Esto generó una gran emoción, porque la enfermedad cardiaca, la osteoporosis y la discapacidad cognitiva eran y siguen siendo tres de los grandes problemas de salud que minan y/o acortan la vida de las mujeres. Si el estrógeno podía hacer todo aquello, sin duda sería el fármaco maravilloso. El discurso farmacéutico abandonó o dejó de vender con tanto empeño la idea de tener un aspecto más joven y la promesa de una vida larga y tener buena salud, la verdadera fuente de la juventud, adquirió protagonismo.

Un estudio observacional significa que los investigadores observan a las mujeres que toman hormonas y comparan los efectos con las que no las toman. Como las participantes no se escogen al azar, podría haber muchos factores implicados en su decisión de tomar hormonas, así que no es posible demostrar si las consecuencias o resultados se deben a las hormonas o a esos otros factores. Casi todos los estudios observacionales involucraban a mujeres blancas, con estudios, de clase media alta, delgadas. Teniendo en cuenta la importancia de los condicionantes sociales de la salud, se trataba de un grupo de mujeres cuyo riesgo de sufrir problemas médicos debía de ser, por término medio, inferior al de la población general. Los estudios que no tienen en cuenta la diversidad perjudican a los grupos de mujeres excluidas de los mismos al tiempo que se pierden oportunidades de mejorar su salud, y perjudican a las mujeres que participan en ellos porque los resultados están contaminados con variables distorsionadoras y son potencialmente menos fiables.

Los datos observacionales fueron llegando y todo el mundo se subió al carro del estrógeno. En 1992, el Colegio de Médicos Estadounidense, al igual que casi todas las asociaciones profesionales, recomendó a la totalidad de las mujeres posmenopáusicas realizar una terapia de estrógeno. Yo me acuerdo muy bien de aquella época, porque hice mi residencia en ginecología y obstetricia de 1990 a 1995. Era típico que cada día recetáramos la THM a tres o cuatro mujeres. Nos enseñaban a hablar de la THM con la misma naturalidad con que hablábamos de cualquier otra terapia preventiva, como las mamografías. También era habitual que las mujeres pidieran cita para expresar sus inquietudes relativas a la menopausia. Los médicos comentaban con las mujeres las medicaciones para la menopausia, pero también lo hacían las amigas, las hermanas e incluso las madres.

Nos gustara o no, la era dorada de la THM marcó un hito y abrió un espacio no solo para hablar de la terapia sino también de la propia menopausia. Si bien es verdad que la mayoría de las conversaciones desembocaba en la THM —y, en consecuencia, la prescripción fue seguramente excesiva porque recetamos hormonas incluso a mujeres de setenta y ochenta años— al menos se había creado un diálogo en torno a la menopausia. Lo que ahora me cuentan las mujeres es que nadie escucha, que no hay relatos y muy pocas oportunidades de aprender.

En 1992 el Premarín era el medicamento con receta más vendido en Estados Unidos. Las ventas ascendieron a más de mil millones en 1997 y para 2001 el 42 por ciento de las mujeres menopáusicas en Estados Unidos —15 millones— estaban siguiendo la THM. Casi el 50 por ciento de estas tomaba un solo fármaco, Prempo, una práctica pastilla de estrógeno y progestina.

La WHI: un WTF a la THM

Como los datos que había sobre la terapia hormonal para la menopausia eran principalmente observacionales, la Oficina de Evaluación de Tecnología (OTA, por las siglas en inglés) destacó con mucho acierto la urgencia de un ensayo clínico, así como la necesidad de investigar alternativas para los síntomas de la menopausia. De ahí el nacimiento de la Iniciativa para la Salud de las Mujeres o WHI, por las siglas inglesas.

Fundada por el Instituto Nacional de Salud, la WHI contó con la participación de 64,000 mujeres que serían distribuidas al azar en grupos de medicamento y placebo, al tiempo que se llevaba a cabo un estudio observacional de aproximadamente 100,000 participantes en cuarenta centros de investigación de Estados Unidos. Fue un proyecto inmenso; los ensayos clínicos de esta envergadura rara vez se pueden realizar. El objetivo de la WHI era evaluar la terapia hormonal para la menopausia como prevención para la enfermedad cardiovascular y las fracturas por osteoporosis a la vez que se controlaba un posible incremento del riesgo de cáncer de mama, de endometrio, coágulos sanguíneos y demencia. Otros brazos de la WHI evaluaron la eficacia de los suplementos de calcio y vitamina D para prevenir fracturas y cáncer colorrectal, así como el papel de una pauta alimentaria baja en grasas para la prevención del cáncer de mama y el colorrectal.

El ensayo de referencia reclutó a mujeres posmenopáusicas de edades comprendidas entre cincuenta y setenta y nueve años, con una edad promedio de sesenta y tres (el dato será importante más adelante, así que no olvides la edad). Las mujeres con el útero intacto tomaban 0.625 mg de estrógenos combinados de origen equino o ECE (Premarín) y 2.5 mg de acetato de medroxiprogesterona (una progestina, marca comercial Provera o Progevera) al día. Las mujeres sin útero solo tomaban ECE. Más de 27,000 participantes se distribuyeron al azar en este brazo hormona/placebo de la WHI.

El Instituto Nacional de Salud canceló el brazo del estudio hormona/placebo en 2002, cuando el ensayo llevaba cinco años en marcha y tres antes de lo previsto, debido al incremento del riesgo de cáncer de mama y lo que parecían claros indicios de que el estudio no iba a demostrar que la THM redujese la enfermedad cardiovascular; de hecho, parecía suceder a la inversa. Los hallazgos iniciales indicaron un riesgo incrementado de cáncer de mama invasivo, enfermedad coronaria, ictus y embolismo pulmonar, pero menos casos de fracturas de cadera y cáncer de colon.

Hubo una rueda de prensa para comentar los hallazgos, algo que no es habitual. La periodista Tara Parker-Pope en su libro *The Hormone Decision* (*La decisión de tomar hormonas*), publicado en 2007, cita al doctor Rossouw, el director de la Iniciativa para la Salud de las Mujeres, quien dijo que la rueda de prensa del Instituto Nacional de Salud estadounidense pretendía «causar un gran impacto» y que su objetivo era «hacer reaccionar a la institución médica y cambiar las ideas sobre las hormonas».

No sé... Yo creo que el objetivo debería ser informar de los datos con el máximo rigor para que las mujeres y sus proveedores de atención médica puedan tomar las mejores decisiones en cuestión de salud. Comunicar los resultados de un estudio en una rueda de prensa no me parece bien. La medicina no necesita espectáculos, necesita calidad, datos objetivos y la capacidad de poner esos datos en contexto. Las hormonas mejoran síntomas. La enfermedad cardiaca es importante. Prevenir la osteoporosis es importante. No queremos provocar cáncer. Había que hacerlo bien y explicar las cosas con claridad.

Ya lo creo que causaron un gran impacto. Y lo siguiente fue un desastre.

Es difícil transmitir la dificultad de ser médica y recetar THM en la época de la conferencia de prensa de la WHI y la consiguiente histeria de los medios. Fue tan tremendo como si hoy nos dijeran que el virus del papiloma humano no es el origen del cáncer de cérvix. Los titulares daban miedo y los había a montones; en 2002 se dedicaron más de 130 portadas a la terapia hormonal para la menopausia, la mayoría haciendo hincapié en los riesgos. ¿Qué descubrió la Iniciativa para la Salud de las Mujeres? Un incremento del 41 por ciento en el riesgo de ataque al corazón y un incremento del 26 por ciento en el riesgo de cáncer de mama. Por supuesto que cundió la pánico. ¡Las noticias eran alarmantes!

Pero no todo es lo que parece en WHI-landia. Los problemas del estudio incluían los siguientes:

- **UNA MANERA CONFUSA DE COMUNICAR LOS RIESGOS:** la WHI identificó un incremento del 26 por ciento en el riesgo de cáncer de mama invasivo, que suena aterrador. En términos de «¿qué significa eso en mi caso?» quiere decir que seis mujeres más al año de cada 10,000 que sigan la THM desarrollarán cáncer de mama, que implica un poco menos del 0.1 por ciento de mujeres en tratamiento con THM anualmente. ¿Qué otros factores incrementan de manera parecida el peligro de desarrollar cáncer de mama? Dos o tres copas de alguna bebida alcohólica al día aumentan el riesgo en un 20 por ciento, la obesidad lo hace un 20-40 por ciento y dar a luz después de los treinta y cinco años incrementa el riesgo un 40 por ciento frente a dar a luz a los veinte. ¿Te imaginas convencer a las mujeres de que se queden embarazadas antes de los veinte años para disminuir su riesgo de cáncer de mama?
- **LOS DATOS DE LA WHI NO DEBERÍAN EXTRAPOLARSE A TODAS LAS TERAPIAS HORMONALES PARA LA MENOPAUSIA:** las hormonas ECE y MPA (acetato de medroxiprogesterona) son un tipo de estrógeno y de progesterona respectivamente. Sus riesgos y beneficios tal vez no sean los mismos que los de otras hormonas o vías de administración.
- **LOS DATOS DE LA WHI NO DEBERÍAN HABERSE EXTRAPOLADO A TODAS LAS MUJERES:** la edad media inicial de las mujeres que participaron en la WHI era de sesenta y tres años. El desglose: el 33 por ciento de las participantes tenía entre cincuenta y cincuenta y nueve años; el 45 por ciento, entre 60 y 69 años; y el 21 por ciento, entre setenta y setenta y nueve. La enfermedad cardiovascular se incrementa de un modo significativo con la edad, así que dos tercios de las participantes en la WHI, de sesenta años o más, corrían un riesgo mayor de sufrir complicaciones cardiacas asociadas al estrógeno. Los peligros del estrógeno para el corazón tal vez no fueran los mismos para las mujeres que empezaron la THM a una edad inferior.
- **EL LISTÓN DE LA DETECCIÓN DE CÁNCER DE MAMÁ SE PUSO MUY BAJO:** esto significa que la WHI estaba diseñada para de-

tectar al instante cualquier cambio relativo al cáncer de mama con el fin de poder detener el ensayo. La idea es buena. Sin embargo, decirle a la gente que el estudio se detuvo porque el plan siempre había sido detectar el más mínimo incremento en el cáncer de mama es muy distinto a informar de que el estudio se detuvo debido a un incremento del riesgo de cáncer de mama.

- **EL PEQUEÑO RIESGO DE CÁNCER DE MAMA QUE PLANTEABA LA THM NO ERA NADA NUEVO:** eso rara vez se menciona. Por ejemplo, una de las revisiones de los datos publicada años antes que los resultados de la WHI indicaba que el riesgo incrementado de cáncer de mama tras cinco años o más de uso de THM era del 35 por ciento; exactamente el mismo porcentaje que identificó la WHI.
- **EL HECHO DE QUE LA MORTALIDAD FUERA LA MISMA NO SE ENFATIZÓ LO SUFICIENTE:** si bien las tasas de cáncer de mama eran más altas, el riesgo de muerte no se incrementó entre las mujeres que estaban siguiendo la THM frente al grupo placebo.

Las consecuencias fueron tremendas. Para la comunidad médica, el trastorno más grande fue la absoluta desarticulación del canon según el cual el estrógeno protegía el corazón. Llevaba más de diez años diciéndoles a mis pacientes que el efecto protector de la terapia en el corazón compensaba con creces el pequeño incremento del riesgo de cáncer de mama y que eso era importante porque la enfermedad cardiaca era la mayor causa de muerte entre las mujeres. ¿Y ahora el estrógeno no solo no protegía el corazón sino que lo perjudicaba?

Los abogados expertos en negligencias médicas no tardaron ni un nanosegundo en asomar la cabeza: ¿HAS ENFERMADO POR CULPA DE LAS HORMONAS? (Los anuncios siempre eran muy escandalosos, de ahí las mayúsculas). Las pacientes llamaban aterradas. Algunos médicos exigían a las mujeres que se negaban a dejar el tratamiento hormonal que firmaran exenciones de responsabilidad —a saber si eran vinculantes—, pero eso te dará una idea del nivel de alarma. Como los ginecobstetras se encuentran entre los especialistas médicos más denunciados, y como ellos habían recetado el grueso de la THM, el miedo a las demandas seguramente tuvo un papel significativo en el abandono generalizado de la terapia hormonal para la menopausia.

Yo, como muchos de mis colegas, al principio no sabía qué decirles a las pacientes que tenían síntomas, mujeres de cuarenta y tantos o cincuenta años y, por tanto, no representadas por la WHI. En aquel entonces solo existía un medicamento no hormonal para los sofocos: la clonidina. Los datos sobre los numerosos fármacos para los sofocos que tenemos en la actualidad estaban en pañales en 2002.

El uso de la THM cayó en picada, tanto como un 80 por ciento según algunos informes. Las mujeres con síntomas seguían sufriendo porque a muchos médicos les daba miedo recetar hormonas. Las razones que empujaron a los facultativos a dejar de prescribir la THM eran el miedo a perjudicar a sus pacientes, el temor a demandas por negligencia o ambas cosas. Los colegios profesionales bregaban por desentrañar los datos y poner la WHI en contexto, pero a menudo sucedía que cuando un médico ofrecía THM a una paciente, esta tenía demasiado miedo como para aceptarla. Como había muy pocas opciones no hormonales que proponer, las conversaciones sobre la menopausia empezaron a desaparecer. Recuerdo haber dicho «lo siento» encogiéndome de hombros montones de veces. Me sentía impotente y furiosa, porque las mujeres sufrían y yo sabía que los datos de la Iniciativa para la Salud de las Mujeres no podían aplicarse a la mayoría de las pacientes que acudían en busca de ayuda para sus síntomas.

Cuando el 42 por ciento de la población está tomando un fármaco para la menopausia, las conversaciones y las historias sobre esta etapa de la vida se legitiman. La THM invitaba a las mujeres a hablar de los cambios que experimentaba su cuerpo y eso hay que reconocerlo. Cuando existe un medicamento para los sofocos —aunque no quieras tomarlo— tus propios sofocos quedan reivindicados. Muchas de mis pacientes me dijeron que preferían pasarlo mal, porque pensaban que las hormonas no eran seguras, así que no tuve la oportunidad de mantener una conversación con ellas sobre sus cuerpos, ni de intentar aportar perspectiva a los riesgos del estrógeno ni de plantearles otras opciones no hormonales, que empezaban a estar disponibles.

Es imposible sobreestimar el impacto que tuvo la Iniciativa para la Salud de las Mujeres en los puntos de vista sobre la terapia hormonal para la menopausia y sospecho que sus ecos se harán notar aún durante décadas. No solo por los resultados sino también por la forma que eligieron los investigadores y la prensa de comunicarlos, y por cómo han sido interpretados y reinterpretados hasta la saciedad... y seguramente lo seguirán siendo. Como el primer texto relativo a la WHI se publicó en 2002, los hallazgos han constituido el tema de más de un centenar de artículos. En ocasiones tienes la sensación de que los datos aportados han sido desmenuzados hasta un nivel molecular y vueltos a recomponer una y otra vez. Es difícil extraer sentido de todo eso.

Hay otras consecuencias también. En mi formación no me enseñaron a temer la THM, así que cuando llegaron nuevos datos relativos a la seguridad no me costó demasiado adaptarme. Me sentí cómoda empezando a recetar hormonas antes que muchos de mis colegas más jóvenes, que se habían formado cuando la WHI se publicó. Hicieron falta diez años para que los nuevos datos y las nuevas declaraciones de políticas calaran en la profesión, así que dos generaciones de médicos hicieron la residencia expuestos a una actitud negativa generalizada hacia la THM y algunos todavía la miran con recelo. Además, numerosos estudios importantes se abandonaron por miedo a la enfermedad cardiovascular y al cáncer de mama.

Una nueva ventana para la THM

En 2007 se revisaron los datos de la WHI sobre la enfermedad cardiovascular clasificando a las participantes por grupos de edad. Las mujeres que habían empezado la terapia hormonal para la menopausia en un plazo no superior a diez años desde su regla final mostraban en realidad un riesgo de enfermedad coronaria inferior a lo esperado y aquellas que habían comenzado pasados diez años o más revelaron un riesgo solo ligeramente incrementado. Las participantes de edades comprendidas entre cincuenta y cincuenta y nueve años que estaban en tratamiento hormonal mostraban asimismo un riesgo de muerte un 30 por ciento inferior en relación a las mujeres a las que se les había administrado placebo.

La idea de que había una ventana de seguridad para empezar la THM —es decir, que el riesgo de empezar el tratamiento hormonal cerca de la menstruación final no es el mismo que si la inicias más tarde— había surgido y hoy día está apoyada por una cantidad de datos cada vez mayor.

En la actualidad, el 5 por ciento de las mujeres sigue una THM, lo que supone una gran caída respecto al auge hormonal de finales de 1990. Las recomendaciones relativas a la terapia hormonal son constantes desde hace ocho años, lo que resulta tranquilizador. Las recomendaciones de la Sociedad Norteamericana de la Menopausia (NAMS, por las siglas en inglés), que han sido refrendadas por casi todas las sociedades médicas estadounidenses e internacionales dedicadas a la salud femenina, afirman que para las mujeres más jóvenes de sesenta años o que llevan menos de diez años en posmenopausia y no tienen contraindicaciones, la THM es una opción apropiada para tratar los síntomas vasomotores (sofocos y sudoraciones nocturnas), prevenir la osteoporosis y tratar el síndrome genitourinario de la menopausia (aunque, como ya hemos comentado en el capítulo 13, iniciar terapias específicas para el SGM también se recomienda). La THM posee otros beneficios potenciales que no aparecen en las recomendaciones oficiales, pero que tal vez ayuden a las mujeres y a sus proveedores de atención médica a tomar decisiones.

Como ya hemos comentado, la THM podría facilitar el sueño de algunas mujeres y mejorar el estado de ánimo de aquellas que sufran una depresión de leve a moderada. También reduce el riesgo de cáncer de colon y de diabetes tipo 2 (ver capítulo 18 para saber más). Por encima de los sesenta años, el riesgo de consecuencias negativas aumenta, así que no se recomienda comenzar la THM pasada esa edad o cuando han transcurrido diez años de la menstruación final, porque se incrementaría el riesgo de enfermedad coronaria, ictus, coágulos (tromboembolismo venoso) y demencia.

¿Y qué pasa con las mujeres que han iniciado la THM durante esa ventana crítica de diez años a partir de su menstruación final cuando cumplen los sesenta? ¿Asumen los riesgos de haber empezado tarde o están protegidas por haber empezado antes de los sesenta años? Hay pocas respuestas claras en este caso, así que el camino a seguir tendrá que decidirse en función de los resultados que ofrezca la THM con cada paciente individual, sus riesgos de osteoporosis y los peligros planteados por otras enfermedades que pudieran verse atenuados o agravados por la terapia hormonal.

THM: los riesgos

La mayoría de los riesgos se enmarcan en un rango de 1-10 de cada 10,000 pacientes al año, y en medicina esta tasa entraría en la categoría de «rara vez» (muy rara vez sería 1-10/100,000). Sin embargo, si sufrieras alguna complicación, entonces el riesgo en tu caso sería del cien por cien. Recuerda que «rara vez» o «muy rara vez» no significa nunca, así que siempre habrá un pequeño número de mujeres que sufra complicaciones. Conocer esos riesgos forma parte del consentimiento informado, para que las mujeres puedan contrastarlos con los beneficios potenciales y decidir qué les conviene más.

Hablar de riesgos es complicado, porque lo que significa el riesgo para una mujer que se está planteando una terapia hormonal para la menopausia es muy distinto de lo que implica para la población general. Si diez millones de mujeres están siguiendo la THM y el riesgo de una consecuencia negativa —pongamos cáncer de mama— es de seis casos de cada diez mil por año, eso significa que seis mil mujeres más van a desarrollar cáncer de mama cada año. No sería correcto que los profesionales de la salud pública no mencionaran a esas seis mil mujeres. Sin embargo, las estadísticas son engañosas. Los datos, vistos desde el nivel de la población general, son los que suelen generar titulares, ya que las grandes cifras amplifican la percepción del riesgo y consiguen que un tratamiento suene más temible de lo que es, porque eso vende. *O sea, ¿seis mil mujeres más cada año? Dios mío. ¿Quieres matarme o qué?* Pero seis mujeres de cada diez mil al año implica 0.06 por ciento y eso presenta la terapia bajo un prisma mucho más seguro, aunque sea el mismo riesgo expresado de otra manera. *O sea, 0.06 casos de cada cien tratamientos al* año, ¿solo? ¿A qué esperas para darme las hormonas?

Para mí la respuesta está clara. Hay que explicárselo a las mujeres. He necesitado menos de doscientas palabras en el párrafo anterior. Las mujeres son muy capaces de entender los riesgos. Al fin y al cabo, casi todas están acostumbradas a sopesar si les conviene más recorrer cierta calle en plena noche o tomar el autobús.

Parece como si exageráramos los riesgos relativos a la THM y yo tengo la sensación de que se trata de algo más grave que la tendencia a infantilizar a las mujeres y su capacidad para tomar decisiones. Los medicamentos para la disfunción eréctil provocan ceguera en tres hombres de cada cien mil y sin embargo la sociedad confía en que los hombres serán capaces de decidir si el riesgo les compensa. Tratar la disfunción eréctil puede ser importante para el bienestar de un hombre, pero no le impedirá sufrir osteoporosis ni lo ayudará a dormir, ni le tratará un depresión moderada. El estrógeno, en cambio, que ofrece algo más que mejoras de la calidad de vida, se considera un riesgo. No creo tener la respuesta para la existencia de dos raseros distintos más allá de la misoginia. Tal vez los hombres vean el riesgo de manera distinta, así que los titulares concebidos para aterrorizar les afecten menos. O puede que el miedo que inspira el cáncer de mama tenga tanto gancho que los artículos sobre el tema cuenten con más posibilidades de salir publicados. No pretendo en absoluto restar importancia a esta enfermedad, pero si solo leyéramos la prensa amarilla podríamos acabar pensando que la enfermedad cardiaca y la osteoporosis son problemas menores para las mujeres.

El riesgo de trombosis venosa profunda (un coágulo de sangre potencialmente peligroso también conocido como TVP) asociado a la THM oral se sitúa en torno a nueve mujeres de cada diez mil al año (no se incrementa con el estrógeno transdérmico). El riesgo de

TVP durante el embarazo es de 5-20 de cada diez mil embarazos y durante el posparto asciende a 40-65 de cada diez mil. Sin embargo no existen recomendaciones que les digan a las mujeres que no se queden embarazadas por el peligro de coágulos sanguíneos. Si sugerimos que una mujer puede asumir el riesgo de una TVP durante el embarazo y no asumir el riesgo inferior que implica una THM, ¿qué estamos diciendo sobre el valor de una mujer? ¿Que el riesgo es aceptable siempre y cuando sea esclava de su útero, pero una vez que la sociedad ha consumido sus recursos naturales apenas si merece la pena escuchar sus inquietudes de salud? Porque a mí me suena a eso.

Si una mujer puede decidir si debería quedarse embarazada o beber leche (ir al capítulo 19 para saber más sobre los datos observacionales que vinculan la leche con el cáncer) o conducir un coche, ya puestos, ¿por qué no dejar que decida si la terapia hormonal para la menopausia le compensa? A continuación aparecen detallados los riesgos basados en los datos disponibles sobre mujeres con un riesgo promedio, extraídos de las cenizas de la WHI y de otros muchos estudios. Hemos explorado buena parte de los beneficios potenciales en los capítulos anteriores y los comentaremos en el capítulo 18. Las mujeres con un peligro mayor de sufrir estas enfermedades necesitarán otro tipo de información.

Los principales riesgos de la THM son los siguientes:

- **COÁGULOS SANGUÍNEOS:** la THM presenta un riesgo global de 8-9 casos por cada 10,000 mujeres al año. El riesgo de coágulos sanguíneos está vinculado a la edad. Para mujeres de cuarenta a cincuenta y cinco años, el riesgo es de 5/10,000 al año y para mujeres de cincuenta y seis a sesenta y cuatro años asciende a 15/10,000 al año. Estas cifras no se incrementan con la terapia transdérmica.
- **CÁNCER DE MAMA:** para las mujeres de cincuenta a cincuenta y nueve años, la THM combinada (estrógeno y progestágeno) se asocia con un riesgo adicional de 6-15 casos de cada 10,000 mujeres el año. Empleada durante más de cinco años se vin-

cula con un peligro mayor. El peligro de cáncer de mama es menor sin un progestágeno. El riesgo podría ser más alto para las mujeres mayores.

- **COLESTEROL:** el estrógeno oral puede empeorar los triglicéridos, pero mejorar el HDL-C, el LDL-C y el colesterol total. El estrógeno transdérmico no ofrece beneficios para el colesterol y no impacta negativamente en los triglicéridos.
- **VESÍCULA BILIAR:** con el estrógeno oral, el riesgo de enfermedad biliar se sitúa en 47-58 casos por cada 10,000 mujeres al año. Es el riesgo más alto de todas las complicaciones que conlleva la THM. La vía transdérmica no se asocia con un riesgo incrementado.
- **SALUD CARDIACA:** a medida que reunimos más información sobre los efectos cardiovasculares de la THM, va asomando una imagen más complicada. El riesgo de enfermedad coronaria o EC —acumulación de placa en las arterias del corazón que puede provocar angina de pecho e infartos— no se incrementa entre las mujeres que inician la THM antes de los sesenta años o en un plazo de diez años desde la última menstruación; de hecho, el riesgo se reduce. Por encima de los sesenta, el peligro se incrementa claramente.
- **ICTUS:** el riesgo aproximado asociado a la THM es de ocho casos por cada diez mil mujeres que siguen la terapia cada año.

Otros riesgos potenciales no han sido tan bien descritos, es decir, parecen estar asociados con la THM, pero el peligro real se desconoce. Incluyen los siguientes: empeoramiento potencial de la incontinencia (ver capítulo 14), contribución a la pérdida de oído, mayor riesgo de síndrome del ojo seco o queratoconjuntivitis seca (puede afectar a la capacidad de llevar lentes de contacto), cambio de graduación, por cuanto el estrógeno puede incrementar la elasticidad de la córnea, y la posibilidad de afectar al sentido del olfato, aunque esto no está bien descrito.

EN RESUMIDAS CUENTAS

- Antes del descubrimiento de los estrógenos, a las mujeres se las trataba con una gran variedad de extractos fabricados a base de ovarios animales y líquido amniótico.
- El único estrógeno natural disponible son los estrógenos conjugados de origen equino (ECE o Premarín).
- La gran mayoría de los estrógenos y progestágenos (imagina a la progesterona y a las progestinas como los miembros de un grupo musical solo de chicas) se consiguen transformando un esteroide del ñame o de la soya en hormonas mediante un proceso en varias etapas.
- La THM está aprobada por la FDA para la prevención de la osteoporosis, los sofocos y el síndrome genitourinario de la menopausia, y se asocia con un pequeño pero claro riesgo de ictus, coágulos sanguíneos, cáncer de mama y enfermedad biliar.
- Existe una ventana de seguridad antes de cumplir sesenta años o durante los diez años siguientes al fin de la menstruación en que la THM ofrece los máximos beneficios con los mínimos riesgos.

Capítulo 18

La película de las hormonas: ¿qué THM es adecuada para ti?

Antes de empezar a hablar de hormonas, es importante recordar que las tres cosas más saludables que puede hacer una mujer por su menopausia no guardan ninguna relación con la terapia hormonal (THM) y son: dejar de fumar, hacer la cantidad de ejercicio recomendada y alimentarse con una dieta que cubra sus necesidades nutricionales. Si bien la THM puede ayudar a muchas mujeres a ganar calidad de vida y en ocasiones longevidad, esos otros tres cambios les aportarán ganancias mayores.

Eso no significa que las mujeres no deban recurrir a la THM, sino que es importante poner los beneficios en contexto, por cuanto la hormonal solo es una pieza más en el rompecabezas de la menopausia. Muchas mujeres comienzan la THM con unas expectativas demasiado altas, pero eso puede llevar a la decepción y a dejarla de manera prematura o a cambios de terapia innecesarios; en ocasiones podría incluso empujarlas a fórmulas magistrales menos seguras. Otro aspecto a tener en cuenta es que la terapia hormonal no es permanente; si no te sienta bien, puedes probar otro producto o dejarla.

¿La THM me puede ayudar?

La terapia hormonal está aprobada para el tratamiento de los sofocos y los sudores nocturnos, la prevención de la osteoporosis, el tratamiento del síndrome genitourinario de la menopausia (SGM) y el tratamiento de la insuficiencia ovárica primaria. Eso significa que la THM es eficaz para todas estas afecciones y que, para la gran mayoría de las mujeres, los beneficios superan los riesgos. No hace falta haber entrado en la posmenopausia para empezar; recuerda, los síntomas de la menopausia empiezan años antes del fin de la menstruación, durante la transición a la menopausia.

Las mujeres afectadas de insuficiencia ovárica primaria (ver capítulo 6) no necesitan tener síntomas para iniciar una THM. A menos que existan contraindicaciones, esas mujeres deberían recurrir a la THM hasta la edad media de la menopausia, de cincuenta a cincuenta y dos años, y luego decidir si desean continuar o no. La terapia hormonal se recomienda asimismo para las mujeres que hayan menstruado por última vez entre los cuarenta y los cuarenta y cinco, porque ayudará a reducir el riesgo incrementado de enfermedad cardiaca, y se sabe que la THM reduce la mortalidad en estos casos.

¿Y en el caso de otros síntomas y enfermedades? La THM también se puede seguir por razones distintas a las cuatro indicaciones aprobadas. En ese caso hablamos de indicaciones no autorizadas, lo que significa que no se han enviado los datos a la Agencia Estadounidense de Alimentos y Medicamentos (FDA) para demostrar que la THM ofrece resultados lo bastante buenos para esas otras indicaciones y/o que los beneficios superan los riesgos. Es posible que haya datos, esto es, que se hayan publicado estudios y la farmacéutica no los haya enviado a la FDA, o podría significar que no existen datos de calidad.

Por fortuna, existen pautas de expertos que han revisado el cuerpo de literatura para hacer recomendaciones en estas situaciones intermedias. El ejemplo clásico de un uso no autorizado avalado por numerosos protocolos es el uso de la THM para controlar el sangrado irregular durante la transición menopáusica.

Otros potenciales beneficios para la salud observados con la THM y que la FDA no incluye en sus recomendaciones, pero que podrían ayudar a algunas mujeres a sopesar riesgos y beneficios son los siguientes:

- **CÁNCER DE COLON:** los estudios han demostrado que la THM reduce el riesgo de este tipo de cáncer.
- **DEPRESIÓN:** la THM podría mejorar la depresión de leve a moderada que comienza durante la transición a la menopausia.
- **OJOS:** la THM reduce el riesgo de cataratas y glaucoma de ángulo abierto.
- **SÍNDROME METABÓLICO Y PESO:** la THM ejerce un efecto favorable en el síndrome metabólico y podría aminorar la acumulación de grasa visceral (la grasa activa o perjudicial, ver capítulo 7). La terapia hormonal para la menopausia no se asocia con aumento de peso.
- **ESTADO DE ÁNIMO Y DEPRESIÓN:** la THM podría ayudar a algunas mujeres en este sentido; más información en el capítulo 12.
- **MÚSCULOS:** el estrógeno combinado con el ejercicio tal vez aminore la pérdida de masa muscular asociada con la edad y la menopausia (no está del todo claro). También podría ayudar con el equilibrio.
- **PIEL:** podría retrasar la aparición de arrugas y ser beneficiosa para la hidratación de la piel gracias al efecto positivo del estrógeno en el colágeno. El estrógeno no afecta a la pérdida capilar asociada con la menopausia o con la edad.
- **SUEÑO:** la THM reduce la tendencia a despertarse por los sofocos.
- **DIABETES TIPO 2:** hay una reducción del 19 al 40 por ciento; esto se traduce aproximadamente en dieciséis mujeres menos afectadas de diabetes 2 de cada diez mil.
- **SÍNTOMAS VAGINALES DEBIDOS AL SGM:** la THM puede ayudar al 50 por ciento de las mujeres que padecen el síndrome genitourinario de la menopausia. Plantéate recurrir a terapias específicas para el SGM antes de optar por la terapia hormo-

nal, porque son cien por cien efectivas y las opciones vaginales son tan seguras como pueda ser la medicación cuando está adecuadamente prescrita y empleada (ver capítulo 13).

La THM no se recomienda actualmente para la prevención de demencia o enfermedad de Alzheimer en las mujeres consideradas de riesgo medio (ver más en el capítulo 12).

La menopausia tiene muchos síntomas concomitantes y puede resultar difícil saber si se deben a la propia menopausia, a la edad o quizá a algún otro factor (recuerda el diagrama M del capítulo 1). Si una mujer decide que la THM puede ser una opción para otros síntomas o dolencias (por ejemplo, un brote persistente de otra afección médica, como un trastorno autoinmune o el empeoramiento de las migrañas) durante la transición menopáusica, es importante que tenga claro lo que considera un beneficio aceptable y lo que marcará un punto final si la THM no le está ayudando. Si bien los riesgos de la THM son muy bajos —en particular durante los primeros cuatro o cinco años—, nadie debería tomar medicamentos que no le hacen efecto. También habría que contemplar otras fuentes de síntomas, pues existe la tendencia a culpar a las hormonas de todo lo que le pasa a una mujer entre los cuarenta y los sesenta años. La totalidad de síntomas y afecciones que hemos detallado anteriormente se combinan para crear lo que llamamos «calidad de vida» y eso es difícil de evaluar, porque puede significar cosas distintas para mujeres diferentes. Cuando una paciente lo está pasando mal, podría estar indicada un prueba con THM. Tal vez sirviera de ayuda que cada mujer escribiera los problemas de salud que espera poder solucionar con la THM antes de comenzar la terapia, intentando ser lo más específica posible, para luego poder revisar la lista cada cierto tiempo con el fin de asegurarse que está obteniendo los beneficios que esperaba. Date tiempo para que se cumplan tus expectativas de mejora. Puede que necesites un mínimo de seis semanas o más para ver auténticos beneficios, así que esperar de diez a doce semanas para conseguir los efectos deseados sería buena idea. Echa un vistazo a la página web de asociaciones que estudien la menopausia para comparar las recomendaciones de tu proveedor de atención médica.

Empezar la THM

Para plantearse iniciar una THM, la mujer debería ser menor de sesenta años o no haber superado el plazo de diez años desde el final de la menstruación y no tener un historial personal de cáncer de mama, ictus o infarto. En algunos casos, mujeres que han pasado un cáncer de endometrio (revestimiento del útero) en fase inicial, siempre y cuando hayan sido tratadas y se consideren curadas, podrían plantearse algunas formas de THM tras una conversación con el oncólogo (especialista en cáncer).

Como los principales riesgos para la salud asociados a la THM se refieren a coágulos sanguíneos, enfermedad cardiovascular (infarto e ictus) y cáncer de mamá, es importante revisar a conciencia con la paciente los factores de riesgo de estas enfermedades. Algunas con afecciones leves que incrementan el riesgo de coágulos sanguíneos tal vez podrían emplear algunas formas de THM, pero requeriría una consulta a fondo con el proveedor. Las mujeres pueden calcular el riesgo que corren de enfermedad cardiovascular aterosclerótica (ASCVD, por las siglas en inglés) y de cáncer de mama empleando calculadoras online gratuitas. ASCVD en fundaciondelcorazon.com/prevencion/calculadoras-nutricion/riesgo-cardiovascular.html (te pide los niveles de colesterol y la presión sanguínea) y el riesgo de cáncer de pecho en bcrisktook. cancer. gov (en inglés). Si el riesgo de ASCVD en los próximos diez años es superior al 10 por ciento o su riesgo de cáncer de pecho es superior al 5 por ciento, la THM no suele recomendarse. Las mujeres con un riesgo moderado de estas enfermedades deberían mantener conversaciones más detalladas con sus proveedores de atención médica para poder valorar los riesgos y contrastarlos con los posibles beneficios.

Antes de empezar se recomienda realizar un cribado de problemas de salud que pudieran influir en la decisión de iniciar la terapia o en la elección de las hormonas. También sería una buena oportunidad para llevar a cabo cribados de aspectos de la salud no relacionados con la menopausia. Las mujeres deberían plantearse los siguientes:

- **MEDIR LA PRESIÓN SANGUÍNEA:** una presión alta incrementa el riesgo de ictus e infarto.
- **ANÁLISIS DE SANGRE PARA DESCARTAR DIABETES:** se recomienda un control anual a partir de los cuarenta y cinco o antes si existen factores de riesgo. La diabetes se considera un factor de riesgo para el ictus y el infarto. Las mujeres con diabetes solo deberían emplear la terapia transdérmica.
- **ANALÍSIS DE SANGRE PARA CONOCER LOS NIVELES DE COLESTEROL, LÍPIDOS Y TRIGLICÉRIDOS:** el colesterol y los triglicéridos elevados son factores de riesgo para el ictus y el infarto. El estrógeno oral puede empeorar los triglicéridos, así que las mujeres con estos lípidos elevados deberían escoger la terapia transdérmica.
- **CRIBADO DE CÁNCER DE MAMA:** el estrógeno de la THM podría influir en el crecimiento de algunos tumores de mama. Toma nota de la densidad que indica tu mamografía, pues la THM puede incrementar la densidad del pecho en algunas mujeres, lo que a su vez puede provocar cambios en el cribado de cáncer de mama en futuras mamografías.
- **EVALUACIÓN DE SANGRADO UTERINO ANÓMALO:** una evaluación llevada a cabo por un profesional médico puede garantizar que cualquier sangrado irregular o imprevisto no se deba a cáncer de endometrio (ver capítulo 10 para más información sobre pruebas). El embarazo también debería ser descartado como causa del sangrado.
- **SALUD ÓSEA:** las mujeres deberían conocer el riesgo que corren de fractura por osteoporosis (ver capítulo 11). Si su riesgo es elevado, el dato podría influir en su elección de hormonas y cuánto tiempo desean seguir la THM.
- **CRIBADO DE CÁNCER DE CÉRVIX:** la menopausia no afecta al cáncer de cérvix, pero siempre es una buena idea actualizar el cribado.

- **CRIBADO DE DEPRESIÓN Y ANSIEDAD:** las mujeres de cuarenta a cincuenta y nueve años son las más afectadas por trastornos depresivos (12.3 por ciento). Si bien la THM puede ayudar a algunas mujeres con depresión de leve a moderada, este trastorno requiere otras terapias y seguimiento. Una evaluación objetiva de la depresión y la ansiedad antes de empezar puede ayudar asimismo a las mujeres a saber si existía un trastorno previo, para que no se pregunten después si han desarrollado depresión a raíz de la THM.
- **CRIBADO DE VIOLENCIA POR PARTE DE LA PAREJA ÍNTIMA:** toda visita ofrece una ocasión para realizar un control de VPI.

Escoger la THM

Hay tantas opciones que una se siente como en la Cheesecake Factory, el paraíso de los pasteles de queso; ¿cómo orientarse por una carta tan inmensa? La cantidad de productos para la THM de grado farmacéutico es abrumadora. Eso también significa que entre tanta variedad de opciones hay un tratamiento que se ajustará casi a la perfección a las necesidades individuales de cada mujer. Mi objetivo es ofrecerte un buen material de referencia para que seas capaz de mantener una conversación informada con tu proveedor de atención médica. Este capítulo es un curso intensivo de medicina hormonal.

Y recuerda que si empiezas una terapia y te parece que podrías estar experimentando efectos secundarios o que seguirla es un fastidio (al fin y al cabo, la calidad de vida es parte del objetivo), esto no es Tinder y no has deslizado el dedo a la derecha.

El estrógeno

El estrógeno es la hormona que constituye la terapia. La mayor diferencia no es el tipo de estrógeno, sino la vía de entrada: oral frente a transdérmica (que incluye aplicaciones tópicas en la piel así como vaginal). Los estrógenos transdérmicos son los que presentan menor riesgo de coágulos sanguíneos e ictus; de hecho, no incrementan en absoluto el riesgo de estas importantes complicaciones por encima del valor de referencia asociado con la edad.

Hay otras pequeñas diferencias entre estrógenos que comentaremos más adelante, pero una de las más importantes es que no todos están aprobados para la osteoporosis, una salvedad importante para muchas mujeres.

El motivo de la relativa seguridad del estrógeno transdérmico frente al oral es un fenómeno conocido como el primer paso (ver figura 14). Casi todas las medicaciones que se absorben por el intestino penetran en un grupo específico de vasos sanguíneos que los transporta al hígado, donde son metabolizados antes de penetrar en el torrente sanguíneo. Así pues, el hígado constituye el primer paso. En el caso de las formulaciones transdérmicas, los estrógenos penetran directamente en el torrente sanguíneo a través de la piel o de la vagina, así que cuando la hormona llega al hígado ya está diluido por el mayor volumen de sangre en el cuerpo. El primer paso significa que mediante la terapia oral al hígado le llega una dosis mucho mayor de la hormona que con la terapia transdérmica.

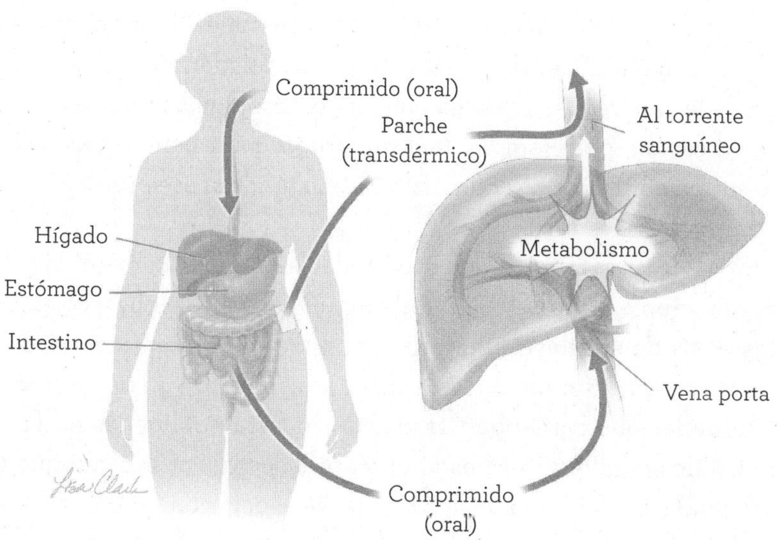

Figura 14: Terapia oral frente a transdérmica.

Cuando el estradiol se toma por vía oral, el hígado lo transforma casi todo en estrona. Aunque la estrona es un estrógeno más débil, impulsa al hígado a fabricar más proteínas que provocan coagulación de la sangre, de ahí el mayor riesgo de coágulos con estrógenos. El estrógeno oral también induce al hígado a incrementar la producción de SHBG (recuerda «¿hay sitio hoy en el autobús, guapa?»), que adhiere más testosterona, de modo que no se puede activar. Esta podría ser una de las razones por las que algunas mujeres tienen la sensación de que el estrógeno oral ejerce un efecto negativo sobre la libido.

Igualmente es posible que la estrona provoque otros efectos negativos en el hígado. El efecto del primer paso es asimismo la razón por la cual el estrógeno oral reduce el colesterol pero aumenta los triglicéridos. El estrógeno transdérmico no provoca esos efectos.

Otras ventajas de la terapia transdérmica son los niveles estables de hormonas, en especial con el parche y el anillo vaginal. La terapia oral produce más altibajos, por cuanto absorbes una gran cantidad de estrógeno de golpe, a diferencia de la lenta liberación al torrente sanguíneo de la terapia transdérmica. Es posible que la mayoría de las mujeres no noten ese efecto, pero podría afectar a aquellas que son sensibles a las fluctuaciones hormonales. Igualmente hay menos probabilidades de que el estrógeno transdérmico suba la presión de la sangre. Las mujeres que tengan problemas para absorber la medicación, por ejemplo, tras un cirugía para perder peso o las que sufren síndrome de colon irritable, no tendrán ese problema con la terapia transdérmica.

En 1978 se cambió el prospecto del estrógeno para reflejar el riesgo incrementado de coágulos sanguíneos, que se observó en las altas dosis de etinilestradiol presente en la píldora anticonceptiva. Cuando alguna fórmula de un fármaco se asocia con un riesgo, todas las fórmulas que contengan esa sustancia están obligadas en Estados Unidos a advertir el riesgo en el prospecto. Por eso, aunque el estrógeno transdérmico de la THM no se asocia con un peligro mayor de coágulos sanguíneos, el prospecto indica el peligro, porque los estrógenos orales plantean dudas en ese aspecto.

Todas las terapias transdérmicas son a base de estradiol. Las opciones son las siguientes:

- **PARCHES:** se suelen aplicar en la parte baja del abdomen o de la espalda y se sustituyen una o dos veces a la semana, dependiendo del producto. Generan los niveles de estradiol más estables, así que serían la mejor opción para las mujeres cuyo estado de ánimo sea sensible a las fluctuaciones hormonales. Las dosis pueden abarcar desde 0.014 mg al día hasta 0.1 mg al día, así que hay muchas opciones. Los efectos secundarios son las reacciones al adhesivo y la molestia de tener que retirar el adhesivo restante de la piel. Los parches podrían no fijarse bien si una persona pasa mucho tiempo nadando o en la bañera. Si el adhesivo de un parche diera problemas, tal vez otra marca sea menos irritante.
- **GELES, AEROSOLES Y EMULSIONES:** se aplican en los brazos a diario. Al igual que sucede con los parches, hay una gran variedad de dosificaciones disponibles, aunque en el caso de algunos productos las dosis más altas tendrán que aplicarse en superficies de la piel extensas. Estos productos tienden a irritar menos la piel que los parches y no dejan esos desagradables restos de adhesivo, tan parecidos al alquitrán, que se podrían usar para reparar las calles. El asunto es que la zona de aplicación no debería lavarse (reduce la absorción del estrógeno) ni hidratarse (eleva el nivel del estrógeno) hasta un mínimo de una hora después de la aplicación.
- **ANILLO VAGINAL:** se reemplaza cada noventa días, así que el uso resulta muy cómodo. En cuanto a la dosificación, hay dos opciones disponibles, 0.05 mg al día o 0.1 mg al día, lo que supone una desventaja porque algunas mujeres pueden proteger sus huesos y controlar sus síntomas con dosis inferiores de estradiol.

Si no es posible recurrir a la alternativa transdérmica por el coste o porque se ha probado y produce irritación crónica en la piel, y si el anillo no se tolera por alguna razón, entonces la terapia oral de estrógeno sería una opción. Los estrógenos orales entrañan un riesgo de coágulos de sangre de 8-9 casos por cada 10,000 usuarias al año, así que son muy seguros, pero el riesgo es más alto que el de los parches. Las opciones de estrógeno oral incluyen las siguientes.

- **ESTRADIOL:** el principal estrógeno fabricado por los folículos, creado por semisíntesis.
- **ESTRÓGENOS CONJUGADOS DE ORIGEN EQUINO O ECE:** contiene más de diez estrógenos distintos. Los más abundantes son el sulfato sódico de estrona y el sulfato sódico de equilina. Solo está disponible en terapia oral. Es la única terapia natural y se extrae de orina de yegua.
- **ESTRÓGENOS CONJUGADOS O EC:** una versión sintética (creada en laboratorio) de ECE. Algunos de los muchos estrógenos de los ECE se replican, pero no todos. En Estados Unidos, los estrógenos conjugados no se consideran un equivalente a los ECE, pero en Canadá sí. Solo disponible como terapia oral. Son una opción para las mujeres que prefieren ECE pero no quieren un producto fabricado con orina de caballo. Los EC no están aprobados para la prevención de la osteoporosis en Estados Unidos.
- **ETINILESTRADIOL:** más potente que otros estrógenos, así que las dosis suelen ser inferiores. Se metaboliza más despacio por lo que produce menos fluctuación en los niveles hormonales.
- **ESTROPIPATO:** estrona que ha sido modificada mediante una combinación con piperazina. Aprobada para osteoporosis.
- **ESTRÓGENOS ESTERIFICADOS:** una mezcla de sulfato de estrona y sulfato de equilina, pero con niveles más altos de estrona y más bajos de equilina que en los ECE o en los EC. Solo están disponibles por vía oral y no están aprobados para la osteoporosis.

El estetrol es un estrógeno que se encuentra actualmente en investigación, pero no se ha comercializado. Solamente lo fabrica el hígado fetal durante el embarazo. Algunas investigaciones preliminares sugieren que el estetrol podría tener propiedades excepcionales, incluido un menor efecto negativo sobre el tejido mamario. A fecha de septiembre de 2020, no hay suficientes datos clínicos para apoyar o refutar esa hipótesis, pero abre una vía de investigación. El estriol, que es el estrógeno fabricado principalmente por la placenta, se usa en Europa para la THM, pero no se han enviado datos a la FDA (la agencia del medicamento estadounidense) para su aprobación en Estados Unidos. Es un estrógeno mucho más débil que el estradiol y los ECE.

El objetivo es administrar la mínima cantidad de estrógeno posible para tratar los síntomas y/o prevenir la osteoporosis. Cuando los síntomas son graves, algunos médicos tal vez empiecen con una dosis moderada con el fin de lograr una mejora rápida, mientras que otros podrían recomendar empezar más abajo e ir incrementando la dosis si no hace efecto. Merece la pena mencionar que las dosis más bajas a menudo son eficaces. No pretendemos imitar el nivel de hormonas previo a la menstruación final —recuerda, no es terapia de reemplazo— sino darle al cuerpo lo que necesita. Para que te hagas una idea, la cantidad de estradiol en sangre durante la ovulación oscila típicamente entre 70 y 300 mcg (en ocasiones incluso más) y después de la ovulación los niveles de estradiol son inferiores a 25 mcg/l. Un parche de estradiol de 0.05 mg aporta unos niveles en sangre de aproximadamente 50 mcg/l; uno de 0.0375 aporta 37.5 en sangre, y así sucesivamente.

Los estrógenos no se han estudiado de manera que permitan la comparación directa, pero los cuadros complementarios 4 y 5, pp. 447-448, ofrecen una aproximación comparando estrógenos según las hormonas, la vía de administración y la fuente.

La progesterona

Los progestágenos incluyen progesterona y progestinas (¿recuerda nuestro grupo de rock solo de chicas?). Los progestágenos protegen el revestimiento del útero de los efectos del estrógeno reduciendo el número de receptores de esta hormona en el endometrio e incrementando la actividad de la enzima que convierte el estradiol en estroma, mucho más débil. El riesgo de cambios precancerosos y cáncer asociado con el estrógeno es muy real, y cuanto más tiempo pasa una mujer tomando estrógeno sin proteger el útero, mayor es el riesgo, así que incluir la dosis correcta de progesterona es importante.

Hay publicaciones en internet que dicen que «el estrógeno estimula y la progesterona calma», refiriéndose a que las mujeres necesitan ambas hormonas, pero no es verdad. La razón para tomar progesterona es el útero, aunque existen algunas excepciones (siempre hay excepciones cuando hablamos de menopausia).

Algunos de los riesgos de cáncer de mama que plantea la THM se deben a la progesterona, aunque todavía se discute en qué medida. Los ECE y el acetato de medroxiprogesterona (MPA, la progesterona que se usó en el estudio de la WHI) incrementan el riesgo de cáncer de mama después de tres o cuatro años de uso de estrógeno-progestina frente al uso de estrógeno solo. Otros estudios han demostrado que la progesterona y la didrogesterona (una progestina con una estructura química muy parecida a la progesterona) no aumentan el riesgo de cáncer durante los primeros cinco años, pero después de ese plazo el peligro empieza a crecer hasta alcanzar el de las demás progestinas; en torno a un caso de cada mil usuarias al año. Cuando el estrógeno se emplea solo, es posible que el riesgo de cáncer de mama no aumente durante siete años de terapia. También hay algunos estudios pequeños centrados directamente en los tejidos mamarios según los cuales la progesterona podría tener un efecto menos negativo que la progestina. A partir de estos datos, la Sociedad Norteamericana de la Menopausia (NAMS, por las siglas en inglés) recomienda la progesterona (la didrogesterona no está disponible en Estados Unidos) para empezar, pero también recalca que podría haber casos individuales en que las progestinas fueran preferibles. El riesgo de cáncer de mama con el DIU de levonorgestrel en la THM se desconoce. Lo que sin duda no es seguro es la progesterona transdérmica, pues no se absorbe bien y no puede proteger el útero.

En Estados Unidos y Canadá hay seis progesteronas distintas y cuatro vías de administración: transdérmica, oral, vaginal e intrauterina. Así que hay donde elegir. La progesterona sujeta a prescripción médica se conoce médicamente como progesterona oral micronizada, pero hablaremos de progesterona sin más en aras de la simplicidad.

La mayoría de los progesteronas proceden de semisíntesis (ver capítulo 17 para revisar). Algunos son derivados de la progesterona y otros de la testosterona o de otra hormona esteroidea denominada espironolactona, pero en último término proceden de la diosgenina o de algún otro compuesto vegetal parecido que ha sido modificado en el laboratorio. Las progestinas eran al principio la única opción para la terapia oral, pues los cambios químicos requeridos para alterar la progesterona de modo que pudiera ser absorbida por vía oral no se habían desarrollado. Otras modificaciones lograron que algunas progestinas fueran más efectivas para suprimir el efecto del estrógeno en el recubrimiento uterino y reducir los sangrados irregulares que propiciaban los anticonceptivos orales.

Las progestinas derivadas de la testosterona podrían conservar algunas propiedades de esta última, pero no sabemos si son clínicamente significativas para la mayoría de las mujeres. Siempre es posible que, en algunos casos, un tipo de progesterona provoque más hinchazón o acné que otro. La drospirenona, derivada de la espironolactona, posee propiedades que reducen el efecto de la testosterona, y esta hormona podría ser particularmente útil para las mujeres que sufren hinchazón cuando siguen la THM (ver figura 15).

Para proteger el útero se debe administrar progesterona doce días por «ciclo», entendiendo un ciclo como veintiocho días de terapia. Haciéndolo así imitamos la exposición durante un ciclo ovulatorio, por cuanto la progesterona solo se libera con la ovulación.

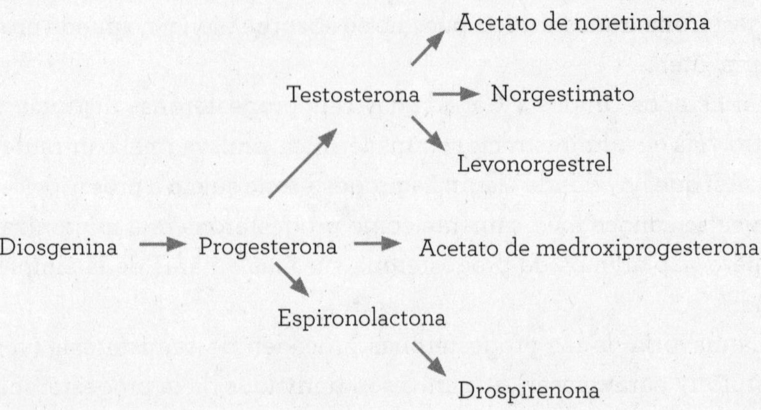

Figura 15: Origen de los progestágenos.

Los progestágenos están disponibles en productos combinados, y los progestágenos individuales se pueden mezclar y emparejar con el estrógeno elegido. Hay demasiados productos individuales para detallarlos todos, pero he aquí algunos aspectos y detalles a tener en cuenta:

- **PROGESTERONA:** es la hormona de referencia para empezar, pero la ventaja de la progesterona sobre otras opciones es pequeña.
- **EN LA TRANSICIÓN MENOPÁUSICA:** un DIU de levonorgestrel o una píldora anticonceptiva en dosis bajas (combinación de estrógeno y progestágeno) puede controlar los ciclos irregulares y ofrecer anticoncepción de ser necesario.
- **HISTORIAL DE DEPRESIÓN PREVIO O ACTUAL:** la progesterona es seguramente la mejor opción para comenzar la THM.
- **COMODIDAD:** el DIU de levonorgestrel es el que proporciona más independencia a la usuaria; un parche combinado también sería conveniente (se cambia cada semana).
- **LA FORMA DE ADMINISTRACIÓN:** algunas mujeres prefieren la idea de combinar dos productos, a otras les encanta la idea de llevar un parche con ambas hormonas, unas prefieren un DIU y otras más piensan que un producto vaginal encaja mejor con sus necesidades.

- **SUEÑO:** la progesterona puede provocar somnolencia en algunas mujeres, algo que puede o no ser útil dependiendo de las circunstancias individuales. Ver capítulo 16 para saber más.
- **ALERGIA A LOS CACAHUATES:** el aceite de cacahuate todavía aparece en la fórmula oral de la progesterona en Estados Unidos. En Canadá, en cambio, ya se puede conseguir con aceite de girasol.
- **SANGRADO IRREGULAR:** las progestinas suelen controlarlo mejor.
- **SOFOCOS:** las progestinas pueden ayudar. Esta información podría ser valiosa para las mujeres que deseen recurrir a una dosis muy baja de estrógenos o si el estrógeno no les da suficiente resultado. Las progestinas podrían ser una opción para algunas mujeres que no pueden tomar estrógeno por el riesgo de ictus o de infarto, pues estas no afectan a la coagulación de la sangre.
- **OSTEOPOROSIS:** es posible que las progestinas contribuyan a la salud ósea. La progesterona no produce cambios. Esta información es importante para las mujeres que emplean dosis muy bajas de estrógenos.

Una opción sin progestágeno

Es posible igualmente protegerse contra el efecto negativo que ejercen los estrógenos en el recubrimiento del útero mediante un medicamento llamado bazedoxifeno, que pertenece al grupo de los moduladores selectivos del receptor de estrógeno o SERM, por las siglas en inglés. Eso significa que se comporta como un estrógeno en algunos tejidos y como antagonista del estrógeno en otros. Ya hemos hablado antes del grupo de los SERM: uno de ellos es el tamoxifeno, que aparece en el capítulo 5 en relación al cáncer de mama. El bazedoxifeno es útil porque se comporta como un estrógeno en el hueso y contrarresta el efecto del estrógeno en el revestimiento del útero y en la densidad mamaria. No plantea problemas de cáncer de mama y no incrementa la densidad del pecho, una cuestión que plantea problemas en algu nas usuarias de THM. La desventaja es que el bazedoxifeno incrementa ligeramente el riesgo de coágulos sanguíneos y sofocos.

El SERM, combinado con estrógenos, crea un nuevo tipo de fármaco denominado complejo estrogénico con selectividad tisular o TSEC, por las siglas inglesas. La idea es obtener los beneficios de ambas sustancias y conseguir que anulen cualquier efecto secundario negativo de la otra. El único TSEC disponible en septiembre de 2020 es la combinación de 0.45 mg de ECE (estrógenos combinados de origen equino) con 20 mg de bazedoxifeno conocido como ECE/BZA (Duavee en Estados Unidos y Duavive en Canadá). Está aprobado para el tratamiento de los sofocos y para la prevención de osteoporosis. Los ECE anulan el efecto del bazedoxifeno en los sofocos y el bazedoxifeno anula el efecto de los ECE en el recubrimiento del útero y en los pechos, así que no entraña riesgo de cáncer endometrial ni incremento de la densidad mamaria (algo que afecta a la calidad de la mamografía). Si bien no está aprobado por la FDA para el síndrome genitourinario de la menopausia, podría mejorar la sequedad vaginal, aunque no está claro si ayuda con el coito doloroso por ser la dosis de estrógenos demasiado baja. Los datos de ECE/BZA no muestran un incremento del riesgo de coágulos sanguíneos respecto al estrógeno por sí solo, pero no contamos con estudios a largo plazo como para estar seguros al cien por cien.

Los ECE/BZA serían una buena opción para las mujeres que buscan una terapia hormonal para la menopausia que las ayude con los sofocos y la prevención de la osteoporosis y no toleran la progesterona, ya sea por sus efectos sobre el estado de ánimo o por el sangrado. No debería considerarse una forma más segura de THM, por cuanto el riesgo de cáncer de mama, de coágulos y de demencia es el mismo que con las otras terapias hormonales. Una mujer que tenga los senos muy densos y que ya se haya sometido a una biopsia o dos pero no tiene cáncer de mama, tal vez quiera probar este producto para que el cribado de cáncer de mama no resulte tan angustioso. Si el objetivo principal es eliminar el dolor en las relaciones sexuales, los ECE/BZA no serán la mejor opción.

Hay una investigación en curso para evaluar los ECE/BZA para las mujeres con carcinoma ductal *in situ* o CDIS, una forma de cáncer de mama no invasiva que se puede convertir en invasiva. En teoría sería posible que el bazedoxifeno cancelara los efectos negativos de los ECE en el tejido mamario, así que tal vez los TSEC (complejos estrogénicos con selectividad tisular) sean en el futuro una opción para esas mujeres.

Solución de problemas de la THM

Los efectos secundarios más habituales incluyen: hinchazón, sangrado irregular, pechos sensibles o inflamados, cambios en el estado de ánimo, náusea y migraña. Las migrañas y las náuseas se deben habitualmente a los estrógenos, y los cambios de estado de ánimo y la hinchazón suelen estar relacionados con la progesterona. El sangrado y la sensibilidad en los senos puede proceder de ambas hormonas. Las opciones para paliar estos problemas son cambiar de medicamento o cambiar la dosificación. Un cambio de medicamento incluye probar otra hormona, por ejemplo pasar de progestina a progesterona o de estradiol a ECE. Otras opción sería probar otra vía de administración; por ejemplo, probar el parche vaginal o elevar o disminuir la dosis. Se trata de un proceso de prueba y error y requiere un profesional de la salud experto. Es posible que tardemos tres meses en notar los cambios deseados, dependiendo de los efectos secundarios. Más sobre complicaciones relativas al estado de ánimo en el capítulo 12.

¿Cuando la doy por terminada?

Antiguas recomendaciones sugerían que las mujeres dejaran la THM a los sesenta y cinco, pero si la presión arterial, el colesterol y los triglicéridos se mantienen estables, no hay necesidad médica de dejarla, así que proseguir la THM puede ser una buena opción. Hay investigaciones en curso sobre los efectos del estrógeno sobre la demencia a largo plazo, así que en su momento sabremos más sobre su potencial seguridad.

Si una mujer debe plantearse dejar la THM o no depende también de los motivos que la indujeron a empezar. Si fue por síntomas como sofocos, trastornos del sueño o cambios en el estado de ánimo, es posible que no sean tan graves una vez que el desbarajuste hormonal de la transición a la menopausia haya quedado atrás. Dejar el estrógeno a los cincuenta y cinco (o en algún momento posterior al periodo menstrual final) no reinicia la transición a la menopausia; la THM permite a las mujeres circunvalar las fluctuaciones hormonales y salir por el otro lado, por así decirlo, una vez que ya han pasado. Los sofocos en ocasiones persisten durante años después del fin de la menstruación y el riesgo de osteoporosis no desaparece, así que cada mujer tendrá que decidir con su proveedor de atención médica si tiene que dejar la THM.

EN RESUMIDAS CUENTAS

- Si bien los estrógenos orales representan un riesgo bajo, el estradiol transdermal presenta el riesgo más bajo y es el método que se suele escoger para empezar.
- El estradiol transdérmico está disponible en parches farmacéuticos, cremas, lociones, aerosoles y anillo vaginal; todos tienen pequeñas ventajas e inconvenientes asociados con el uso, pero existe una gran variedad de dosificaciones, así que la terapia se puede personalizar a medida de las necesidades de cada mujer.
- La progesterona o progesterona oral micronizada entraña en principio el menor riesgo de cáncer de mama así como de cambios en el estado de ánimo, de ahí que sea la favorita para la terapia oral.
- El DIU Mirena es una alternativa de progesterona excelente para las mujeres que no quieren tomar la hormona oralmente, pero la progesterona vaginal y el parche de progestina también son buenas opciones.
- Un complejo estrogénico con selectividad tisular o TSEC constituye una buena opción para las mujeres que desean evitar la progesterona.

Capítulo 19

Fitoestrógenos, alimentación y hormonas: datos y modas

La interacción entre hormonas y alimentación es compleja y, en ocasiones, el lenguaje de la medicina puede ser muy confuso, de ahí que no deba extrañarnos la desinformación existente.

Muchas personas afirman que distintos alimentos o dietas pueden proporcionar dosis de hormonas, remedios y reajustes a las mujeres que están viviendo el proceso de la menopausia. Pero la comida no modifica los niveles hormonales en un sentido «si comes esto cambiarás tal hormona». Si las plantas contuvieran hormonas que pudieran ser asimiladas y empleadas por los seres humanos, ya lo sabríamos a estas alturas, porque esos alimentos no solo mejorarían los síntomas de la menopausia sino que también provocarían pubertad prematura, ciclos menstruales irregulares, infertilidad y crecimiento mamario en los hombres. Y las personas que se alimentan principalmente de vegetales —vegetarianos y veganos— sufrirían con más frecuencia estos problemas de salud. Pero no es el caso.

Las personas no extraemos hormonas de las plantas porque el cuerpo no es capaz de sintetizarlas a partir de los compuestos vegetales. Fabricamos nuestros estrógenos, testosterona y progesterona a partir del colesterol. Se trata de un proceso complejo, que consta de pasos diversos (ver capítulo 3), no una cinta transportadora en la que basta añadir más ingredientes crudos para conseguir más producto final. Además, el intestino no puede colocar etiquetas a los alimentos tan pronto como llegan estómago: «¡No tocar, reservado para los ovarios!».

Las ideas equivocadas sobre las plantas y las hormonas seguramente se deben en parte a que muchas personas no entienden cómo el organismo produce las hormonas y saben que las plantas poseen compuestos conocidos como fitoestrógenos. La palabra «fitoestrógeno» se parece mucho a estrógeno y es comprensible que los dos términos se confundan, pero los fitoestrógenos no son estrógenos y no se van a convertir en estos. Otro motivo de confusión es que el hecho de que la mayoría de las hormonas presentes en la terapia hormonal (THM) se sintentizan en laboratorio a partir de sustancias presentes en una especie de ñame en concreto y en la soya. La transformación requiere un proceso en varios pasos que tiene poco de natural; el cuerpo no es capaz por sí solo de convertir esas sustancias presentes en el ñame o en la soya en hormonas. Ver los capítulos 17 y 18 para saber más.

Los niveles hormonales pueden verse afectados por la malnutrición y/o por cambios en las pautas alimentarias que desemboquen en pérdidas de peso rápidas o extremas al impactar sobre la señalización hormonal, compleja y coordinada, que requiere una ovulación regular. Algunas mujeres son más sensibles a los cambios de dieta que otras. Las pautas dietarias que incrementan la grasa visceral pueden afectar a la globulina fijadora de hormonas sexuales (SHBG, la proteína que transporta a las hormonas de la que hemos hablado a lo largo del libro con la analogía «¿hay sitio hoy en el autobús, guapa?»). La fibra también tiene la capacidad de influir en la reabsorción del estrógeno (ver capítulo 6), pero si acaso produce algún efecto en el organismo, lo hace a largo plazo.

Fitoestrógenos

Los fitoestrógenos son compuestos presentes en las plantas con capacidad para imitar a los estrógenos o interferir en esta hormona. Las hormonas interactúan con receptores de las células, como explicábamos en el capítulo 3 mediante el modelo de la cerradura (receptor) y la llave (hormona). Una molécula de estrógeno encaja a la perfección en los receptores del estrógeno. En el caso de los fitoestrógenos, una parte de la llave se parece. No son idénticos: los fitoestrógenos no son tan fuertes o tan *estrogénicos* como los estrógenos. Los estrógenos y los fitoestrógenos podrían compararse a la leche de vaca y a la leche de soya. Hay similitudes —la leche de soya puede reemplazar a la de vaca en algunas recetas—, pero no hay duda de que son productos distintos. Y, desde luego, no se puede crear leche de vaca a partir de la leche de soya.

Los fitoestrógenos pueden actuar como antiestrógenos al ocupar un receptor, igual que alguna otra llave podría entrar en una cerradura e impedir que otras llaves abrieran la puerta. Tal vez por eso algunos estudios sugieren que los fitoestrógenos podrían proteger de algunos tumores sensibles a las hormonas, como el cáncer de mama y el endometrial (cáncer del recubrimiento del útero), ya que serían capaces de reducir el efecto de los estrógenos en circulación por los tejidos.

A menudo se habla de los fitoestrógenos como «hormonas derivadas de plantas», pero se trata de una terminología inexacta y genera confusión. No solo no son hormonas en relación a las personas, ni siquiera lo son en relación a las plantas. Algunos vegetales contienen ínfimas cantidades de progesterona, pero los niveles son demasiado bajos como para causar efectos en los seres humanos; la razón por la cual las plantas poseen mínimas cantidades de esa hormona no acaba de entenderse.

Así pues, ¿por qué las plantas poseen sustancias que en ocasiones se comportan como estrógenos y otras bloquean esos mismos estrógenos? La teoría más aceptada dice que los fitoestrógenos evolucionaron como mecanismo de defensa de las plantas; básicamente, anticoncepción para los herbívoros. Los rebaños de rumiantes pueden diezmar los campos, así que un método anticonceptivo que reduzca el número de herbívoros es un excelente rasgo evolutivo. Se sabe que las ovejas que pastan en prados ricos en trébol poseen tasas más altas de infertilidad, aborto espontáneo y descendencia con defectos de nacimiento a causa de los fitoestrógenos presentes en la planta. Esta teoría explicaría también por qué el tracto gastrointestinal puede absorber los fitoestrógenos.

Impresionante, eso de la evolución, ¿no crees?

Los fitoestrógenos también defienden a las plantas de ciertas micotoxinas, que son compuestos tóxicos procedentes de hongos con capacidad de perjudicar a las plantas. Una micotoxina, la zearalenona, es un disruptor endocrino tan potente que supera incluso a los fabricados por el hombre como las sustancias per y polifluoroalquiladas (PFAS, por las siglas en inglés, ver capítulo 5). Abundan las micotoxinas perjudiciales. El cornezuelo, un hongo que parasita distintas especies de cereales, es quizá el ejemplo más tristemente célebre. Provoca alucinanciones, picores intensos, gangrena, abortos e incluso la muerte. En la Edad Media se conocía como el fuego de san Antonio. Un dato curioso es que el cornezuelo se usa también en medicina (ver capítulo 22 para saber más). A causa de esos peligros para la salud, hay recomendaciones estrictas que limitan las micotoxinas en los alimentos.

Hay cinco clases de fitoestrógenos principales: isoflavonas (las más conocidas son la genisteína y la daidzeína), coumestanos, prenilflavonoides, lignanos y estilbenos (ver cuadro 3). Antes de que te emociones, beber vino tinto y cerveza no te va a quitar los sofocos.

Las bacterias del intestino deben de contribuir a la absorción de algunos fitoestrógenos y es posible que algunas personas sean más eficientes en este proceso. Por ejemplo, solo del 30 al 40 por ciento de las personas poseen la bacteria capaz de convertir la daidzeína en equol, un fitoestrógeno todavía más potente. Se trata de una bacteria más abundante entre los individuos de origen asiático. La edad reduce la capacidad de transformar los fitoestrógenos en formas activas. Sucede lo mismo con los antibióticos, que afectan negativamente a las bacterias intestinales e impiden la conversión de fitoestrógnos en formas bioactivas en el intestino.

CUADRO 3. FITOESTRÓGENOS

CLASES DE FITOESTRÓGENOS	FITOESTRÓGENOS	FUENTES HABITUALES
ISOFLAVONAS	Genisteína Daidzeína Glicerina Formononetina Biocanina A	Soya Derivados de la soya Legumbres
COUMESTANOS	Coumestrol 4-metoxicoumestrol Repensol Trifoliol	Chícharos secos Frijoles pintos Frijol ancho Brotes de alfalfa Brotes de trébol
PRENILFLAVONOIDES	8-prenilnaringenina	Cerveza, lúpulo
LIGNANOS	Enterodiol Enterolactona	Semillas de lino Cereales integrales Frutas Verduras Semillas de sésamo Legumbres
ESTILBENOS	Resveratrol	Uva roja Vino tinto

¿Son beneficiosos los fitoestrógenos presentes en la dieta?

En teoría, los fitoestrógenos son disruptores endocrinos (EDS, por las siglas en inglés), un término que suele reservarse para los disruptores endocrinos sintéticos como los PFAS, que tienen efectos negativos (por ejemplo, incrementando el riesgo de menopausia precoz). Sin embargo, como los disruptores endocrinos naturales, presentes en las plantas, pueden causar efectos negativos en los animales que los ingieren y los fitoestrógenos procedentes de micotoxinas son potencialmente peligrosos para la salud, es importante no dar por supuesto que los fitoestrógenos son seguros. Conectar y desconectar los receptores de estrógenos, sobre todo si se hace con regularidad a través de alimentos que podrían ser básicos en la dieta, en teoría podría tener consecuencias.

La buena noticia es que los estudios de largo alcance no han vinculado las dietas ricas en fitoestrógenos con tumores sensibles a las hormonas u otras consecuencias negativas para la salud. De hecho, muchos estudios demuestran que las dietas tradicionales con alto consumo de fitoestrógenos podrían ejercer un efecto protector. No obstante, es importante tener en cuenta que esos estudios abordaban la dieta como una totalidad, así que los fitoestrógenos estaban acompañados de abundantes verduras y pescado, es decir, alimentos beneficiosos para la salud.

El estudio sobre la Prevención de Osteoporosis Mediante la Soya u OPUS, por las siglas inglesas, incluyó a mujeres posmenopáusicas elegidas al azar que debían tomar altas dosis de fitoestrógenos procedentes de la soya, hasta cuatro veces más de lo que sería normal en una dieta tradicional asiática, y recogió datos de las participantes durante dos años. No se observó un incremento de ninguno de los efectos negativos para la salud asociados con el estrógeno, como engrosamiento del revestimiento del útero (un signo de precáncer potencial), cáncer de mama ni miomas uterinos (tumores benignos en el útero). Desconocemos si el consumo de esa cantidad de fitoestrógenos podría provocar problemas de salud en un plazo más largo.

Algunos estudios sugieren que una dieta rica en isoflavonas desde la infancia podría proteger del cáncer de mama, pero incrementar el consumo más avanzada la vida no parece aportar el mismo beneficio. El Estudio Prospectivo Europeo sobre Cáncer y Nutrición (EPIC, por las siglas en inglés) recogió datos de mujeres con un consumo moderado y bajo de isoflavonas (10.8 mg/día frente a 0.23 mg/día) durante un promedio de siete años y no encontró tasas más altas de cáncer de mama entre las mujeres que consumían más fitoestrógenos.

Datos anteriores no sugerían interacciones negativas entre los inhibidores de la aromatasa (fármacos que se suelen usar en el cáncer de mama sensible a las hormonas, ver capítulo 5) y las isoflavonas. De hecho, es posible que los fitoestrógenos reduzcan el riesgo de recurrencia del tumor entre las supervivientes del cáncer de mama, pero antes de añadir grandes cantidades de fitoestrógenos a la dieta, las mujeres que han pasado la enfermedad deberían hablar con su oncólogo, en particular aquellas que estén tomando inhibidores de la aromatasa.

El consumo de alimentos ricos en fitoestrógenos varía enormemente de un país a otro: los niveles más altos se sitúan en Japón y China (donde varía de manera significativa en las distintas provincias, pero en general sigue siendo más alto que en Occidente) y los más bajos en los países mediterráneos (ver cuadro 4). Los datos acostumbran a registrarse a partir del consumo de isoflavona, el fitoestrógeno más habitual en la dieta.

CUADRO 4: CONSUMO DE FITOESTRÓGENOS

PAÍS / REGIÓN	PROMEDIO DE ISOFLAVONA AL DÍA
Japón	26-64 mg
China	18-41 mg
Corea del Sur	24 mg
Reino Unido dieta saludable	22.4 mg
Reino Unido dieta normal*	4 mg
Europa mediterránea	1.5 mg
Europa no mediterránea	2.1 mg
Canadá	1.2 mg
Estados Unidos	1.1-2 mg

*La dieta habitual en Reino Unido incluye más isoflavonas que la europea, estadounidense y canadiense, porque a la harina a menudo se le añade harina de soya.

Así pues, tenemos dos dietas tradicionales, ambas asociadas con salud y longevidad: una muy rica en isoflavonas, la japonesa, y otra muy baja, la mediterránea (ver capítulo 21). No nos enfrentamos al enigma dietético que pudiera parecer, pues estas dos dietas tradicionales comparten similitudes importantes: nada de alimentos procesados, poca azúcar añadida, mucha verdura y pescado. Los seres humanos somos omnívoros muy eficientes y quizá, siempre y cuando la dieta esté equilibrada y posea los elementos más importantes, podamos adaptarnos a lo que se produce de manera local.

Es un tema muy importante que la gente a menudo olvida cuando se centra en los denominados superalimentos. Sin duda los fitoestrógenos pueden formar parte de una dieta saludable, pero no son nutrientes esenciales. Es lógico, evolutivamente hablando, que los alimentos asociados a la salud y la longevidad formen parte de la dieta básica de cada zona, teniendo en cuenta que las personas que ingerían esos alimentos —o que eran más capaces de aprovechar sus beneficios gracias a diferencias genéticas— eran las más sanas y, en consecuencia, las que tenían más probabilidades de reproducirse y difundir esa genética. Las dietas más propensas a favorecer la longevidad permitían a las abuelas vivir el tiempo suficiente para asegurar el éxito reproductivo de la siguiente generación. La alimentación constituye una fuerza evolutiva, por cuanto favorece a las personas con enzimas más eficientes o con bacterias intestinales más beneficiosas y eso a menudo se olvida cuando se analizan las dietas tradicionales. Las mujeres asiáticas evolucionaron en paralelo con los alimentos disponibles localmente, al igual que las mediterráneas, y es posible que la capacidad de aprovechar una dieta dada esté vinculado con la genética.

Muchas personas que introducen cambios en su dieta para incrementar el consumo de fitoestrógenos incorporan también más verdura y cereales integrales, así que es difícil desentrañar qué beneficios proceden de los fitoestrógenos y cuáles de la mejora dietética o de la pérdida de peso que el cambio haya propiciado.

En general, una dieta con más de 100 isoflavonas al día (alcanzar esos niveles requeriría un esfuerzo considerable) no entraña riesgos para la salud y en muchos casos forma parte de una alimentación saludable y equilibrada. Las dietas con niveles de isoflavonas inferiores a 100 mg al día no se han estudiado a fondo.

¿Incluir más fitoestrógenos en la dieta puede mejorar los síntomas de la menopausia?

Si bien algunas personas señalan que las asiáticas, que se alimentan con una dieta tradicional, sufren menos sofocos, es difícil desentrañar qué beneficios proceden de los fitoestrógenos presentes en los alimentos y cuáles de la capacidad genética para convertir los fitoestrógenos en formas más bioactivas, a la calidad de la dieta en general, a las actitudes culturales hacia la menopausia y el envejecimiento o a otros factores que desconocemos.

La mayoría de los estudios sobre complementos alimenticios de fitoestrógenos, lo que implica más fitoestrógenos de los que aporta normalmente la dieta, no revelan cambios significativos (si acaso aparece alguno) en los sofocos, la calidad del sueño o la sequedad vaginal, así que parece improbable que los fitoestrógenos alimenticios mejoren los síntomas de la menopausia. Un estudio sugirió que los complementos con harina de soya podían promover efectos beneficiosos menores en las células vaginales vistas al microscopio, pero los investigadores no preguntaron a la mujeres si habían notado una mejora de la sequedad vaginal o del dolor en el coito, así que no podemos saber si la intervención fue útil. Otro estudio de mujeres posmenopáusicas cuya dieta incluía 100 mg de isoflavonas procedentes de la soya no reveló efectos en las hormonas (como cabía esperar) y ninguna mejora en los síntomas de la menopausia.

Aun sabiendo que los datos no avalan el incremento de los fitoestrógenos en la dieta como tratamiento para los síntomas de menopausia, algunas mujeres querrán introducir esa modificación para comprobar por sí mismas si hay cambios en su bienestar o una reducción de las molestias. No parece que aumentar el consumo de fitoestrógenos sea perjudicial, pero es importante tener presente que cambiar a una dieta más rica en fitoestrógenos suele involucrar más verdura, cereales integrales y pescado, al tiempo que menos alimentos ultraprocesados; y como todas estas modificaciones son positivas, no será posible comprobar los efectos de una alimentación rica en fitoestrógenos.

Hormonas en la comida: leche

Los estrógenos se encuentran de manera natural en la leche y, en consecuencia, en todos los productos lácteos, pero ¿en qué cantidad y en qué medida es importante? ¿Y qué hay de las hormonas que toman los animales para incrementar la producción de leche?

Son preguntas importantes, por cuanto un estudio reciente que recogió datos de cincuenta y dos mil mujeres durante ocho años asoció la ingesta de tres vasos de leche al día con un incremento del 80 por ciento en el riesgo de cáncer de mama. Incluso un vaso al día aumentaba el riesgo un 80 por ciento. La estadística da miedo, pero no significa que el 80 por ciento de las mujeres que beben tres vasos de leche vayan a desarrollar cáncer de mama. Por ejemplo, si una mujer, a la edad de cincuenta años, corre un riesgo del 2.4 por ciento de sufrir este tipo de cáncer en los siguientes diez años (1 de cada 42 mujeres), el aumento del 80 por ciento incrementa ese riesgo a un 4.3 por ciento. Es un salto muy grande y precisa más atención, pero también es importante colocarlo en contexto. El vínculo con el cáncer no se observó, en ese estudio, con el queso o el yogur.

Es necesario destacar que existe controversia en torno a esa asociación de la leche con el cáncer de mama, porque algunos datos no muestran incremento del riesgo. Este nuevo estudio observacional no es definitivo, pero sí presenta datos dignos de interés habida cuenta de la cantidad de mujeres incluidas y de su larga duración.

Algunos investigadores han sugerido que el estrógeno de la leche de vaca podría tener la culpa de ese incremento en el riesgo. La leche de vaca posee algunos estrógenos en estado natural y con los métodos modernos de producción la mayoría de las vacas están embarazadas, pero la cantidad de hormona que contiene es muy limitada: tres vasos de leche entera al día contienen 0.01 por ciento de los que producimos de promedio durante la ovulación. Si pensamos que los estrógenos se absorben mal por el tracto intestinal, es improbable que, si acaso llega algo al torrente sanguíneo, sea suficiente como para tener consecuencias.

El impacto que puedan causar los estrógenos de la leche de vaca se han estudiado en ratones alimentados con un tipo de leche enriquecida con niveles muy altos de estrógenos. No se apreciaron efectos negativos cuando la leche que alimentaba a los ratones contenía cien veces más estrógenos que la del supermercado; solo cuando contenía mil veces más hubo cambios en los ratones. No es posible consumir leche con esos niveles de la hormona. Los investigadores plantearon como hipótesis que el estradiol y la estrona de la leche de vaca no ejercían ningún efecto a menos que fuera en dosis masivas, porque esas hormonas no se absorben bien, de modo que si la leche tiene propiedades perjudiciales es improbable que se deba al estrógeno.

La mayoría de las vacas lecheras son criadas de manera que produzcan más factor de crecimiento insulínico tipo 1 (IGF-1, por las siglas en inglés), que incrementa la producción de leche y que, según algunas hipótesis, podría promover el desarrollo de tumores. Como la leche también se ha asociado a tumores no hormonodependientes, la teoría de la IGF-1 parece más plausible. Otras posibilidad es la lactosa, la proteína presente en la leche. Digerida se transforma en D-glucosa y D-galactosa; la D-galactosa es inflamatoria y podría favorecer estrés oxidativo y envejecimiento de los tejidos, lo que incrementaría el riesgo tanto de enfermedad cardiovascular como de cáncer.

Incluso, paradójicamente, podría aumentar la pérdida de masa ósea asociada con la edad. Un yogur, en principio, contiene los mismos niveles hormonales que la leche pero no de D-galactosa, a causa de la fermentación, y eso podría explicar por qué la leche supone un riesgo pero el queso no. El yogur tiene también la ventaja de ser beneficioso para las bacterias intestinales.

La leche es muy compleja desde una perspectiva nutricional (ver el capítulo 11 para saber más sobre el efecto de los productos lácteos en los huesos). Muchas de la investigaciones han sido financiadas por, sorpresa, la industria láctea, así que resulta complicado separar las pruebas de la información tendenciosa. Además, como todos los alimentos, la leche no se consume de forma aislada. Es una buena fuente de proteína, calcio, fósforo y vitamina D, así que para algunas personas que tienen problemas para alcanzar los niveles necesarios de esos nutrientes en la dieta supone opción económica, accesible y apetitosa. La leche y los productos lácteos han sido alimentos básicos en culturas prósperas durante miles de años, así que no debemos extrapolar.

Yo he bebido leche toda la vida. Como me encanta desayunar cereales ricos en fibra, ahora he sustituido la leche por yogur y estoy investigando —de momento con poco éxito— la opción no láctea más sabrosa para una adicta al café con leche como yo. Intento no consumir más de una taza de leche al día.

Hormonas en los alimentos: carne animal

Como al ganado a menudo se le administran hormonas de crecimiento, hay muchas dudas en torno a la carne y a las hormonas reproductivas.

Para abordar esta preocupación, un grupo de investigadores analizó distintos alimentos en un ensayo diseñado para observar la actividad estrogénica de una sustancia en los tejidos, con el fin de poder comparar los alimentos con estrógenos entre sí, y también con los que poseen fitoestrógenos. Los alimentos evaluados incluían carne de ternera hormonada y sin hormonar, huevos, arroz para hervir en bolsa (se hirvió una muestra de arroz con bolsa y otra sin bolsa) y hamburguesa de soya.

Como cabía esperar, la carne de ternera hormonada reveló el doble de actividad estrogénica que la no hormonada, 5 ng por ración de 250 g frente a 2.5 ng por la misma cantidad. Un huevo mediano tenía 6.5 ng. Como las gallinas producen estradiol en los ovocitos igual que los humanos y el ovocito está el huevo, a nadie le sorprendió.

Es interesante saber que las distintas muestras de arroz revelaron un rango muy amplio de actividad estrogénica, de 0 a 66 ng por 250 g, aunque el arroz no posee fitoestrógenos conocidos. Tras analizarlo a fondo, los investigadores descubrieron que el arroz estaba contaminado con minúsculas cantidades de una micotoxina estrogénica llamada zearalenona (de la que hemos hablado antes). La hamburguesa de soya mostró la cantidad más alta de actividad estrogénica,

300,000 ng/g. Los investigadores crearon a continuación un modelo para averiguar qué proporción de esos compuestos estrogénicos serían absorbidos y provocarían cambios en los tejidos. ¿La más estrogénica? La hamburguesa de soya.

No pretendo decir con eso que las hamburguesas de soya o la carne de res hormonada sean buenas o malas, sino que los estrógenos presentes en los alimentos se pueden contemplar desde muchos puntos de vista y es importante comparar, además de los niveles, la absorción y el impacto en los tejidos. También se debe tener en cuenta que algunos alimentos carentes de estrógeno o actividad hormonal natural podrían estar contaminados con micotoxinas estrogénicas. Y cuanto aparecen titulares horripilantes sobre los alimentos, es importante retroceder un paso para no ceder al pánico y tratar de ponerlos en contexto.

EN RESUMIDAS CUENTAS

- Los mejores alimentos para la salud hormonal son, sencillamente, los mejores alimentos para la salud.
- Los fitoestrógenos son compuestos presentes en las plantas que imitan o bloquean la actividad de los estrógenos.
- Los fitoestrógenos podrían haber evolucionado como mecanismo de defensa contra los herbívoros afectando a su fertilidad.
- Es poco probable que llevar una dieta más rica en fitoestrógenos contribuya a mejorar los síntomas de la menopausia o a reducir los riesgos de cáncer de mama; sin embargo, no se asocian con ningún efecto perjudicial y muchas dietas ricas en fitoestrógenos aportan otros beneficios a la salud.
- La leche se vincula con un mayor riesgo de cáncer de mama, pero parece poco probable que el estrógeno sea la causa, por cuanto se absorbe mal por el tracto intestinal. El yogur y el queso no se asocian con este tipo de cáncer.

Capítulo 20

Hormonas bioidénticas, naturales y de formulación magistral: separar la medicina del *marketing*

Entender cómo han cuajado entre el público las hormonas denominadas bioidénticas, las procedentes de plantas y las de formulación magistral hasta convertirse en los gigantes financieros que son hoy día es una historia aún más enrevesada que el culebrón de la terapia hormonal para la menopausia. Lo que consiguen las mujeres en realidad con un producto de formulación magistral son las mismas hormonas de los preparados convencionales disponibles comercialmente, pero en combinaciones menos precisas y sin la seguridad que aporta el seguimiento médico.

El término «bioidéntico» se emplea para describir hormonas que, en teoría, son idénticas a las que fabrica el cuerpo, por lo general estradiol, progesterona, estrona y testosterona. Se trata de una palabra compuesta de otras dos: «biológico», o «biología», e «idéntico». No es un término médico, pero se usa con tanta frecuencia que al final se ha abierto paso hasta el vocabulario habitual.

La palabra «bioidéntico» es problemática por varios frentes. En primer lugar, resulta médicamente innecesaria: el estradiol que producen los ovarios es el mismo que se sintetiza en el laboratorio. El término «terapéutico» o «farmacológico» se puede usar de ser necesario para enfatizar que el estradiol está fabricado en un laboratorio. Yo confío en que las mujeres son capaces de entender la diferencia en caso de ser necesario. Los que usan la palabra «bioidéntico», o bien no confían en las mujeres, o bien no quieren que estas conozcan la realidad de sus productos.

El término «bioidéntico» también evoca algo natural, de modo que tendemos a asignar significados positivos a las expresiones y frases que lo utilizan. Es importante recordar que natural no significa seguro. La adelfa es altamente tóxica, de arriba abajo. Es tan peligrosa que se conoce un caso de intoxicación por adelfa asociado con comer caracoles que se habían alimentado de esta planta. El estradiol que fabrica el cuerpo es natural, pero también responsable de coágulos y cáncer de pecho; inclusive la cantidad que produce *naturalmente* el ovario. Eso no significa que el estradiol de la THM sea inseguro, solo es un ejemplo de que «natural» no significa nada en términos de seguridad, porque lo importante es la ciencia y una evaluación rigurosa.

Y hablando de ciencia... El término «bioidéntico» ni siquiera es exacto, porque las hormonas sintetizadas en laboratorio no son exactamente iguales en el plano biomolecular a las que fabrica el ovario. Sí, ya lo sé. Seguramente sea el concepto médico más complicado de este libro, pero me parece importante porque las mujeres necesitan medicina, no *marketing*. Todos los elementos existen en forma de isótopos, que son variaciones de dicho elemento con distinto número de neutrones (un neutrón es una de las partículas subatómicas presentes en el núcleo del átomo). El carbono, el átomo que constituye el esqueleto de las hormonas esteroideas, puede existir en la naturaleza en dos variaciones isotópicas ^{12}C y ^{13}C. Las hormonas esteroideas fabricadas mediante procesos semisintéticos a partir de esteroides de plantas tienen una proporción distinta de $^{13}C/^{12}C$ a la que observamos en las hormonas esteroideas que fabrica el cuerpo, así que no son idénticas. Se parecen mucho, pero no son exactamente iguales. Sucede así porque los esteorides de origen vegetal como la diosgenina, la sustancia que se transformará químicamente en hormona, posee una proporción fija de $^{13}C/^{12}C$. El colesterol, el producto crudo que los seres humanos emplean para producir hormonas como el estradiol y la progesterona, cuenta con un rango de proporciones isotópicas $^{13}C/^{12}C$ distintas, porque las personas no obtienen el colesterol de una sola fuente; procede de distintas fuentes animales y vegetales. Así que el estradiol sintetizado a partir de una sola fuente de ñame o soya sería como una bolsa de golosinas de Halloween que contuviera una sola clase de golosina, mientras que el estradiol fabricado por el organismo es la misma bolsa con cinco tipos de golosina distintos. Al cuerpo le da igual, porque lo que cuenta es la superficie de la bolsa. Así pues, no, las hormonas sintetizadas en el laboratorio no pueden ser biológicamente idénticas a las que produce el cuerpo. Tal vez sean iguales en esencia, en lo que concierne al organismo, pero al *marketing* no le basta con eso.

El estradiol y la progesterona sintetizados a partir de diosgenina u otro esteroide de plantas se anuncian con frecuencia, de manera engañosa, como «de origen vegetal». Esta fórmula evoca hojas puestas a secar y luego molidas o plantas machacadas en el mortero, cuando la realidad es que esas hormonas se fabrican en un proceso de laboratorio que implica muchos pasos a partir de la diosgenina o compuestos similares (ver capítulo 17). La planta estuvo involucrada en un paso del proceso, pero según esta misma lógica la gasolina sería un producto natural. El otro problema del término es que las personas confunden los estrógenos de origen vegetal con los fitoestrógenos, que son compuestos vegetales que se comportan como el estrógeno (ver capítulo 19). Me he encontrado con muchas mujeres que creían que sus hormonas de fórmula magistral de origen vegetal eran extracto de raíz de ñame silvestre, no una hormona, y que por tanto no presentaba problemas de seguridad. No es raro que se les diga a las mujeres que las hormonas supuestamente de origen vegetal son seguras al cien por cien, algo que no difiere mucho de lo que el doctor Wilson proclamaba en 1960.

Las expresiones «bioidéntico» y «de origen vegetal» también evocan un estilo de vida cuyas asociaciones no se alejan demasiado del *marketing* del Premarín relativo al glamur. Los barcos fueraborda y los cocteles se han sustituido por cestas rebosantes de frutas y verduras y una mujer despampanante de cabello rubio ceniza ejecutando una postura de yoga en una playa al atardecer bajo la etiqueta #naturallife.

Tergiversar las palabras y ofrecer medias verdades altera de un modo espectacular la información sobre las hormonas. Observa esta información sobre la progesterona, la primera entrada de una búsqueda en Google sobre el tema:

> La progesterona natural micronizada es una forma de hormona progesterona de origen vegetal igual a la humana, a diferencia de los compuestos sintéticos que se usan en la píldora anticonceptiva y en muchas formas de terapias hormonales sustitutivas empleadas para la menopausia [como Provera].

Esta definición insinúa que la progesterona se extrae de las plantas y es buena, mientras que otras son frankenhormonas sintéticas fabricadas en laboratorio y un viaje sin retorno a peligros innombrables. He aquí el el mismo párrafo escrito con la información y la terminología correctas:

> La progesterona terapéutica es una forma semisintética de la hormona progesterona, es decir, que se sintetiza en laboratorio a partir de la diosgenina, un compuesto presente en algunas plantas. La progesterona terapéutica posee la misma estructura química que la progesterona humana. Otras hormonas semisintéticas con estructuras químicas distintas a la progesterona pero afines a esta se usan para las píldoras anticonceptivas y muchas formas de THM [una de ellas es la Provera, que es acetato de medroxiprogesterona y al igual que la progesterona terapéutica se sintetiza en un laboratorio a partir de la diosgenina].

No suena igual, ¿verdad? La exactitud es importante; hablamos de medicina, no de alquimia.

Formulación magistral

Las hormonas de formulación magistral no proceden de un laboratorio farmacéutico sino que se preparan directamente en la farmacia. El producto final puede ser un comprimido, una crema o un implante subcutáneo. La formulación magistral cubre importantes huecos; por ejemplo, cuando alguien tiene alergia a un ingrediente de la opción farmacológica, cuando no existe esta opción o cuando el producto convencional tiene un preciso exorbitante.

Algunas farmacias se han convertido en verdaderas industrias de las hormonas formuladas. En Estados Unidos, entre 1 y 2.5 millones de mujeres las emplean, lo que supone de 26 a 32 millones de productos al año aproximadamente en comparación con los 36 millones de productos hormonales procedentes de la gran industria farmacéutica. Se calcula que el 40 por ciento de las hormonas recetadas en Estados Unidos para THM son fórmulas magistrales. Las hormonas formuladas constituyen una industria de mil millones de dólares anuales (cerca de 850 millones de euros) exenta de los engorros que suponen las regulaciones y los costosos estudios. Teniendo en cuenta esas cifras, difícilmente podemos hablar de pequeña industria farmacéutica. Más bien constituyen la gran industria natural.

En el caso de las hormonas farmacológicas o terapéuticas conozco exactamente la cantidad de hormona que hay en cada dosis, qué parte de esa dosis voy a absorber y con qué rapidez, y cómo se va a comportar esa hormona en mi organismo. También sé el impacto que tendrá la hormona en el recubrimiento del útero. Nada de eso es posible cuando se trata de un producto formulado. Esta falta de datos resulta especialmente preocupante porque las recetas personalizadas (por ejemplo, cuando se usa una crema nueva o un excipiente distinto a los habituales), que se presentan como una ventaja de la formulación, pueden desembocar en dosis incorrectas (que el producto contenga más o menos ingrediente activo del que debería) o en niveles más altos o más bajos en sangre de lo indicado debidos a incoherencias en la absorción del medicamento. Un estudio que reunió datos sobre niveles de estrógeno en productos de formulación descubrió que el 30 por ciento contenían más de lo que anunciaba la etiqueta —en ocasiones hasta un 200 por cien más de estrógeno—, algo que resulta preocupante.

Después de aprobar los medicamentos farmacológicos o terapéuticos, las agencias recogen datos durante años para identificar problemas que se pudieran haber pasado por alto en el plazo relativamente corto del proceso de aprobación. Eso se conoce como vigilancia poscomercialización y es un aspecto esencial de la seguridad de los medicamentos. Eso no se lleva a cabo formalmente con la mayoría de las hormonas de formulación. La falta de informes de episodios adversos crea la falsa impresión de que estos medicamentos son más seguros, igual que si yo evito mirar debajo del refrigerador me puedo engañar pensando que el suelo está limpio ahí abajo. Salvo que, en el caso de las hormonas, lo que no sabes te puede perjudicar. Los medicamentos de fórmula magistral no siempre incluyen las advertencias a las que obligan las agencias del medicamento, algo que contribuye a la impresión de seguridad. A pesar de la falta de controles, el 67 por ciento de las estadounidenses creen que las hormonas de formulación son más seguras que las medicaciones farmacológicas.

Recientemente, la FDA tuvo conocimiento de 4,202 episodios adversos relacionados con implantes de estradiol y testosterona comercializados por BioTE Medical (BioTE) de los que no se había informado a la agencia estadounidense del medicamento. Esos episodios adversos incluían tumores, ictus, infartos y trombosis venosas profundas (coágulos sanguíneos), así como una infinidad de problemas más. Los implantes hormonales de BioTe procedían de los proveedores Carie Boyd's Prescription Shop y AnazaoHealth Corporation.

La generalizada aceptación de la THM formulada demuestra el alcance de la pericia comercial de la gran industria natural, porque las hormonas en crudo utilizadas para los productos de fórmula magistral son las mismas que emplean los gigantes farmacéuticos. Las farmacias que ofrecen productos formulados no saben quién cultiva los ñames. Si el producto contiene estradiol, progesterona o alguna otra hormona (con la excepción de los estrógenos conjugados de origen equino), la hormona se sintetizó en un laboratorio y tanto si el estradiol procede de una empresa farmacéutica como de una fórmula magistral, se ha fabricado del mismo modo.

Las mujeres escuchan a menudo que las hormonas formuladas se pueden adaptar a las necesidades de la clienta, por así decirlo, añadiendo otras hormonas como estriol, estrona, DHEA y testosterona. La única indicación para la testosterona es el descenso de la libido. No hay datos de seguridad relativos a la pregnenolona en la THM.

La dehidroepiandrosterona (DHEA) es una hormona secretada por las glándulas suprarrenales. Se puede convertir en DHEA-S (sulfato) y, juntas, la DHEA y la DHEA-S son las hormonas esteroideas más abundantes en el organismo. La DHEA es una de las hormonas precursoras que el organismo convierte en estradiol, progesterona y testosterona (ver Apéndice A, p. 450). Los niveles de DHEA disminuyen con la edad. Como algunos estudios han relacionado unos niveles altos de DHEA con la prevención del envejecimiento, la hipótesis de que los complementos a base de esta hormona podrían ser beneficiosos para la salud es válida. Sin embargo, los estudios demuestran que la DHEA no se asocia con mejoras en la función sexual, estado de ánimo o densidad ósea. Unos niveles altos de DHEA durante la transición menopáusica y en la posmenopausia incrementan el riesgo de depresión. Por estas razones, la DHEA no se recomienda en la terapia hormonal para la menopausia. Hay un producto de DHEA-S vaginal aprobado por la agencia del medicamento estadounidense para mujeres afectadas de síndrome genitourinario de la menopausia (ver capítulo 14).

La estrona y el estriol a menudo se formulan junto con el estradiol. Son productos conocidos como biest (a veces un 80 por ciento de estriol y un 20 por ciento de estradiol, pero otras veces las proporciones son del 50 por ciento) y triest (80 por ciento de estriol,

10 por ciento de estrona y 10 de estradiol). Esos productos se pueden encontrar en cápsulas, comprimidos, cremas y geles. La estrona y el estriol son estrógenos relativamente débiles, así que requieren más cantidad para producir el mismo efecto que el estradiol. El estriol se produce principalmente en la placenta, así que siempre me ha parecido raro presentar este producto como natural o especialmente dirigido a mujeres menopáusicas. Las afirmaciones de que la estrona y el estriol son seguros o más suaves (sea lo que sea lo que quieran decir con eso) son infundadas.

En 2013 un grupo de investigadores comparó los niveles en sangre de mujeres que usaban biest con los resultados de un parche de estradiol aprobado por la FDA. Era la primera vez que se publicaban resultados de este tipo (lo cual resulta sorprendente, si tenemos en cuenta el tiempo que los productos formulados llevan circulando). Se probó y se comparó una dosis de 2.5 mg de biest en Vanicrem (el excipiente, uno de los más usados), que consta de 2 mg de estriol y 0.5 de estradiol, con un parche de 0.05 mg de estradiol, en teoría la dosis equivalente. El biest reveló unos niveles en sangre de estradiol muy inferiores a los del parche. Una dosis de 3 mg de biest reflejó niveles más altos que la dosis de 2.5 mg, pero inferiores en cualquier caso a los 0.5 mg del parche de estradiol.

Habida cuenta de que los niveles en sangre con la dosis de 2.5 mg de biest eran muy inferiores, cabe pensar que la mejora de los síntomas propiciada por este producto podría deberse al efecto placebo y, más importante, no protege de la osteoporosis. Curiosamente, no se apreció un aumento significativo de los niveles de estriol en sangre con la crema biest. Como la exactitud de las mediciones de niveles muy bajos de estriol se desconoce, es difícil sacar conclusiones, pero es posible que el estriol en esta formulación no llegara siquiera a atravesar la piel o que se metabolizara rápidamente o se transformara en otras hormonas.

Entonces, ¿por qué algunas mujeres afirman que les sientan mejor las hormonas formuladas? A veces requiere un tiempo acostumbrarse a las hormonas, tanto a los beneficios como a los efectos secundarios, y es posible que cuando alguien busca una opción distinta con formulaciones alternativas, el periodo de adaptación esté a punto de terminar. También se deben tener en cuenta los efectos de un placebo expandido, que según los investigadores es más notorio. Muchos proveedores de hormonas formuladas no aceptan seguros médicos, así que al gasto en hormonas habrá que sumarle el de las visitas. Trabajar al margen de los seguros médicos permite a los proveedores de atención sanitaria pasar más tiempo con las pacientes (la brevedad de las visitas supone un tremendo problema en el sistema de salud estadounidense), y disponer de más rato para escuchar y comentar opciones sin duda hará que las personas se sientan mejor, lo que tal vez afecte al resultado del tratamiento.

Ya estoy oyendo los insultos: la doctora Gunter es un títere en manos de los gigantes farmacéuticos. (No he aceptado dinero de un laboratorio farmacéutico desde 2004). Tampoco me sorprendería que alguna versión de esta frase apareciera en alguna reseña de internet. La verdad sobre la seguridad de los denominados productos bioidénticos, de origen vegetal y de fórmula magistral, podría mermar los formidables ingresos de ingresos de más de uno.

Hay una base de datos que investiga si los médicos han aceptado dinero de las grandes empresas farmacéuticas llamada Dollars for Doctors. Por desgracia, no publican la cantidad de dinero que tal vez se embolsen algunos proveedores por promocionar productos formulados o por asociarse con laboratorios y recomendar niveles hormonales no indicados.

Uno de los problemas de los gigantes farmacéuticos es que sus estudios casi siempre arrojan resultados positivos. Pongamos, por ejemplo, los fármacos para la úlcera de estómago. Según la investigación realizada por el doctor Ben Godacre, médico británico, el 85 por ciento de los estudios financiados por un laboratorio farmacéutico demuestran que los medicamentos son beneficiosos. En cambio, cuando un equipo financiado por el gobierno evalúa esos mismos fármacos, solo el 50 por ciento de los estudios revelan eficacia del medicamento. Wall Street únicamente recompensa a los ganadores, así que los datos sobre medicamentos que fracasan rara vez se publican, porque afectan de manera negativa al precio de las acciones. Es una lástima, porque saber qué medicamentos no funcionan es una información sumamente valiosa.

La solución a la larga lista de reproches que dirigimos a las grandes farmacéuticas no consiste en enviar a las mujeres a una industria no regulada, que lleva a cabo poca o ninguna investigación; la solución es exigir mejoras. Las hormonas de fórmula magistral no están ayudando a las mujeres a evitar las lagunas de la medicina; las están explotando. Si de verdad esos productos ofrecen resultados tan buenos, la industria de la fórmula magistral debería invertir una parte de los mil millones de beneficios que obtiene cada año en estudios de calidad para demostrar sus afirmaciones.

Es lo maravilloso de la ciencia: si demuestran que su producto es superior, lo aceptaré y cambiaré.

Hormonas formuladas y análisis de sangre

La supuesta personalización que permiten las hormonas formuladas tiene otro lado oscuro: los análisis de sangre para individualizar la terapia. La idea parece atractiva, pero no se basa en lo que sabemos de las hormonas y la menopausia. No se recomienda medir las hormonas, porque el objetivo de la terapia no es alcanzar un nivel determinado. Las hormonas se administran en función de la edad, los síntomas y el riesgo de osteoporosis. También es importante tener en cuenta que los niveles hormonales varían muchísimo durante la transición a la menopausia (por ejemplo, pueden ser distintos por la mañana y por la noche), así que como barómetro no son nada fiables. Algunos profesionales de la salud recomiendan el análisis de hormonas en saliva; lo veo mucho en naturópatas. Este tipo de «análisis» no sirve para nada.

En los estudios cuyos datos se recogen a lo largo de varios días se observa que los niveles hormonales no se correlacionan con los síntomas. Después de la menopausia, los estrógenos que circulan en sangre no reflejan lo que necesita el cuerpo, son estrógenos residuales o que han escapado de los tejidos. Aparte de eso, los niveles en sangre podrían no reflejar lo que está pasando en los tejidos, que pueden convertir el estradiol en estrona o la estrona en estradiol cada vez que es necesario (ver capítulo 3).

Los análisis hormonales añaden asimismo un gasto innecesario y crean la ilusión de que el proveedor de asistencia médica escucha y se muestra receptivo, de tal modo que las pacientes deben realizar más visitas para comentar los niveles hormonales y ajustarlos. Esos análisis rara vez están cubiertos por los seguros de salud. Son dinero tirado a la basura y una de los ámbitos en que las compañías de seguros tienen razón.

¿Cómo arraigó el mito de las hormonas bioidénticas/de origen vegetal?

Los términos «bioidéntico» y «natural» referidos a la THS llevan rondando desde la década de 1990, como poco. Esas palabras conectaron con la expansión de la medicina alternativa, que a mediados de los noventa ya se había popularizado. Los defensores de ese tipo de tratamientos no estudiados no arguyeron que la medicina estuviera ignorando a las mujeres en el aspecto hormonal. Al fin y al cabo, en 1997 el 41 por ciento de las estadounidenses en la menopausia seguían una THM. Lo que arguyeron fue que la terapia hormonal farmacéutica no era natural. «Las hormonas equinas son naturales para las yeguas, no para las mujeres» era un chiste habitual. También se afirmaba de manera equivocada que las hormonas de fórmula magistral eran mejores, porque se podían «equilibrar» en función de las necesidades de cada mujer (recuerda el biest y el triest), aunque ninguna prueba se materializó nunca.

Con los estudios de la Iniciativa para la Salud de las Mujeres, la idea de que los ECE (Premarín, las denominadas hormonas equinas) eran perjudiciales se justificó en cierta medida, por cuanto los estrógenos que estudió la WHI fueron los ECE. Como los estrógenos farmacológicos planteaban dudas a muchas mujeres y a sus proveedores de asistencia médica y había pocas alternativas no hormonales de eficacia demostrada, se generó un vacío en cuestión de tratamiento y la gran industria natural dio un paso al frente. La ausencia de datos relativos a los riesgos de estos productos (para identificar los riesgos de algo, hay que estudiarlos) se equiparó con seguridad y el convencimiento con que se promocionaron estas hormonas debió de vivirse como la alternativa que necesitaban las mujeres a los mensajes contradictorios de la medicina. La certidumbre que rodeaba a las hormonas bioidénticas se confundió con competencia.

La fiebre de las bioidénticas no terminó de estallar hasta que las celebridades entraron en escena. Suzanne Somers, la actriz y celebridad patrocinadora de material de fitness y autora de libros como *Eat, Cheat and Melt the Fat Away* (*Come, haz trampas y disuelve la grasa*), publicó su primer libro sobre hormonas en 2004, *The sexy years: discover the hormone connection* (*Los años sexys: descubre la conexión hormonal*). Hay poca diferencia entre las teorías que proponía Somers y las del doctor Wilson en su *Femenina para siempre*, de 1966. La menopausia es una enfermedad y las mujeres pueden seguir siendo delgadas, femeninas y fantásticas gracias al milagro del estrógeno, que según Somers era... sí, lo has adivinado, seguro al cien por cien. La única diferencia sustancial entre Wilson y Somers eran las afirmaciones de esta última sobre las hormonas bioidénticas.

Y entonces Oprah Winfrey entró en escena para dedicar dos episodios a la THM en enero de 2009, uno en el que entrevistó a Robin McGraw (esposa del televisivo doctor Phil) y otro con la actriz Suzanne Somers. La doctora Christiane Northrup, eterna devota de las hormonas bioidénticas, asistió como invitada para aportar la voz médica de la razón. La información que ofreció Somers fue incorrecta en su mayor parte y en general no cuestionada. Las dosis y la posología que propuso Somers darían risa si no fuera porque ella se lo estaba tomando y lo recomendaba a otras mujeres. Somers afirmó que eran las pautas que le había propuesto su médica, la doctora Prudence Hall.

Según la revista *Newsweek*, que cubrió los programas en su momento, el hecho de que Suzanne Somers desarrollara cáncer de mamá así como precáncer de útero mientras tomaba sus hormonas no se mencionó. Somers era una guerrera abriendo camino hacia el bienestar.

No me extraña que Somers sufriera precáncer de útero. Estaba usando crema de progesterona tópica, que no protege el útero de los efectos del estrógeno. Eso nadie lo señaló, aunque también es cierto que la experta de Winfrey, la doctora Northrup, recomienda la progesterona tópica en sus libros. Acerca de esas terapias, Oprah Winfrey dijo: «Las mujeres tienen derecho a exigir una mejor calidad de vida».

Sí, las mujeres deberían exigir una mejor calidad de vida, pero es absurdo y resulta ofensivo sugerir que una pauta hormonal que no se ha estudiado e incluye algo que no es seguro como la progesterona tópica sea empoderamiento. Por no hablar del mensaje de Somers sobre la feminidad como moneda de cambio. A menudo me pregunto si esa calidad de vida que según Oprah las mujeres debían exigir incluía también rechazar las vacunas, porque cuando la doctora Northrup participó en el programa ya había hecho pública su oposición a la vacuna del virus del papiloma humano. El cáncer de cérvix no me parece un camino al empoderamiento.

Por lo visto, Suzanne Somers y la doctora Northrup convencieron a Oprah Winfrey hasta tal punto que decidió iniciar un tratamiento de lo que llamó estrógeno bioidéntico, aunque no llegó a mencionar si sería farmacológico o de fórmula magistral. En aquella época, contar con el beneplácito de Winfrey era mejor que un aval del propio Dios. Oprah contó en *O, The Oprah Magazine,* su programa de televisión, que de inmediato «se le cayó la venda de los ojos». Cómo va a competir la medicina moderna, con sus aburridos estudios y datos objetivos, con Oprah Winfrey cuando escribe:

> Al cabo de tres días, el cielo era más azul, la niebla mental se había disipado, mi memoria se había agudizado. Literalmente, cantaba de felicidad y brincaba como una niña.

Es importante señalar que la THM no parece dar resultado para tratar la niebla mental asociada a la menopausia y casi nunca se aprecian mejoras espectaculares en los síntomas a los tres días.

Cada uno de los clichés misóginos a favor de las hormonas fue reetiquetado por Somers como feminismo sin que nadie alzara la voz. La ausencia de pruebas médicas y someterse a un régimen de hormonas no estudiadas equivalía, al parecer, a defender los propios intereses. Según Google Trends, en enero de 2009 todavía se ubica el gran pico de búsquedas en internet de «hormonas bioidénticas».

¿Y qué fue de las convincentes investigaciones de Somers? Su médica personal, la doctora Prudence Hall, que además escribió el prólogo del libro que la actriz publicó en 2013, *I'm Too Young For This!* (*¡Soy demasiado joven para esto!*), ha sido sometida a medidas disciplinarias por el Colegio Médico de California hasta agosto de 2022 por el uso que hizo de las hormonas. Asimismo, según el colegio, tiene prohibido presentarse como especialista en ginecología y endocrinología. Fue acusada de «grave negligencia, actos negligentes recurrentes e incapacidad de llevar al día una documentación médica adecuada y exacta sobre el cuidado y el tratamiento de dos pacientes».

¿Y la doctora Northrup? A fecha de septiembre de 2020 estaba promoviendo ideas antivacunas y teorías de la conspiración Q-Anon (propias de la extrema derecha estadounidense), así como realizando propaganda antimascarilla para la COVID-19 entre sus más de cien mil seguidores de Instagram y otros tantos de Twitter.

No me sorprende descubrir vínculos entre las teorías de la conspiración —la idea de que algunas personas o un grupo están conspirando en secreto para conseguir sus objetivos— y las denominadas hormonas bioidénticas o naturales. Al fin y al cabo, hay tópicos comunes entre este tipo de medicina alternativa y las teorías conspirativas. Ambos promueven la idea de que la medicina, los medios, los gobiernos o la industria farmacéutica nos mienten. Una teoría de la conspiración frecuente afirma que las hormonas bioidénticas eran de uso común hasta que la farmacéutica Wyeth/Ayerst desarrolló el Premarín y expulsó de la industria a los creadores de esa primera formulación. Es absurdo. Antes del Premarín, a las mujeres les administraban inyecciones de teelina, que eran estrógenos procedentes de orina o placenta de mujeres embarazadas, o de ovarios procinos. Seguramente la teelina era un horror vista desde los patrones actuales y debía de producir tremendas fluctuaciones en los niveles hormonales. Y las hormonas de las décadas de 1920 y 1930 no las producían sabias autodidactas de las inmediaciones, procedían de las empresas farmacéuticas.

En su momento de máximo apogeo, Premarín tenía el 41 por ciento de la industria de la THM, y las hormonas formuladas poseen hoy el 40 por ciento de la cuota de mercado. Es una táctica un tanto extraña aprovechar ese éxito para presentarse como víctimas de los gigantes farmacéuticos.

La transición a la menopausia puede ser una época angustiosa para algunas mujeres y la angustia empuja a la gente a buscar consuelo. El argumento de la personalización y la confianza que emana la gran industria natural fomenta la ilusión de control y seguridad. Y qué mayor consuelo que el poder sanador de la naturaleza. El tira y afloja de los estudios sobre la THM, —que forma parte del proceso científico— es el caos en comparación.

Debemos reconocer que la medicina sí ha mentido a las mujeres: ha desdeñado sus sofocos, les ha dicho que el dolor durante el coito era normal y que se tomaran un vasito de vino para relajarse, le ha dado igual que sus huesos se desmenuzaran. La industria farmacéutica publica los datos que más le convienen y algunos médicos se dejan influenciar por el dinero de los gigantes farmacéuticos. Esas verdades hacen más creíble el argumento de que las llamadas terapias naturales son la respuesta a los problemas que plantea la medicina.

Quiero dejar constancia de lo duro que será para muchas mujeres leer esta información sobre las denominadas terapias naturales y las hormonas formuladas. La reacción más lógica sería tratar de quitar importancia a la información, porque la alternativa implica aceptar que te han engañado. Recuerda que podías tomar decisiones informadas sobre estos productos careciendo de la información adecuada.

Si las fórmulas personalizadas o los productos de supuesto origen natural de verdad fueran superiores a los otros, habría datos objetivos de calidad que avalaran su empleo y, en consecuencia, las expertas como yo los recetaríamos y los colegios profesionales los recomendarían. Si esos productos son tan seguros y efectivos, ¿por qué un industria de mil millones de dólares no lleva a cabo un estudio que lo demuestre?

EN RESUMIDAS CUENTAS

- Las hormonas de fórmula magistral constituyen un mercado no regulado ni contrastado de mil millones de dólares al año.
- La hormona cruda de la THM, usada para las fórmulas magistrales, procede de las mismas fuentes que las hormonas de productos farmacéuticos.
- Las cremas de estrógeno formuladas podrían no contener suficiente estradiol para tratar los sofocos o prevenir la osteoporosis.
- La progesterona tópica a menudo se recomienda como parte de los preparados bioidénticos, pero la progesterona no se absorbe bien de manera local, así que no es segura.
- Los implantes subdérmicos plantean problemas de seguridad y no se recomiendan.

Capítulo 21

Menodietas: ingredientes para una menopausia saludable

Llevar una dieta saludable es uno de los aspectos primordiales para optimizar la salud a lo largo del proceso de la menopausia y, sin embargo, menos del 20 por ciento de las mujeres estadounidenses se alimentan de manera adecuada durante la transición menopáusica y más allá.

Es una pena, sobre todo si consideramos que una dieta saludable aporta gran cantidad de beneficios, desde reducir el riesgo de diabetes tipo 2 hasta prevenir el estreñimiento y las hemorroides, disminuir las posibilidades de cáncer de colon y de enfermedad de Alzheimer, entre otros muchos.

Antes de empezar, quitemos de en medio la cita atribuida a Hipócrates: «Que el alimento sea tu medicina». Parece estar por todas partes, desde las revistas médicas hasta las cuentas de Instagram que anuncian dietas o una publicación en goop.com de Gwyneth Paltrow, escrita para castigarme por criticar su falta de rigor científico y de verificación de datos.

La cita es falsa. No aparece en ninguno de los sesenta volúmenes de los que consta aproximadamente el corpus hipocrático (las obras atribuidas a Hipócrates y a sus colegas). ¿Qué les decía de la importancia de verificar los datos de goop?

Los antiguos griegos diferenciaban los alimentos de la medicina. La dieta se consideraba importante para la salud y recomendaban una u otra en función de los síntomas, el sexo y la estación (un criterio no muy científico). Sus dietas estaban relacionadas con su manera de entender el cuerpo y las enfermedades, que ahora sabemos equivocada. Por ejemplo, determinados alimentos que consideraban secos estaban recomendados para las mujeres, a las que se atribuía una humedad excesiva. Además, la idea de que los antiguos griegos descubrieron secretos relativos a la alimentación que no han sido y nunca serán publicados en una prestigiosa revista científica, pero que tú puedes conocer en una página de internet que vende suplementos, me parece un tanto sospechosa.

La ciencia de la nutrición siempre es complicada, pero si encima le añades ecos de la antigua sabiduría (nuestros abuelos sabían más, como la cita falsa de Hipócrates) y le sumas la falacia natural (lo natural es mejor), distinguir la realidad de la ficción en materia de alimentación se convierte en todo un desafío. Si bien es cierto que comer naranjas cura el escorbuto y que una dieta rica en carne roja puede solucionar una deficiencia de hierro, esas enfermedades son el resultado de deficiencias alimentarias, así que los alimentos no están tratando una enfermedad subyacente.

Una dieta sana es una base importante de la salud y debería considerarse cuidado preventivo. Pese a esta realidad médica, las conversaciones sobre alimentación a menudo derivan hacia las intervenciones, como la terapia hormonal para la menopausia (THM) o los complementos alimenticios. Las razones son diversas y en ocasiones complejas. Si bien es cierto que pocos proveedores de asistencia médica reciben una formación adecuada en nutrición, muchos poseen formación suficiente para mantener esas conversaciones, pero los veinte minutos (o menos) de la visita no dan para comentar los cambios que produce la menopausia o la conveniencia de una terapia hormonal para la menopausia, y mucho menos para hablar de dieta, a menos que puedan estirar el tiempo a voluntad. Por otro lado, a veces las mujeres tienen dificultades para acceder a verdaderos especialistas en nutrición, dietistas expertos o nutricionistas titulados.

Y luego está el problema de la gordofobia, no solo en la sociedad sino también en medicina. Casi todos los mensajes que reciben las mujeres sobre alimentación en la consulta del médico se refieren a sus cuerpos, supuestamente problemáticos, en lugar de versar sobre los beneficios fundamentales de una dieta sana. Cuando la medicina no ofrece soluciones a una mujer, la desdeña o la insulta, es lógico que busque en otra parte. Y ahí entran en juego los nutricharlatanes —desde médicos hasta dietistas certificados, nutricionistas o *influencers*—, personas que hacen afirmaciones absurdas sobre los poderes curativos de tal superalimento u osadas promesas de reinicio hormonal o advertencias sobre los supuestos peligros del «cerebro de pan». Y, por supuesto, sus planes y sus complementos alimenticios o su bebida especial lo arregla todo. Por un precio.

Los desafíos de la ciencia de la nutrición

Al margen de los problemas de comunicación y de acceso a una nutrición adecuada, la ciencia de la alimentación es compleja. Los estudios pueden ser tendenciosos a causa de la financiación, del mismo modo que los gigantes farmacéuticos influyen en los estudios de medicamentos. Y luego está la magnitud de los datos generados, buena parte de los cuales son contradictorios. Casi a diario se nos aconseja o desaconseja algo en relación a la dieta. ¿Los huevos son buenos o malos? Es fácil perderse, por cuanto el consenso tiende a cambiar con tanta frecuencia como el largo de las faldas.

Por si fuera poco, el estudio de las dietas es tremendamente complicado. Observando a una población determinada, tal vez repares en que cierta pauta alimentaria provoca unos efectos u otros en la salud; es lo que se llama un estudio observacional. Por ejemplo, reuniendo datos sobre un grupo de mujeres de Asia oriental, se podría observar que la incidencia de sofocos es menor en ese grupo poblacional y también que comen más soya que las mujeres occidentales. ¿Será la soya el motivo? Es posible, pero solo tenemos una coincidencia. Podría ser que la soya se consuma en mayor cantidad a lo largo de toda la vida y no solo durante la transición a la menopausia. O que las dietas altas en soya sean también más ricas en verdura y bajas en grasas saturadas. O quizá que los habitantes de Asia oriental lleven siglos consumiendo soya y hayan evolucionado con ella, de tal modo que la absorben de manera más eficaz, ya sea por causas genéticas o relativas a las bacterias del intestino, así que los beneficios no se pueden aplicar a otras poblaciones. O tal vez la menor incidencia de los sofocos no guarde relación con la soya en sí, sino con la educación u otro condicionante social de la salud. O la relación entre la soya y el riesgo inferior de sofocos podría ser un hallazgo espurio, es decir, mera casualidad estadística.

Lo que comemos y cómo emplea el organismo ese combustible es complicado y rara vez se puede reducir a un solo ingrediente. Los estudios observacionales pueden proporcionar información y generar hipótesis, pero los datos rara vez son tan claros como para sacar conclusiones definitivas.

También hay estudios relativos a intervenciones alimentarias, esto es, estudios de investigación que seleccionan mujeres, les asignan una dieta al azar y controlan tantas variables como sea posible de tal modo que la única diferencia entre ambos grupos sea la alimentación. Esos estudios son capaces de responder más preguntas que los observacionales, pero también son caros y conseguir que mucha gente siga una dieta durante un largo periodo de tiempo no es fácil. Un buen ejemplo es el brazo sobre nutrición de la Iniciativa para la Salud de las Mujeres (WHI), el mismo estudio que investigó la terapia hormonal de la menopausia. La WHI separó a cuarenta y ocho mil mujeres en dos grupos, uno de los cuales seguiría una dieta baja en grasas y el otro continuaría con su alimentación normal. Se suponía que con ese estudio se iba a demostrar de una vez por todas que la dieta baja en grasas ayudaba a prevenir el cáncer de mama, el cáncer colorrectal y la enfermedad coronaria en las mujeres después de la menopausia. ¿El problema? La adherencia a la dieta no fue muy alta y el grupo de la dieta baja en grasas tan solo mostró una reducción del 9 por ciento en el cáncer de mama, que entra en el margen de error estadístico. Esas mujeres también perdieron unos cuantos kilos, seguramente por llevar un control sobre lo que comían, lo que podría explicar la tasa ligeramente inferior de cáncer de mama. Eso no significa que debamos culpar a las mujeres que no siguieron la dieta. La falta de adherencia implica más bien que el estudio no estaba bien diseñado, no un problema de las participantes.

Como es más difícil seguir una dieta específica cuando las personas tienen acceso a su cocina y a restaurantes, hay estudios en que los participantes viven en instalaciones de la investigación, donde se prepara la comida y se llevan a cabo análisis de sangre y otras pruebas con regularidad. Esos estudios generan datos de alta calidad, pero poca gente quiere vivir en el equivalente a un hotel durante meses, así que esos estudios se limitan a varias semanas. Los datos obtenidos a corto plazo tal vez no sean extrapolables a lo que sucedería a largo plazo. Asimismo se trata de investigaciones caras, de modo que suele haber pocos participantes. Incluso en esa situación tan controlada, los resultados pueden plantear problemas. Por ejemplo, un estudio comparó una dieta cetogénica alta en grasas con una vegetariana alta en carbohidratos. Las dos son opuestas en el sentido nutricional y pese a todo cada dieta mejoró unas variables y empeoró otras.

Básicamente, la ciencia de la nutrición es enrevesada y en ocasiones los estudios plantean más preguntas que respuestas, pero así es el sinuoso camino de la ciencia. El problema radica en que la mayoría —médicos incluidos— queremos una respuesta sencilla y concisa a nuestras dudas sobre alimentación. Tal vez ese deseo explique la popularidad de los denominados superalimentos. ¿A quién no le gustaría que un solo alimento lo solucionase todo? En teoría, «una manzana al día de médico te ahorraría». O así era hasta que supimos que las bayas de acaí, la cúrcuma, la quinoa, la col rizada, la avena, la granada, el aceite de coco y el jugo de apio eran superalimentos. ¿Cómo es posible que un superalimento se sustituya con tanta rapidez? ¿No deberían ser súper para siempre?

Introducción a la nutrición

Los macronutrientes aportan energía: proteínas, cuatro calorías por gramo; carbohidratos, cuatro calorías por gramo; grasas, nueve calorías por gramo. También proporcionan ladrillos para el organismo. Por ejemplo, los aminoácidos presentes en la proteínas sirven para fabricar de todo, desde enzimas hasta pestañas, y el colesterol de la grasa se destina a muchas cosas, desde membranas celulares hasta estrógeno.

Los micronutrientes son vitaminas y minerales esenciales para el funcionamiento del cuerpo. A diferencia de los macronutrientes, únicamente los necesitamos en pequeñas cantidades, de ahí el prefijo «micro». Algunos ejemplos son el hierro, el yodo, el ácido fólico, el zinc y las vitaminas A y C.

Los carbohidratos son moléculas compuestas de cadenas de azúcar que se dividen en dos grupos: simples y complejos. Los carbohidratos simples cuentan con una o dos moléculas de azúcar, así que son más pequeños y fáciles de digerir. Algunos ejemplos incluyen los azúcares presentes en los alimentos, como la sacarosa y la glucosa de frutas y verduras, la galactosa de los lácteos y los azúcares refinados, como el azúcar de mesa o el jarabe de maíz alto en fructosa.

Los carbohidratos complejos son cadenas de tres o más moléculas de azúcar e incluyen almidones y fibra, pero solo los almidones se digieren. Encontramos almidones en muchos vegetales (como el brócoli, las zanahorias y las papas), en las legumbres (como las habas de soya, las lentejas, las alubias, los chícharos y los garbanzos), en los frutos secos y en los cereales integrales (por ejemplo, avena, trigo integral, arroz integral y quinoa). Cuando se refina un cereal, las partes que cuentan con más fibra y nutrientes se retiran (el salvado y el germen). La harina integral y el arroz integral son carbohidratos complejos, mientras que la harina y el arroz refinados son carbohidratos simples.

Los carbohidratos simples y los almidones se transforman en glucosa, la cual se transforma en energía al instante o se convierte en reservas de azúcar en forma de glicógenos, o se empaqueta y se guarda como grasa. Los carbohidratos simples son más fáciles de digerir, así que la glucosa alcanza el torrente sanguíneo rápidamente, mientras que en el caso de los carbohidratos complejos, la glucosa se filtra a un ritmo más lento. Las dietas altas en carbohidratos simples se asocian con tasas superiores de enfermedad cardiovascular y diabetes tipo 2.

Una dieta alta en carbohidratos refinados se ha asociado con niveles inferiores de globulina fijadora de hormonas sexuales (SHBG) y en consecuencia con niveles más altos de estrógenos y testosterona activos. (Recuerda el truco mnemotécnico del capítulo 3: ¿hay sitio hoy en el autobús, guapa?). Esto podría tener un impacto negativo en los tumores sensibles a las hormonas, como el de mama y el endometrial (revestimiento del útero).

¡Sé una integrista de la fibra!

Me encanta hablar de la fibra con mis pacientes. Aporta infinidad de beneficios a la salud y es una intervención dietética que se puede comentar sin mencionar siquiera el peso. Requiere añadir algo, no retirarlo con el consiguiente sacrificio, y genera rápidos resultados que se nos pueden antojar, bueno, catárquicos.

La fibra es un carbohidrato no digerible. La hay de dos tipos: soluble, que se puede disolver en agua, e insoluble, que no. Ambas son beneficiosas y es habitual encontrarlas juntas en el mismo alimento. La fibra funcional está presente en los complementos alimenticios.

Las mujeres necesitan 25 g al día y los hombres 38 g; me temo que el dato se presta a la broma de que los hombres la cagan más. La ingestión típica de fibra en Estados Unidos es de 17 g al día y solo el 5 por ciento de la gente consume la cantidad de fibra diaria recomendada, así que todavía podemos mejorar mucho. La fibra procedente de la dieta aporta muchísimos beneficios a la salud e incrementar el consumo es una manera sencilla de mejorarla. El único inconveniente real es que donde haya fibra, habrá gases.

¿Por qué la fibra es tan fantástica? Hace bulto, lo que incrementa la sensación de saciedad después de una comida, y el volumen incrementado de las heces estimula el intestino, reduciendo así el estreñimiento. La prevención del estreñimiento y unas heces blandas atenúan el riesgo de hemorroides, y ninguna persona en la historia de la humanidad ha dicho nunca: «No, me da igual, me gusta tener hemorroides». La fibra ralentiza asimismo la digestión de los carbohidratos, reduce los picos de azúcar después de las comidas y atrae agua del contenido del colon hacia las heces, lo que las ablanda para que salga con más facilidad y sea menos dura o áspera. La fibra también se asocia con una reducción del total de colesterol y del colesterol LDL (el malo). Las mujeres posmenopáusicas acostumbran a lograr una reducción del colesterol como respuesta a la ingesta de fibra mayor que las mujeres en transición menopáusica.

La fibra también puede afectar a los niveles de estrógeno a largo plazo. La bilis es una sustancia fabricada por el hígado que se secreta por la vesícula biliar al intestino para contribuir a la digestión. También contiene algo de estrógeno. En el intestino delgado se reabsorbe buena parte de la hormona, que se transporta de nuevo al hígado en un proceso llamado circulación enterohepática. La fibra reduce la reabsorción de estrógeno del intestino en las mujeres premenopáusicas. Es uno de los mecanismos que explicarían la asociación de la fibra con una tasa menor de los cánceres de mama sensibles a las hormonas. Después de la menopausia la fibra no impacta de ese modo en los niveles de estrógeno, por cuanto los niveles de estradiol son increíblemente bajos al producirse la mayoría del estrógeno localmente en los tejidos, así que hay poco o cero estrógeno en la bilis. Así que no te preocupes, una comida alta en fibra no te va a provocar sofocos por la noche además de los gases. ¡Eso sería un horror!

La fibra reduce el pH de las heces, es antiinflamatoria e inhibe el crecimiento de bacterias potencialmente perjudiciales a la vez que incrementa la absorción de algunos minerales. Una parte de la fibra soluble es prebiótica, es decir, promueve la proliferación de bacterias saludables en el intestino. Dos ejemplos son la inulina y los fructooligosacáridos, presente en cebollas, puerros, ajo, trigo, avena, espárragos, raíz de achicoria y tupinambo. El tupinambo tiene altos niveles de inulina, de donde le viene el merecido apodo de «pedochofa». Lo probé una vez. Como mucha fibra, así que pensaba que mi colon y yo estábamos preparados para ello. Me equivoqué. Fueron los gases más dolorosos que he experimentado nunca.

Una dieta alta en fibra también se asocia con tasas más bajas de enfermedad cardiovascular, diabetes tipo 2 y cáncer de colon. La fibra ayuda asimismo a algunas personas a mantener el peso, ya sea por la sensación de saciedad o por otros mecanismos. Pero yo solo comento ese detalle en consulta cuando alguien me pregunta. Los beneficios de la fibra son tantos que no hay necesidad de mencionar el peso. ¡El mero hecho de que reduce el estreñimiento y las hemorroides basta para que el consumo de fibra merezca la pena! No hay nada comparable a la felicidad de una paciente cuyo estreñimiento se ha resuelto gracias a un cambio de dieta.

La fibra está presente en los cereales integrales, las legumbres y ciertas frutas y verduras, así que la mayoría de los alimentos altos en fibra poseen también importantes micronutrientes. El salvado es la parte exterior del grano de trigo y resulta particularmente eficaz para aumentar el volumen de las heces. La fibra funcional en forma de complementos o añadida a la comida es efectiva para el estreñimiento, pero parece improbable que posea todos los beneficios para la salud que aporta la fibra procedente de la dieta.

Animo a todas las mujeres, sea cual sea su situación respecto a la menopausia, a anotar lo que comen durante varios días, calcular su ingesta de fibra y corregirla en consonancia. Es una de las modificaciones más sencillas que se pueden efectuar en la dieta y no requiere renunciar a nada. Por ejemplo, añadir una ración de cereales altos en fibra al día o cambiarse del arroz blanco al integral son cambios sencillos que puedes hacer sin problemas.

Personalmente soy fan de los cereales altos en fibra y después de probar muchos he confeccionado una lista de los que recomiendo. Al fin y al cabo, no basta con ingerir fibra suficiente; también debe ser tan sabrosa como para para que la sigas comiendo con regularidad. Me gustan los cereales, porque son cómodos y a la gente le resulta fácil incluirlos en la dieta, les añaden micronutrientes que los hacen nutricionalmente completos y conseguir 25 g de fibra al día resulta complicado incluso para aquellas personas que comen muchos cereales y legumbres. Mis cereales altos en fibra favoritos son Kashi Go Rice (13 g de fibra y 12 g de proteína, un buen modo de empezar a tope todas las mañanas), Kellogg's All Bran (también 13 g de fibra por ración y puedes crear una deliciosa granola casera con ¼ de taza de hojuelas de avena y unos frutos secos) y Post Foods Uncle Sam (10 g de fibra por ración pero, a diferencia de los demás, cero azúcar añadida, solo trigo integral y lino).

Alimentos procesados

Los alimentos naturales son aquellos que consumimos en su forma natural; por ejemplo, un plátano, garbanzos, pollo o miel. Cualquier cosa que cambie la naturaleza fundamental del alimento, desde la congelación hasta la pasteurización o el azúcar añadida, lo convierte en un procesado. La harina está procesada, como también el queso, el tofu o un bote de alubias. Incluso las zanahorias baby (no son más que zanahorias grandes recortadas para reducir su tamaño, me llevé una desilusión cuando lo supe). Los alimentos procesados a menudo forman parte de una dieta nutritiva, pues muchos aspectos del procesamiento mejoran su seguridad y alargan su vida en la cocina.

Los alimentos ultraprocesados son los problemáticos. Si bien la definición ha cambiado ligeramente con los años, relacionamos ese tipo de alimentos con las presentaciones industriales, esto es, aquellas que incluyen otros ingredientes además de sal, azúcar o grasas que no son los que usaríamos normalmente en la cocina. Algunas definiciones incluyen también aquellos alimentos que tienen cinco o más ingredientes (mis cereales Uncle Sam se limitan a cuatro ingredientes, que conste).

Los alimentos ultraprocesados abarcan el 58 por ciento de la energía dietética consumida en Estados Unidos y el 90 por ciento del azúcar añadida.

Siempre hay excepciones en cuestión de alimentación que solo sirven para incrementar la confusión. Casi todos los cereales de desayuno son alimentos ultraprocesados, pero hay algunos que ofrecen una cantidad de fibra muy alta, micronutrientes y muy poca azúcar añadida. Algunas marcas de papas fritas de las que compras en el supermercado no llevan nada más que papa, sal y aceite, pero mucha gente las consideraría ultraprocesadas porque casi nadie tiene el material necesario para preparar esa clase de aperitivos en casa.

Los alimentos ultraprocesados, exceptuando algunos cereales de desayuno, suelen ser nutricionalmente incompletos; ofrecen combustible pero poseen escasos micronutrientes. También nos inducen a consumir más calorías. Se llevó a cabo un estudio en el que se preparaban todas las comidas en las instalaciones de la investigación y se les pedía a los participantes que comieran hasta saciarse. Las personas que se alimentaban a base de alimentos ultraprocesados consumían 500 calorías más al día. El aumento se debe seguramente a diversas razones: esas comidas se mastican con más facilidad, la falta de fibra implica menos sensación de saciedad, se producen grandes cambios en los niveles de glucosa e insulina, y el azúcar, las grasas y la sal añadidas le prestan a todo muy buen sabor.

Los alimentos ultraprocesados se asocian con obesidad abdominal, síndrome metabólico, diabetes tipo 2, hipertensión y enfermedad cardiovascular. Como todos esos trastornos son más comunes durante la transición a la menopausia y la posmenopausia, eliminar los alimentos ultraprocesados es tal vez, después de maximizar el consumo de fibra, la mejor recomendación dietética.

En Estados Unidos, eliminar los ultraprocesados puede ser un privilegio. A causa de los condicionamientos sociales de la salud y del racismo estructural, muchas personas viven en vecindarios donde el acceso a los alimentos frescos está limitado. Aparte de eso, si tienes que trabajar muchas horas —a menudo en más de un empleo— para sobrevivir, no te quedará mucho tiempo para ir a comprar y preparar la comida. Los alimentos saludables a menudo son más caros que sus equivalentes ultraprocesados.

Reflexiones sobre las grasas

Las grasas pueden ser saturadas o no saturadas, una diferencia que alude a la unión de los átomos de carbono con los de hidrógeno. No es necesario aprenderse esta definición química; el quid de la cuestión es que las grasas saturadas proceden de productos de origen animal (carne, lácteos, pollo) y suelen encontrarse en estado sólido a temperatura ambiente. Las grasas no saturadas proceden del pescado, las verduras, los frutos secos y los cereales. Hay algunas excepciones (qué manía con las excepciones cuando hablamos de nutrición); por ejemplo, el aceite de coco es rico en grasas saturadas. Las grasas no saturadas se pueden clasificar a su vez en monoinsaturadas y poliinsaturadas; estas últimas a menudo denominadas PUFA, por el acrónimo en inglés, pero es posible que las conozcas por sus nombres más comunes: ácidos grasos omega 3 y omega 6.

La grasa dietética es importante por cuanto aporta calorías y mejora la absorción de vitaminas liposolubles, además de que las grasas constituyen importantes ladrillos del organismo. El exceso de grasa se almacena en las células adiposas, donde más adelante se podrá transformar en glucosa de ser necesario; este proceso se conoce como cetogénesis. Después de comer, la grasa dietética se divide en colesterol y triglicéridos (ver capítulo 8). Las dietas bajas en grasas no han revelado beneficios para la salud, pero no toda la grasa se crea igual. El grueso de las pruebas indica que una dieta alta en grasas saturadas aumenta el riesgo de enfermedad cardiovascular y niveles incrementados de LDL (colesterol malo). Las grasas no saturadas (presentes principalmente en aceites vegetales, frutos secos y pescado) ejercen el efecto contrario. Las grasas trans, que son grasas modificadas mediante un proceso industrial, son perjudiciales por todos los frentes y se deberían introducir regulaciones que las prohibieran en los alimentos.

Los ácidos grasos omega 3 merecen una mención especial. Son el ácido alfa-linolénico (ALA), el ácido eicosapentaenoico (EPA) y el ácido docosahexaenoico (DHA). El ALA está presente en las semillas de lino (para absorber el ALA de estas semillas hay que molerlas), nueces, habas de soya, aceite de canola y huevos enriquecidos con omega 3, pero el DHA y el EPA solo están presentes en el pescado y el marisco. El cuerpo no puede producir ALA por sí solo, así que debe extraerlo de los alimentos. Podemos convertir una parte del ALA en pequeñas cantidades de EPA y DHA, aunque no suelen ser suficientes, de modo que también debemos obtenerlos de la dieta. Esta es probablemente una de las razones por las que una dieta rica en pescado azul se asocia con efectos tan positivos para la salud; no tenemos disponibles otras fuentes dietéticas de EPA y DHA. Los ácidos omega 3 reducen los triglicéridos, mejoran la arteriosclerosis y podrían bajar la presión sanguínea. Los suplementos de ácidos grasos omega 3 a menudo están indicados para las mujeres posmenopáusicas (ver capítulo 22 para saber más).

El principal ácido graso omega 6 es el ácido linoleico y está presente en aceites vegetales como el de maíz, de cártamo y en las semillas de lino. Los ácidos grasos omega 6 también reducen el riesgo de diabetes y son saludables para el corazón, así que no se debería favorecer el consumo de omega 3 en detrimento del omega 6.

Cafeína

Todo bien por ese frente. Muy bien.

Bueno, casi todo.

Es posible que no compartas mi adicción a la cafeína, pero como científica responsable que soy, reconozco mi parcialidad de entrada. Sé que no soy la única; el 85 por ciento de los adultos en Estados Unidos toma cafeína a diario, y el café y el té son las bebidas más populares en todo el mundo. La cafeína también está presente en los granos de cacao (chocolate) en las bebidas deportivas y en otras plantas y bayas.

En general, los datos son tranquilizadores: hasta cinco tazas al día de café no son perjudiciales y el café parece estar asociado con una reducción de todas las causas de mortalidad y una incidencia menor de enfermedad hepática, así como de los trastornos de la vesícula biliar y del Parkinson. La cafeína también podría reducir el riesgo de depresión, paliar la intensidad de las migrañas e incrementar la lucidez. Sin embargo, en algunos casos puede ejercer un efecto negativo sobre el sueño e incrementar la ansiedad. Para sufrir un envenenamiento por cafeína tendrías que tomar de setenta y cinco a cien tazas en un breve periodo de tiempo, así que no existe la posibilidad de intoxicación alimentaria; sin embargo, los suplementos de cafeína son harina de otro costal y deberían evitarse.

Un aspecto a tener en cuenta en relación al café: contiene una sustancia química llamada cafestol que puede elevar el colesterol. Los niveles de cafestol son más altos en el café sin filtrar, como el de prensa francesa, e inferiores en el expreso. Los más bajos los encontramos en el café americano y en el instantáneo. Más de seis tazas al día de café sin filtrar o expreso se relacionan con niveles más altos de colesterol LDL, así que las mujeres con problemas por ese lado que beban mucho café sin filtrar tal vez deseen pasarse al americano. A modo de orientación, yo soy una chica de cuatro o cinco expresos al día.

Alcohol

Estuve buscando en internet un estudio reciente que recordaba haber leído, pero olvidé dónde había dejado mis miguitas de pan digitales, así que introduje en Google: «nuevo estudio alcohol». El segundo resultado y el tercero —de la misma página de noticias de salud nada menos— rezaban lo siguiente:

«Un consumo moderado podría proteger la función cerebral» y «el consumo de alcohol, por bajo que sea, podría resultar perjudicial».

Patrañas.

El alcohol puede afectar a muchos órganos, perjudicar el sueño, empeorar los sofocos, perjudicar la libido, el cerebro, los huesos... Todo ello se abordará en los capítulos pertinentes. Desde el punto de vista de la salud general, el alcohol y sus metabolitos tóxicos pueden dañar el hígado, el corazón, los huesos y el estómago. El alcohol tiene asimismo un papel en los accidentes de tránsito, otros accidentes y en los homicidios. Su consumo se relaciona con varios tipos de cáncer, como el de mama, el de esófago y el de hígado.

El alcohol podría incrementar el riesgo de cáncer de mama por diversas vías. Es posible que algunos de sus metabolitos sean cancerígenos. Además, el alcohol está asociado a la obesidad, un factor de riesgo para el cáncer de mama. Afecta la capacidad del hígado de metabolizar el estrógeno, lo que aumenta sus niveles. Y el alcohol perjudica la capacidad del hígado de fabricar la proteína SHBG (globulina fijadora de hormonas sexuales, las de «¿hay sitio hoy en el autobús, guapa?», ver capítulo 3), de modo que hay más estrógenos y testosterona circulando en libertad para afectar a los tejidos.

Por otro lado, hay datos que relacionan un consumo de alcohol moderado, especialmente de vino tinto, con un riesgo inferior de infarto.

Reconozco que es para desesperarse, pero eso de que el alcohol tenga riesgos y beneficios constituye un buen ejemplo de que una dieta beneficiosa no se basa en un solo alimento. Una pequeña cantidad de alcohol como parte de cierto tipo de dieta podría ofrecer ventajas para la salud que en otros contextos o cantidades no ofrecería.

En el caso de una mujer sana que no padece alcoholismo ni enfermedad hepática y no tiene que conducir, una cantidad inferior a 17 g de alcohol diarios podría aportar algunos beneficios, es decir, sopesando pros y contras habría un beneficio neto. Catorce gramos de alcohol equivaldrían aproximadamente a 33 cl de cerveza (5 por ciento de alcohol), 10 cl de vino (12 por ciento de alcohol) o 5 cl de un destilado (40 por ciento de alcohol). Esas siete a nueve raciones a la semana deberían dividirse en el transcurso de tres días como mínimo, no guardarse para una noche.

Dieta y menopausia

A partir de estas nociones básicas de nutrición, ¿cuál sería la dieta más apropiada para la menopausia?

La dieta más saludable para las mujeres menopáusicas será la que más favorezca la salud del corazón, por cuanto la enfermedad cardiaca es la causa número uno de muerte entre las mujeres. Idealmente, este plan alimentario debería prestar una atención especial a la osteoporosis, la enfermedad de Alzheimer y el cáncer de pecho y endometrio.

Es fácil recoger datos de estudios e hilvanar un relato atractivo sobre la supuesta superioridad de una dieta sobre la otra, pero muchas dietas tienen ventajas y desventajas, y la realidad de la ciencia de la nutrición es que abundan los «puede» y «depende». Igualmente hay que tener en cuenta el contexto. Por ejemplo, es preferible limitar las grasas saturadas a menos del 10 por ciento de las calorías diarias, y por debajo del 5 o 6 por ciento si queremos llevar una dieta saludable para el corazón. Sin embargo, si alguien pierde 25 kilos de peso y los mantiene siguiendo una dieta baja en carbohidratos y alta en grasas animales (que son grasas saturadas), siempre y cuando sus triglicéridos y LDL se encuentren en un rango normal, es muy posible que esa dieta sea sana para esa persona. Cualquier efecto negativo sobre los triglicéridos y el LDL quedará compensado por los beneficios para la salud que supone la pérdida de peso. La perspectiva también es importante.

Debemos recordar asimismo que la humana es una especie omnívora creativa. Antes de que las grandes migraciones y la emigración fueran posibles, los humanos prosperaron a partir de fuentes de alimento increíblemente dispares, así que nuestra adaptabilidad parece ser significativa. Eso implica que hay muchas maneras distintas de llevar una dieta saludable.

Existen tres planes dietéticos que apuntan beneficios para la salud cardiaca y cerebral al mismo tiempo que reducen el riesgo de diabetes, que son los tres grandes problemas de salud a los que se enfrentan las mujeres cuando envejecen. La dieta DASH (corresponde a las siglas en inglés de Enfoques Alimentarios para Detener la Hipertensión), la dieta mediterránea (basada en las dietas tradicionales de Grecia, el sur de Italia y otras zonas del Mediterráneo) y la dieta MIND (intervención mediterránea-DASH para retrasar la neurodegeneración), que combina aspectos de la DASH y la mediterránea haciendo especial hincapié en los alimentos que se han revelado neuroprotectores o saludables para el cerebro. Las tres se concentran en las carnes magras, el pescado, los cereales integrales, frutas y verduras y aceite de oliva, mientras que limitan la sal y los dulces y eliminan los alimentos ultraprocesados y las bebidas azucaradas. Las mujeres interesadas en saber más sobre estas dietas pueden encontrar información de calidad en la American Heart Association (heart.org, en inglés), en la Clínica Mayo (mayoclinic.org, en español) y en el National Institute of Aging (nia.nih.gov/health, en inglés). En el apéndice B, p. 451, encontrarás un resumen de estos planes.

Las dietas basadas en productos vegetales (vegetariana y vegana) también pueden ser muy beneficiosas para la salud del corazón y constituyen buenas opciones, pero requieren suplementos de ácidos grasos omega 3 y vitamina B12, y tal vez algún otro micronutriente como el hierro.

Nutrición de precisión

El concepto de nutrición precisa consiste en desarrollar recomendaciones de alimentación muy concretas a partir de factores individuales, como por ejemplo la genética o el microbioma (bacterias del tracto intestinal). En teoría parece interesante. Sin embargo, habida cuenta de la baja calidad de la dieta en general (especialmente en Estados Unidos, donde el 38 por ciento de las mujeres de cuarenta a cincuenta y nueve años y el 23 por ciento de las mujeres de sesenta años en adelante consumen comida basura a diario), más que pruebas de genética y microbioma, algo que solo será accesible y práctico para ciertas clases socioeconómicas, ¿no sería preferible buscar maneras de implementar lo que sabemos que funciona a gran escala: menos comida basura y ultraprocesada, más verdura, más fibra, nada de bebidas azucaradas ni jugo de fruta? En lugar de nutrición de precisión para unas pocas privilegiadas, necesitamos una buena nutrición para todas.

EN RESUMIDAS CUENTAS

- La base de una alimentación saludable son los cereales integrales, la verdura y la fruta en abundancia.
- La dieta de las mujeres debería incluir 25 g de fibra al día.
- Los alimentos ultraprocesados se asocian a múltiples problemas de salud, así que reducirlos o eliminarlos puede ser muy beneficioso.
- El pescado y el marisco son los únicos alimentos que aportan ácidos grasos omega 3.
- Las dietas DASH, la mediterránea y la MIND son tres planes nutricionales excelentes para disfrutar de buena salud general durante el proceso de la menopausia.

Capítulo 22

Menocéuticos: complementos alimenticios y menopausia

Casi el 60 por ciento de las estadounidenses adultas toma como mínimo un complemento alimenticio. Ese tipo de productos se consume a menudo por razones de salud o cuidados preventivos, pero muchas mujeres saltan de uno a otro durante la transición a la menopausia y la posmenopausia buscando alivio de los síntomas o con el fin de gestionar inquietudes relativas a esa etapa de la vida; yo suelo referirme a este último grupo de complementos alimenticios como «menocéuticos».

He dedicado dos capítulos a la evolución biológica, química y financiera de las terapias hormonales para la menopausia, así que me parece adecuado dedicar esa misma atención al negocio de los complementos. Los fabricantes de estos productos no son curanderos autóctonos que elaboran sus pócimas en sus cocinas; es una industria. Y qué industria: en Estados Unidos, los complementos alimenticios constituyen un negocio de más de treinta mil millones de dólares al año. Cada vez más, los suplementos se anuncian como una ayuda para alcanzar el bienestar: ¡consigue un estilo de vida saludable desde dentro! Sin embargo, vincular los complementos alimenticios al bienestar no es muy distinto a relacionar el Premarín de 1950 con el glamur. La triste realidad es que la publicidad funciona.

Bajo la denominación de «complementos alimenticios» se agrupa un enorme abanico de productos a la venta sin receta como vitaminas, minerales, hierbas, aminoácidos, hormonas, fitoestrógenos, aceites de pescado, partes de animal desecadas y complementos nutritivos. Estos productos rara vez se someten a estudio y apenas están regulados.

En 1994, Estados Unidos aprobó la Ley de Salud y Educación sobre Suplementos Dietéticos, que eliminaba numerosas salvaguardias para los consumidores. Por ejemplo, las empresas no tienen que demostrar que los productos contienen lo que anuncia la etiqueta. En consecuencia, son frecuentes los productos adulterados. En ocasiones el ingrediente principal se ha sustituido por otro más barato o puede que no contenga ningún principio activo o, en lugar de una sustancia botánica, tal vez sea un fármaco. Por ejemplo, un suplemento de cimífuga (black cohosh) que se vende para los sofocos podría contener, entre otras cosas, la hierba que aparece en el frasco, estradiol (una hormona de prescripción), un antidepresivo o un esteroide de diseño experimental. Incluso podría ser polvo de arroz. Es una lotería y la suerte nunca está del lado del consumidor. En 2015, el Fiscal General del Estado de Nueva York investigó los productos de plantas medicinales vendidos en GNC (cadena de suplementos alimenticios), Target (cadena de grandes almacenes), Walmart y Wallgreens (cadena de farmacias) y el 80 por ciento de los productos no contenían las hierbas anunciadas en la etiqueta. Sí, el 80 por ciento. Otro estudio, llevado a cabo en 2013 por la Universidad de Guelph, en Ontario, Canadá, descubrió que un tercio de los complementos alimentarios no contenía los extractos naturales consignados en la etiqueta.

¿Te imaginas la indignación si permitiéramos a todas las empresas incluir en los envases lo que les diera la gana? ¿Y si cada vez que abriéramos una lata de alubias, por no hablar de un frasco de antibióticos, estuviéramos jugando a «sorpresa, sorpresa»? En cuestión de complementos alimenticios, el verdadero eslogan debería ser *cuidado con lo que compras.*

El perjuicio que causa sustituir ingredientes no se limita al hecho de que una persona podría estar tomando un producto de prescripción y un extracto de plantas potencialmente dañino. La falta de controles de calidad significa que los complementos alimentarios empleados en un estudio específico podrían no ser uniformes o albergar un compuesto totalmente distinto, es decir, ni siquiera sería posible saber lo que se está estudiando. También es posible que el lote presentado para el estudio no contenga los mismos ingredientes que los productos a la venta en las tiendas. Las grandes farmacéuticas plantearán muchos problemas, pero al menos sé que cada pastilla, parche o crema que receto contiene la dosis que declara.

Otros problema de los complementos alimenticios en Estados Unidos es la falta de pruebas de seguridad; esos productos son teóricamente seguros a menos que la Agencia de Alimentos y Medicamentos reciba pruebas de su nocividad. Los consumidores estadounidenses pagan un precio importante por esa omisión, porque los complementos envían a veintitrés mil personas aproximadamente a urgencias cada año y son una causa frecuente de insuficiencia hepática. Incluso cuando se notifica a la FDA, la respuesta suele ser una tibia advertencia en forma de carta para que se retire el producto. ¿Qué le importan unas palmaditas en la mano a una industria de treinta mil millones de dólares al año? Pocos de esos productos se someten a pruebas, así que no hay un canal de investigación y desarrollo que ralentice su llegada al mercado y siempre parece haber un producto listo tan pronto como otro desaparece.

Las regulaciones relativas a la publicidad de los complementos son igualmente laxas. La Ley de Salud y Educación sobre Suplementos Dietéticos permite afirmaciones vagas sobre órganos y fisiología, denominadas «afirmaciones sobre estructura y función» siempre y cuando se incluya la siguiente advertencia:

> Estas afirmaciones no han sido evaluadas por la Agencia de Alimentos y Medicamentos. El objetivo de este medicamento no es diagnosticar, tratar, curar o prevenir ninguna enfermedad.

Un fabricante puede anunciar de manera legal que su complemento «contribuye a la salud hormonal» u ofrece «apoyo a los ovarios» o «refuerza la memoria» sin definir esos términos ni proporcionar pruebas ni, bueno, nada. Esos términos pseudocientíficos constituyen un *marketing* muy eficaz. ¿Quién no quiere ofrecer apoyo a sus ovarios o reforzar su memoria?

Como cabía esperar, la industria de los complementos alimentarios ha crecido significativamente desde que se relajaron las regulaciones. En 1994 había alrededor de cuatro mil suplementos en el mercado en Estados Unidos y para 2012 habían aumentado a cincuenta y cinco mil. Si bien la publicidad ha influido en este crecimiento, los propios médicos recomiendan a menudo los complementos y, al igual que sucede con las grandes farmacéuticas, es posible que haya motivaciones económicas detrás. Por ejemplo, la naturopatía sostiene que es capaz de usar el poder de la naturaleza para ayudar al organismo a sanarse a sí mismo. Buena parte de esta sanación sucede por cortesía de los complementos alimenticios. En 2016, STAT, una publicación online de noticias relativas a la salud, informó de que los fabricantes de vitaminas habían financiado el movimiento que presionó para que se aumentaran las licencias a naturópatas en varios estados.

No existe una base de datos sobre los proveedores que obtienen apoyo financiero de la industria de los complementos alimenticios, así que no podemos saber si uno en concreto ha recibido dinero a cambio de recomendar cierto producto en Instagram o hablar de él en un congreso. Los profesionales médicos que venden complementos en su consulta reciben comisión por las ventas y algunos médicos y naturópatas venden incluso su propia marca, lo que incrementa aún más sus beneficios por la venta de esos productos.

Vender complementos alimenticios en una consulta, en particular si son de marca propia, desequilibra la dinámica de poder en un sentido que no beneficia a la paciente. ¿Cómo le dices a un médico o naturópata cuando estás sentada en su consulta que no quieres comprar su formulación especial? La primera regla de Gunter respecto a información sobre atención sanitaria es que no vas a recibir datos de calidad de la persona que te vende el producto, porque siempre será parcial.

Si no le pedirías información sobre un fármaco para la depresión a la empresa que fabrica los antidepresivos, no debería ser el médico o el proveedor que vende los complementos nutritivos quien te informara sobre ellos. Puede ser tu farmacia o tu médico, pero desde un punto de vista ético, no puede ser las dos cosas.

El Colegio Estadounidense de Obstetras y Ginecólogos dice lo siguiente sobre los profesionales que venden suplementos:

- Los ginecobstetras no deberían vender ni promocionar productos o dispositivos por sus propiedades terapéuticas sin contar con las pruebas adecuadas de sus beneficios médicos.
- Los ginecobstetras no deberían usar su influencia profesional o entorno clínico para vender o promocionar productos no médicos o servicios ni captar participantes para programas de *marketing* de tipo piramidal.
- La venta de medicamentos o dispositivos de prescripción o de venta libre directamente a pacientes por parte de los ginecobstetras se desaconseja cuando existen vendedores alternativos adecuados.

Es importante hacer constar que la confusión y el miedo creados por la Iniciativa para la Salud de la Mujer en torno a los estrógenos dejó un vacío que los complementos alimenticios, igual que las hormonas bioidénticas y formuladas (comentadas en el capítulo 20), contribuyeron a cubrir. Había pocas opciones no hormonales para los síntomas de la menoapusia antes de 2002, así que no es de extrañar que las mujeres recurrieran a los complementos. Muchas se acogen a ellos también porque el sistema médico ha desdeñado sus síntomas y/o los ha excluido de los protocolos. Si la persona que te recomienda los complementos te escucha y valida tus preocupaciones, ¿por qué ibas a volver a un profesional de la salud que resta importancia a unos sofocos que te dejan empapada en sudor o a unas reglas tan abundantes que acabas manchando la ropa alegando que «no es para tanto»?

Los complementos alimenticios también han explotado el miedo a las hormonas al presentarse como totalmente naturales, lo que se confunde con seguridad.

Pero los complementos no son naturales. Lo más natural es obtener los micronutrientes de la alimentación. Las vitaminas y los minerales se absorben mucho mejor a través de la dieta, porque entonces están combinados con fibra y otros factores que potencian la absorción. Como en el caso del estradiol y la progesterona, hacer hincapié en el origen natural de un producto es *marketing*, no medicina. Lo que importa es si un producto está indicado y si es seguro y efectivo.

Otro problema de los complementos alimenticios son los estudios..., cuando existen, claro está. Igual que sucede con las grandes farmacéuticas, los estudios financiados por la industria casi siempre revelan efectos beneficiosos, aunque el diseño de los ensayos sobre complementos suele ser deficiente. Un estudio de baja calidad con resultados positivos sirve de bien poco, porque desde una perspectiva médica no dice gran cosa de nada. Una buena analogía sería tratar de identificar a una persona de lejos con poca luz. La respuesta sería: «No sé, puede» en el mejor de los casos. No es posible sacar conclusiones.

Para aumentar la confusión, los complementos alimenticios están indicados en algunos casos. Algunos ejemplos claros serían el ácido fólico previo a la concepción y durante el embarazo, la vitamina D para las personas que no obtienen suficiente mediante la dieta y la exposición al sol, o las multivitaminas para las personas que no absorben bien los micronutrientes, como las mujeres que se han sometido a una cirugía bariátrica (para perder peso). Algunos veganos y vegetarianos necesitan hierro y/o suplementos de vitamina de B12, porque la única fuente son los productos de origen animal.

Y mejor no hablar de los titulares de algunas páginas médicas muy visitadas, como este de WebMD: «Estas vitaminas y complementos evitan la inflamación». Es una afirmación difusa que no significa nada médicamente, pero crea la falta impresión de que el producto es útil.

En fin.

Historia semisecreta de las mujeres, la medicina, la obstetricia y las plantas

Numerosos complementos alimenticios para la menopausia se apoyan en la creencia de que existen remedios tradicionales y eficaces, antiguamente del dominio público, que fueron proscritos por la medicina patriarcal, la industria farmacéutica o ambas

La gente tiende a atribuir un halo exótico o romántico a la vasta literatura de remedios de los antiguos egipcios, griegos, persas, indios y chinos, pero la mayoría se basan en modelos de enfermedad que los conocimientos actuales han desmentido. Por ejemplo, si a una mujer del antiguo Egipto tenía dolor de oído y mandíbula, el tratamiento consistía en pesarios de hierbas y fumigación vaginal, cuando un médico actual contemplaría una infección de oído o sinusal, o un absceso dental como causa posible, y nada de eso se trata por la vagina. Muchas terapias de la Antigua Grecia para las mujeres incluían sustancias que se creían desecantes, porque una de las razones de los problemas de salud femeninos era el exceso de humedad. También hay mucha discriminación interesada en relación a las antiguas terapias que implica emplear las partes que suenan bien y rechazar el resto. La fumigación vaginal era en una terapia de la Antigua Grecia, hoy rebautizada por la moderna industria del bienestar como baños de vapor vaginales, pero la verdad es que muchos de aquellos remedios eran repulsivos. El cuerpo destripado de un cachorro o un perro (variaba en función de la enfermedad) se rellenaba de hierbas y se quemaba para conseguir el vapor.

Los ingredientes tal vez se escogieran por su significado cultural o religioso, pues la medicina con frecuencia reflejaba el mundo circundante. Por ejemplo, la granada, la fruta de los muertos en la mitología griega, aparece con frecuencia en las recetas para abortar. Es posible que muchos ingredientes fueran costosos adrede, quizá porque nuestros ancestros sabían lo que sabemos hoy: que los medicamentos caros poseen un gran efecto placebo. Eso podría explicar la razón por la que el castoreum (secreciones de las glándulas anales del castor) apareciera en tantas terapias europeas en la Edad Media y el Renacimiento.

Los remedios de la medicina occidental de 1500 a principios de 1900 a menudo se basaban en la equivocada idea de que la falta de menstruación indicaba una peligrosa acumulación de humores en el cuerpo, así que las terapias con frecuencia involucraban sangrías y purgas (sustancias que provocaban vómitos o diarrea). Otra de las explicaciones que solían darse a los problemas de salud femeninos era el temperamento excesivamente fogoso de las mujeres, así que se prescribían sudoríficos (terapias que provocan sudoraciones) para síntomas diversos. El opio y el alcohol aparecen en numerosos remedios y de 1800 en adelante se recomendaba cannabis. Uno de los ginecobstetras más reputados del siglo XIX recomendaba esta planta para templar la naturaleza hipersexual de las mujeres menopáusicas.

Algunos afirman que ciertas terapias herbales para la menopausia proceden directamente de la medicina tradicional china, pero según afirma Charlotte Furth en su libro *A Flourishing Yin: Gender in China's Medical History: 960-1665* (*Un yin próspero: el género en la historia de la medicina china de 960 a 1665*), fue la medicina del siglo XIX la que trasladó el diagnóstico moderno de la menopausia a la medicina tradicional china (MTC). La medicina tradicional china no consideraba la menopausia algo distinto de la vejez y en consecuencia, históricamente, no contaban con remedios específicos para los síntomas que asociamos con la menopausia en la actualidad. Cualquier remedio de la MTC recomendado para la menopausia es un remedio del siglo XIX. No es algo bueno ni malo; sencillamente, es importante entender el origen, porque algunas personas se sienten atraídas hacia ese tipo de terapias pensando, de manera equivocada, que proceden de la antigüedad o al menos de tiempos mucho más remotos.

Teniendo en cuenta lo que sabemos hoy sobre los fitoestrógenos, muchas se preguntarán si tal vez algunos remedios antiguos funcionaban porque contenían sustancias vegetales que se comportan como estrógenos (ver capítulo 9 para saber más). Los modernos complementos de fitoestrógenos tal vez sean mínimamente eficaces, en el mejor de los casos, para cierto tipo de síntomas asociados a la menopausia, y estos productos recientes contienen compuestos mucho más activos de los que pudiera soñar cualquier receta antigua, así que es improbable.

Es posible que las plantas empleadas en las antiguas recetas estuvieran contaminadas con micotoxinas, sustancias fabricadas por los hongos con una actividad estrogénica muy potente (ver capítulo 19). De ser así, la terapia no funcionaba porque el remedio fuera eficaz, sino porque contenía un contaminante desconocido. Las micotoxinas estrogénicas pueden ser muy potentes y una minúscula cantidad sería capaz, en teoría, de ejercer un efecto medicinal. Estas toxinas procedentes de hongos pueden provocar asimismo graves problemas de salud. Por ejemplo, el cornezuelo es una micotoxina fabricada por el centeno contaminado con *Claviceps purpurea,* y puede provocar enfermedades graves, parto prematuro, aborto e incluso ser fatal. Es tan potente que las normativas europeas únicamente admiten 1 mg por kilo de cereal. Si un antiguo remedio funcionaba gracias a una micotoxina, hoy no querríamos replicarlo.

Muchas personas confunden mi insistencia en demostrar cómo funcionan los extractos naturales o si funcionan siquiera, así como sus problemas de seguridad, con una actitud despectiva. Sin embargo, si una planta ejerce un efecto médico significa que está generando cambios fisiológicos. Deberíamos saber qué cambios son esos y también si el producto es seguro. ¿Acaso no merecen eso las mujeres? Las plantas pueden ser más peligrosas que los productos farmacéuticos. Así pues, ¿por qué iba a insistir tanto en la garantía de los fármacos y no extender esos patrones de seguridad a los extractos naturales? Igualmente, si una terapia demuestra eficacia, podemos emplear ése conocimiento para ayudar a las mujeres. Para mí, investigar todas las terapias sea cual sea su origen es un acto de feminismo, porque las mujeres solo se pueden empoderar en relación a su salud con información certera.

Muchas sustancias presentes en la naturaleza y empleadas por las medicinas tradicionales o en los remedios populares se han incorporado a la medicina cuando han demostrado eficacia. Los médicos y las comadronas relacionaron el envenenamiento por cornezuelo con el aborto, y entonces alguien se preguntó si el cornezuelo provocaría también contracciones uterinas tras el parto para detener la hemorragia posparto. Gracias al boca oreja empezó a usarse cada vez más y los informes le abrieron paso poco a poco a la literatura médica. Al final, la industria farmacéutica se dio por aludida y purificó el cornezuelo para administrarlo en dosis adecuadas con efectos conocidos, a consecuencia de lo cual la ergotamina se sigue usando en la medicina actual. La corteza de sauce se convirtió en aspirina y el opio de las amapolas se estuvo empleando durante miles de años hasta que la tecnología permitió aislar la morfina, de tal modo que se pudiera administrar en dosis estandarizadas e incrementar la seguridad. Hoy día, igual que hace cientos de años, la medicina busca compuestos activos en la naturaleza. Muchos extractos naturales se han investigado y desechado porque el ingrediente no era efectivo o quizá en ocasiones porque el compuesto no era seguro.

Yo pienso que los antiguos sanadores hacían lo que podían con lo que tenían. Pedir pruebas científicas para ofrecer a nuestras pacientes terapias seguras y eficaces es medicina sin más. No aceptamos la idea hipocrática de que el cuerpo de una mujer tiene un exceso de agua. Así pues, ¿por qué no íbamos a ser igual de críticas con cualquier medicina histórica?

Complementos alimenticios, los nuevos curalotodo

Los elixires y pociones con firma llevan mucho tiempo circulando por ahí. Originalmente recibían en inglés el nombre de *nostrum remedium*, «nuestro remedio» en latín, y finalmente pasaron a ser conocidos como *nostrums*. Estas panaceas se conocían también como «medicina de patente», porque si la realeza las veía con buenos ojos entregaba al creador una carta real o patente como aval. Se anunciaban a bombo y platillo con toda clase de promesas y testimonios de pacientes. Igual que muchos complementos alimenticios en la actualidad.

Los curalotodos tuvieron su máximo apogeo en el siglo XIX. Es comprensible que las mujeres, al llegar a la menopausia, recurrieran a ellos, pues muchas de las terapias médicas de la época eran bastas e inefectivas en el mejor de los casos. Los remedios más habituales eran las sangrías, las sanguijuelas en la vulva, los laxantes, los sudoríficos, los sedantes, la belladona y las inyecciones vaginales con una solución de acetato de plomo. Incluso se recomendaba la extirpación de los ovarios, aunque la mortalidad durante la cirugía era muy alta.

Los anuncios de los curalotodos iban dirigidos especialmente a las mujeres. El mismo producto solía recomendarse para casi todos los problemas médicos, desde el prolapso uterino hasta la infertilidad, la ausencia del periodo (a menudo una expresión en clave para el embarazo, de ahí la insinuación de que el producto podía inducir el aborto) y la menopausia. Algunos contenían poleo, extracto de una hierba de la familia de la menta que se usaba tradicionalmente como abortivo. Es altamente tóxico y no debería tomarse en ninguna dosis. Si bien podría provocar contracciones uterinas, sus efectos secundarios son la insuficiencia hepática y la muerte. Otros ingredientes eran la quinina, el ácido bórico y el aceite de teobroma, lo que normalmente conocemos como manteca de cacao.

Sí, algunos curalotodo contenían chocolate.

Uno de los remedios mágicos que tuvo más éxito fue el Compuesto Vegetal de Lydia Pinkham para enfermedades propias de las mujeres y estaba dirigido específicamente al cambio de vida provocado por la menopausia. Según Rainey Horwitz, que se sumergió a fondo en Lydia Pinkham y su Compuesto Vegetal para el Embryo Project Encyclopedia (vale la pena echarle un ojo), Lydia Estes Pinkham inventó su poción en 1873 a base de alcohol, raíces y hierbas en la cocina de su casa, situada en Lynn, estado de Massachusetts. Pinkham empezó sin muchas pretensiones, pero expandió el negocio cuando la demanda aumentó. El producto se anunciaba a bombo y platillo como *El remedio de una mujer para las enfermedades de las mujeres*. Al parecer, era capaz de hacer lo siguiente:

> Proporcionar alivio rápido y cura de efecto permanente en todos los casos de irregularidad, debilidad, jaquecas, clorosis, murria, desplazamientos, dolores periódicos en las partes bajas, mareos, palpitaciones, depresión, dolores de espalda y para esos días grises y abúlicos en que no tienes ganas de nada.

La clorosis es anemia o disminución de los glóbulos rojos, la murria es abatimiento, los desplazamientos equivalen al prolapso, dolores en las partes bajas sospecho que aluden a los calambres menstruales. ¡Pura ginecología envasada! Y, sí, si algo suena demasiado bueno para ser verdad sin duda lo es. Ahora sabemos que esos trastornos están causados por procesos biológicos muy distintos y que ninguna terapia los puede abarcar todos.

Cada frasco iba acompañado de un libro gratuito de ochenta páginas sobre salud femenina titulado *El manual privado de Lydia E. Pinkham sobre enfermedades propias de las mujeres*. Incluso se animaba a las compradoras del producto a enviar preguntas a Pinkham y luego recibían respuestas escritas a mano... incluso años después de su muerte. El asunto se convirtió en un pequeño escándalo, pero la marca Pinkham alegó que nadie había insinuado nunca que Lydia escribiera todas las respuestas en persona. Incluso había postales

Pinkham (básicamente tarjetas coleccionables). Como nadie más hablaba en público sobre la salud de las mujeres, estas recurrían a Lydia Pinkham, cómo no.

La receta original de Pinkham incluía cimífuga, hierba cana, raíz de unicornio (*Aletris farinosa*), asclepias y semillas de fenogreco; en teoría la cimífuga era el ingrediente para los síntomas de menopausia. La receta original contenía alcohol, aunque eso se guardó en secreto muchos años. El Compuesto Vegetal de Pinkham fue analizado en 1911 y los resultados se publicaron en el *British Medical Journal*; incluía un 19.3 por ciento de alcohol, que viene a ser la misma cantidad que contiene el oporto, para que te hagas una idea. (¡Sí, qué fuerte!). No se encontraron rastros de ninguna sustancia activa. Si bien es posible que los análisis en aquella época no fueran capaces de detectar ingredientes activos (es mucha generosidad por mi parte hacia la señora Pinkham), teniendo en cuenta la composición y el método de extracción, es muy probable que no tuviera ninguno salvo el alcohol.

Decidí llevar a cabo una prueba con una versión casera del tónico de Pinkham; bueno, de la parte del alcohol. Quería comprobar si 30 ml (1 cucharada sopera) de una bebida con un 19.3 por ciento de alcohol —la dosis que contenía el por lo demás inactivo compuesto vegetal de Pinkham— mejoraba un día gris y abúlico. Escogí un oporto de buena calidad con un contenido del 19.5 por ciento de alcohol (a ver, no iba a beber un oporto malo antes del café). Entre la pandemia de COVID-19 y los cielos ahumados de la temporada de incendios en California, no me costó demasiado encontrar un día en que no tuviera ganas de nada, así que un domingo por la mañana empecé con una copita de oporto después de lavarme los dientes y continué con dosis regulares hasta la hora de irme a dormir. En aras de la ciencia. Digamos que hizo el día más llevadero y no, no lo recomiendo como terapia. Está claro que había un ingrediente activo, solo que no exactamente el que anunciaba la etiqueta.

Suplementos de omega 3

Hemos comentado la importancia de los ácidos grasos omega 3 en el capítulo 21. Un ensayo clínico de gran alcance que recogió datos de trece mil mujeres de cincuenta y cinco años de edad en adelante reveló que tomar un complemento alimenticio de 1 g de omega 3 (marca Omacor, un aceite de pescado de prescripción) reducía los infartos en un 40 por ciento entre las mujeres blancas que tomaban menos de una ración y media de pescado a la semana y un 77 por ciento entre las afroamericanas, fuera cual fuese su consumo de pescado. Se empleó Omacor en el estudio porque se trata de un medicamento de prescripción aprobado por la FDA, así que tanto la dosis como la pureza están garantizadas. Hay suplementos de omega 3 veganos fabricados a base de algas. En ese caso, sin embargo, no se pueden garantizar la dosis ni la pureza, a menos que sean de prescripción. Los efectos secundarios de 1 g de ácidos grasos omega 3 son poco frecuentes, pero pueden incluir mal aliento, acidez, náuseas, diarrea, dolor de cabeza y en ocasiones incluso sudor maloliente.

Se usan dosis más altas de ácidos grasos omega 3 de prescripción para tratar los triglicéridos elevados; hasta 4 g al día. En esas dosis, el omega 3 puede reducir los triglicéridos de un 20 a un 30 por ciento, pero también puede afectar la capacidad de coagulación de la sangre e interactuar con las medicaciones anticoagulantes. Dosis tan altas solo deberían emplearse bajo prescripción médica.

En la caso de la mayoría de las mujeres, un complemento de omega 3 de 1 g al día parece ser una buena idea.

Vitamina B12

La vitamina B12 es importante para la fabricación de glóbulos rojos, el funcionamiento del sistema nervioso y una gran cantidad de procesos metabólicos y síntesis del ADN. Los niveles bajos de esta vitamina se asocian con numerosos síntomas, incluidos fatiga, depresión, irritabilidad, aftas bucales y cosquilleo de manos y pies. La cantidad diaria recomendada de vitamina B12 es de 2.4 mcg. Una ración de salmón de menos de cien gramos contiene más de la cantidad diaria recomendada y en una taza de leche hay 1.1 mcg. Los vegetales no contienen vitamina B12.

Absorber esta vitamina es un proceso complicado que pierde eficiencia con la edad. En consecuencia, el 20 por ciento de la población aproximadamente de sesenta años o más presenta déficit de esta vitamina. Las mujeres de cincuenta años o más y aquellas que siguen una dieta vegana deberían ser especialmente cuidadosas con la ingesta de vitamina B12 y tomarla en forma de complemento de ser necesario. Muchos alimentos veganos están fortificados con vitamina B12, incluidos numerosos cereales de desayuno, las levaduras nutricionales y las leches de origen vegetal como la de soya Algunos medicamentos, como por ejemplo la metformina para la diabetes 2 y los fármacos para el reflujo gastroesofágico o la cirugía para la pérdida de peso, pueden reducir la absorción de esta vitamina. En esos casos podría ser necesario un complemento alimenticio también.

Las inyecciones de vitamina B12 se anuncian como el remedio milagroso para la fatiga y gozan de gran popularidad en el mundo del bienestar. El líquido es de un color rojo brillante que recuerda más a un elixir que a un medicamento recetado en consulta, pero su administración requiere un proveedor de servicios médicos y no un curandero. Cuando asistí al congreso de «salud goop» en Nueva York, me quedé de piedra al ver a una larga fila de mujeres esperando impacientes para bajarse los pantalones y exponer la parte superior de las nalgas con el fin de que un médico al que nunca habían visto les administrase una inyección intramuscular color rojo chillón de vitamina B12; lo que sea por el bienestar. Las inyecciones de vitamina B12 solo debería prescribirlas el médico y únicamente están indicadas para personas que no absorben bien la vitamina de los complementos alimenticios.

Me fascina que las inyecciones de vitamina B12 se presenten como naturales, potenciadoras del sistema inmune (eso no significa nada) e impulsoras del bienestar mientras que otras intervenciones médicas, como las vacunas, no consiguen quitarse de encima la etiqueta de las malvadas farmacéuticas. Resulta incluso más impresionante en el caso de la vitamina B12, porque las inyecciones están fabricadas por esos mismos laboratorios y contiene pequeñas cantidades de aluminio, uno de los ingredientes que algunas personas consideran, equivocadamente, nocivos o antinaturales. Si bien la cantidad de alumino en las inyecciones de esta vitamina es inferior al contenido en las vacunas (y en ambos casos se trata de una cantidad muy segura), la gente no se vacuna una vez al mes durante años.

Vitamina E

La vitamina E es un grupo de compuestos hidrosolubles llamados tocoferoles y tocotrienoles. Dichos compuestos son antioxidantes e importantes para el sistema inmune y la salud del corazón. El déficit de vitamina E en Estados Unidos es muy raro. Está presente en una gran variedad de alimentos, incluidas verduras de hoja verde, frutos secos, semillas, aceites vegetales y cereales fortificados. Varios estudios han evaluado la capacidad preventiva de los suplementos de vitamina E y no parecen proteger de la enfermedad cardiaca, cáncer o declive cognitivo relacionado con la edad. Algunos estudios han planteado inquietudes relativas a un posible riesgo de muerte, pequeño pero incrementado, entre las personas que toman dosis de 400 UI al día e incluso entre aquellos que toman 150 UI al día.

Hormonas sin receta

Las hormonas sin receta están por todas partes, incluso en Amazon. Evítalas. Es muy posible que ni siquiera contengan hormonas, pero hay muchas otras razones para prescindir de ellas. He aquí cuatro de los productos más populares de los comercializados para el proceso de la menopausia:

- **CREMA DE PROGESTERONA:** no se absorbe bien (o nada en absoluto) a través de la piel, así que no te haría efecto ni aunque el producto contuviera progesterona. Si una mujer está tomando estrógeno y confía en una crema de progesterona para proteger el útero, podría desarrollar cáncer de endometrio. De hecho, este es uno de los trucos que suelo compartir para saber si no te están aconsejando bien en relación a la menopausia: si el médico te recomienda progesterona tópica, levántate y vete.
- **CUALQUIER COSA QUE AFIRME CONTENER ESTRÓGENO:** la cantidad de estrógeno es relevante en relación al riesgo de coágulos sanguíneos y cáncer endometrial, así que cualquier producto no farmacéutico podría ser peligroso. Sin embargo, la mayoría de los productos sin receta que dicen contener estrógeno suelen ser otra cosa. Por ejemplo, Life Extension vende Estrógeno para las Mujeres. La descripción afirma lo siguiente: *Este suplemento de estrógeno de origen vegetal está diseñado para favorecer una metabolización sana del estrógeno y evitar las molestias de la menopausia más frecuentes, como sofocos y sudoraciones nocturnas.* Si un producto se presenta como complemento de estrógeno parece lógico pensar que contendrá la hormona, pero en realidad se trata de una mezcla de compuestos vegetales que son prácticamente ineficaces para los síntomas de la menopausia. Aquí tenemos un buen ejemplo (o más bien un ejemplo indignante, porque este tipo de etiquetado no debería estar permitido) de lo engañosas que pueden ser las etiquetas.
- **DEHIDROEPIANDROSTERONA Y SULFATO DE DEHIDROEPIANDROSTERONA (DHEA Y DHEA-S):** fabricadas por la glándula suprarrenal y los ovarios. Juntas, la DHEA y la DHEA-S son las hormonas esteroideas más abundantes del organismo. Los niveles descienden en torno a un 2 por ciento cada año, pero en algunas mujeres podría haber un incremento temporal durante la transición a la menopausia. Las DHEA constituyen también un paso en la ruta que transforma el colesterol en testos-

terona, estrógenos y progesterona (ver capítulo 3), de ahí que algunos las recomienden para la menopausia. Se han llevado a cabo un mínimo de veintitrés estudios sobre la eficacia de las DHA para distintas indicaciones relacionadas con la menopausia y ninguno reveló beneficios para la función sexual, el bienestar general, la función cognitiva o la regulación de los lípidos o del azúcar en sangre. Hay que reconocer que eran estudios de baja calidad, pero si nos basamos en esos datos no hay pruebas que apoyen el uso de las DHEA para las mujeres en transición a la menopausia o en la posmenopausia, ni para los trastornos de la libido. La DHEA-S es una terapia vaginal efectiva, solo bajo prescripción médica, para el síndrome genitourinario de la menopausia (SGM, ver capítulo 13).

- **PREGNENOLONA:** otro precursor hormonal en la ruta que transforma el colesterol en progesterona/estradiol/testosterona (ver apéndice A, p. 450). Corre la leyenda de que, en momentos de estrés, la glándula suprarrenal desvía pregnenolona para fabricar hormonas del estrés, como cortisol, recortando así la provisión de los ovarios y, en consecuencia, reduciendo los niveles de estradiol y progesterona. A menudo se habla de ello como el robo de pregnenolona. No hay pruebas en la literatura médica de que suceda nada parecido y la hipótesis no es biológicamente plausible sobre la base del funcionamiento del organismo. Si bien es cierto que el estrés puede detener temporalmente la menstruación en algunos casos y que los estresores crónicos afectan en ocasiones a la función reproductiva, este hecho se debe a complejas interacciones que afectan a la señalización hormonal y no tiene nada que ver con una insuficiente provisión de pregnenolona en los ovarios. La falsa hipótesis del robo de pregnelonona a menudo aparece acompañado de otro diagnóstico falso: la fatiga suprarrenal, que es la idea de que el estrés provoca agotamiento en la glándula suprarrenal. Si una mujer recibe ese diagnóstico falso no significa que no tenga síntomas, solo que la han diagnosticado mal. Evita los complementos alimenticios de pregnenolona y haz caso omiso a cualquiera que te diagnostique robo de pregnenolona o fatiga suprarrenal.

Probióticos

Los probióticos son microorganismos vivos con efectos beneficiosos para la salud del anfitrión. Básicamente son bichitos buenos para el cuerpo. En la década de 1990, los probióticos eran el último grito en salud femenina y los recomendábamos para la prevención de las infecciones vaginales y la salud de la vejiga, pero ahora se comercializan para una gran variedad de inquietudes médicas y enfermedades. A pesar de la locura por los probióticos, apenas hay estudios que apoyen el uso generalizado para la salud de la mujer. Los microbiomas (comunidades de bacterias) gastrointestinal y vaginal son complejos, dinámicos y apenas hemos empezado a entenderlos, así que la idea de que podemos manipularlos para obtener efectos beneficiosos mediante una cápsula de probióticos es más bien ciencia ficción. Tenemos datos, no obstante, según los cuales los probióticos podrían contribuir a prevenir un tipo de diarrea asociada a los antibióticos, potencialmente peligrosa, denominada enterocolitis *Clostridium difficile*.

En el caso de las mujeres que se encuentran en el proceso de la menopausia, los probióticos suelen recomendarse con el fin de prevenir las infecciones del tracto urinario o UTI (infecciones de la vejiga). Los pocos estudios que existen son de baja calidad y una revisión de la organización Cochrane, llevada a cabo en 2015, concluyó lo siguiente tras analizar el cuerpo de pruebas científicas:

> No existen pruebas significativas de los beneficios de los probióticos comparados con un placebo o ningún tratamiento, pero no se pueden descartar, por cuando los datos son escasos y proceden de pequeños estudios cuya divulgación adolece de baja calidad metodológica.

Se llevó a cabo una investigación con una cepa denominada *Lactobacillus crispatus*, las bacterias beneficiosas más numerosas en la vagina de muchas mujeres. El estudio pretendía evaluar su capacidad para reducir la recurrencia de infecciones vaginales como la vaginosis bacteriana. Añadir *Lactobacillus crispatus* a la terapia convencional para vaginosis bacteriana redujo el riesgo de recurrencia del 45 al 30 por ciento. Si algún estudio posterior sobre esta bacteria revela beneficios a largo plazo, los tomaremos en consideración, pero está claro que no es un «curalotodo». Este probiótico no se puede comprar actualmente sin receta. Los datos de otros probióticos para la salud vaginal son abrumadores.

Los probióticos presentan los mismos problemas de control de calidad que el resto de complementos alimenticios. Cierto estudio descubrió que el 33 por ciento de los probióticos comercializados contenían menos colonias de bacterias de las que anunciaba la etiqueta y el 42 por ciento de los productos analizados estaban incorrectamente etiquetados, es decir, no contenían las bacterias consignadas o incluían otras especies. Estos productos, además, suelen ser caros.

Otros complementos alimenticios

He aquí algunos de los complementos, al margen de los ya mencionados, que a menudo se comercializan para las mujeres en la menopausia:

- **ANTIOXIDANTES:** son sustancias que podrían prevenir el daño celular provocado por los radicales libres, que son moléculas inestables, bien creadas por el propio organismo, bien procedentes del entorno (como el humo de los cigarrillos y la luz solar). Algunos ejemplos de antioxidantes son las vitaminas E y C, el selenio y los carotenoides (que muchas de nosotras conocemos por ser las sustancias que proporcionan el pigmento a los alimentos como zanahorias, calabaza y tomates).

La verdura y la fruta son fuentes excelentes de antioxidantes, pero no tenemos datos que avalen la recomendación de complementos de antioxidantes para la población general y algunos datos sugieren riesgos (como el relativo a la vitamina E que comentábamos antes). Según reveló cierto estudio, las mujeres que toman complementos de antioxidantes durante la quimioterapia para el cáncer de mama corren más riesgo de recurrencia de la enfermedad. Hay investigaciones en curso sobre la terapia con antioxidantes y, hasta que no contemos con datos de calidad, será mejor obtenerlos de los alimentos.

- **BIOTINA:** también conocida como vitamina B7. A menudo se recomienda para el pelo y las uñas, aunque no existen pruebas de que funcione en personas que no tienen déficit de biotina. Abunda en la mayoría de las dietas y se obtiene del salmón, la yema de huevo o los boniatos, entre otros alimentos. Incluso la fabrican las bacterias del intestino, así que el déficit de este nutriente en la dieta es raro en individuos por lo demás sanos. Muchos complementos de biotina contienen seiscientas cincuenta veces más de la necesaria, aunque es una vitamina hidrosoluble, de modo que el exceso se convierte sencillamente en una orina muy cara. Unos niveles altos de biotina pueden interferir en distintos análisis de laboratorio, incluidos los niveles hormonales como FSH y LH (ver capítulo 3), los análisis de tiroides, cortisol, vitamina D y troponina, un análisis que se utiliza para diagnosticar el infarto.
- **EXTRACTO DE TÉ VERDE:** qué sano parece, ¿verdad? Al fin y al cabo, el té verde es bueno para la salud. El extracto de té verde es un extracto de la planta, no el té. Se asocia con insuficiencia hepática, así que olvídalo.
- **YODO:** las enfermedades de la tiroides aumentan a medida que las mujeres cumplen años, de ahí que el yodo se comercialice a menudo para las mujeres mayores de cuarenta que precisan un complemento alimenticio para proteger la tiroides y el sistema inmune. Las mujeres adultas que no están embarazadas necesitan 150 microgramos de yodo al día, el equivalente a ½

cucharadita de sal de mesa con yodo. La leche, los huevos y el pescado constituyen también buenas fuentes de yodo. La función principal de este elemento es la producción de hormonas tiroideas. El yodo únicamente mejora el sistema inmune porque, para funcionar bien, este precisa una tiroides activa. Tomar un exceso de yodo con una tiroides que funciona con normalidad puede, paradójicamente, provocar hipotiroidismo (disminución de la función tiroidea). De hecho, los endocrinólogos emplean altas dosis de yodo para las mujeres que sufren de hipertiroidismo (tiroides hiperactiva) con el fin de «aturdir» la glándula y ganar tiempo antes de tratarla con terapias más permanentes. Algunas mujeres toman tanto yodo sin receta que desarrollan hipotiroidismo. Cuando sucede, a las pacientes les cuesta creer que las han engañado y a veces hacen falta muchas visitas para convencerlas. También hay estudios que vinculan el exceso de consumo de yodo con la tiroiditis autoinmune y el carcinoma papilar tiroideo.

- **MULTIVITAMÍNICOS:** estos productos se han reinventado para ofrecer refuerzo desde dentro a las mujeres mayores de cincuenta; ¡no piques! Lo único que han reinventado es cómo explotar el miedo de las mujeres a envejecer. Hay una gran cantidad de estudios en torno a los multivitamínicos y no benefician en nada a las mujeres sanas. Algunos datos apuntan a que podrían perjudicarlas. Una teoría relativa a su efecto perjudicial sugiere que los antioxidantes presentes en los complementos alimenticios podrían no estar protegiendo únicamente a las células sanas sino también a las cancerosas. Tal vez intervengan también otros mecanismos; por ejemplo, algunas vitaminas y minerales afectan la capacidad de absorber otros, así que dosis muy altas en el intestino procedentes de un multivitamínico podrían perjudicar la absorción de importantes nutrientes de los alimentos. Si bien el exceso de vitaminas hidrosolubles salen de tu cuerpo junto con la orina (sí, como decíamos al hablar de la biotina, parece ser que demasiadas vitaminas solo sirven para que tengas una orina muy cara), el exceso de vitaminas liposolubles se almacena en la grasa, de modo que podrían acumularse y causar daños. A menos que una mujer se haya sometido a cirugía para perder peso o tenga afectada la capacidad de absorber micronutrientes a partir de la dieta por otras razones, no a los multivitamínicos.

- **VITAMINA A:** un grupo de compuestos también conocidos como retinoides. Las dosis de 10,000 UI diarias o más se asocian con un riesgo mayor de osteoporosis. El déficit de vitamina A es infrecuente y sin embargo los complementos dirigidos a las mujeres a menudo contienen 10,000 unidades de vitamina A. Eso implica muchos riesgos y ningún beneficio. El retinol tópico y la vitamina A de prescripción son otra historia, por cuanto esos productos han demostrado suavizar las arrugas al promover la producción de colágeno.
- **VITAMINAS B6 Y B12:** a menudo me topo con pacientes que toman esta combinación, pero los suplementos de vitamina B6 combinada con la B12 incrementan el riesgo de osteoporosis y fractura; según un estudio, el riesgo de fractura de cadera se incrementa en un 50 por ciento. Cuanto más alta la dosis de las vitaminas, mayor el riesgo.
- **CREMAS DE ÑAME:** explotan el hecho de que las hormonas farmacológicas se producen a partir de una sustancia presente en los ñames, la diosgenina. Sin embargo, el organismo no puede transformar la diosgenina u otras sustancias presentes en el ñame en hormonas y los ñames no contienen hormonas ni sustancias con propiedades medicinales. Una tienda cercana vende una crema de ñame silvestre que afirma mitigar los calambres musculares, rebajar la irascibilidad, reforzar el sistema surprarrenal y equilibrar el estrógeno y la progesterona. Todo por 24.80 dólares el frasco (poco más de veinte euros). Recuerda mucho al curalotodo, ¿no? Un estudio sobre la crema de ñame silvestre comparada con un placebo no reveló ningún beneficio, como cabía esperar. Esos productos son un abuso y un timo. Los ñames son alimentos, no medicinas.

Cómo llevar a cabo tu propia investigación

Los menocéuticos merecen el mismo grado de escrutinio que los fármacos de prescripción. Eso puede resultar complicado, habida cuenta de la baja calidad que suele caracterizar la investigación de estos productos, así que a continuación te ofrezco algunas cuestiones a tener en cuenta:

- **¿DE QUÉ MODO ESTE PRODUCTO ME VA A OFRECER UNA AYUDA RELEVANTE?:** no aceptes terminología imprecisa como «refuerzo ovárico» o «refuerzo suprarrenal». Exige un resultado previsible y precisión en las dosis. Por ejemplo, 1 g de ácidos grasos omega 3 al día reduce el riesgo de infarto.
- **CUIDADO CON LOS PRODUCTOS QUE PRESUMEN DE SER BUENOS PARA TODO:** sofocos, estado de ánimo bajo o irascible, dolor de cabeza, dolor de espalda... Son afecciones diversas y la idea de una terapia universal no es biológicamente plausible. Si un complemento alimenticio te parece demasiado bueno para ser verdad, es probable que tengas razón (además, seguro que las farmacéuticas lo descartaron hace años).
- **¿QUÉ DICEN LAS ORGANIZACIONES MÉDICAS PROFESIONALES DE UN COMPLEMENTO EN CONCRETO?:** puedes consultar la North American Menopause Society (NAMS), la International Menopause Society (IMS), la American College of Obstetrics and Gynecology (ACOG) o la Society of Obstetricians and Gynecologists of Canada (SOGC), todas ellas en inglés. En español puedes acudir, por ejemplo, a la Asociación Española para el Estudio de la Menopausia (AEEM). Introduce el nombre del suplemento o producto y luego el nombre de la sociedad en el motor de búsqueda. La AEEM te permite además preguntar tus dudas a través de la página web.
- **¿QUÉ DICEN DE LOS COMPLEMENTOS DIETÉTICOS LOS INSTITUTOS DE SALUD?:** puedes consultar información de los institutos de salud estadounidenses (en español) en <https://ods.od.nih.gov/HealthInformation/RecursosEnEspanol.aspx>.

- **¿QUÉ RIESGO POTENCIAL IMPLICAN, INCLUIDO EL FINANCIERO?**: a diferencia de los medicamentos de prescripción, los complementos no incluyen prospecto que indique los efectos secundarios, las posibles complicaciones y las interacciones potenciales con medicamentos. Nunca des por supuesto que un producto es inocuo o que no tiene interacciones con otro fármaco solo porque no sea farmacológico o porque el envase indique que se trata de un producto natural. El Centro Nacional de Salud Complementaria e Integrativa de Estados Unidos (<https://www.nccih.nih.gov/health/espanol>) puede ser un buen sitio para empezar a investigar sobre seguridad y dile siempre a tu proveedor de atención sanitaria que estás tomando complementos alimenticios o pensando en empezar. Otro recurso excelente es tu farmacéutica de confianza. En cuanto al riesgo financiero, los complementos oscilan entre los quince euros aproximadamente al mes y los setenta y cinco o más. Con el tiempo, suponen un gran desembolso.
- **¿PUEDO CAMBIAR DE DIETA PARA NO PRECISAR UN COMPLEMENTO?**: hacer los cambios necesarios tal vez no sea posible para algunas mujeres, pero siempre merece la pena intententarlo. Un dietista o nutricionista titulado podría ayudarte y la mayoría podrán hacerte propuestas económicas. En Estados Unidos, la consulta a estos profesionales está cubierta en ocasiones por las mutuas de salud (en los países con atención sanitaria universal podría ser gratuita), pero aun si tienes que pagar la consulta, merece la pena a la larga, porque los complementos te van a costar de quince a treinta euros y a menudo la gente acaba tomando más de uno.

  Una visita a uno de esos profesionales podría pagarse sola en menos de un año con lo que te ahorrarás en complementos alimenticios.
- **¿LA PERSONA QUE RECOMIENDA EL COMPLEMENTO ALIMENTICIO OBTIENE UN BENEFICIO POR LA VENTA?**: habla con un profesional médico que no se beneficie del complemento para obtener información fiable.

- **¿LA PERSONA QUE ME RECOMIENDA ESTE SUPLEMENTO UTILIZA TÉRMINOS COMO ROBO DE PREGNENOLONA O FATIGA SUPRARRENAL?:** de ser así, pide una segunda opinión.
- **SI VAS A TOMAR UN COMPLEMENTO, ELIGE UNO CUYA PUREZA HAYA SIDO VERIFICADA POR UN TERCERO INDEPENDIENTE:** busca productos que lleven el certificado de aprobación de las agencias independientes, que verifican la pureza de los productos: NSF International, US Pharmacopeia (USP) o ConsumerLab para los productos estadounidenses. Esto reducirá las posibilidades de que un producto esté adulterado y te proporcionará cierta seguridad de que contiene lo que afirma la etiqueta.

P.D. Supongo que voy a recibir un montón de mensajes de odio por este capítulo.

EN RESUMIDAS CUENTAS

- Los suplementos son un negocio de miles de millones al año sin regular y muchas empresas recompensan financieramente a los proveedores de servicios médicos y personas de influencia que recomiendan sus productos.
- Exceptuando los ácidos grasos omega 3 y la vitamina B12, la mayoría de los complementos alimenticios para mujeres sanas que no sufren ningún déficit nutricional cuentan con pocos datos que los avalen (ver el capítulo 11 para más información sobre el calcio y la vitamina D).
- Muchos complementos alimenticios están adulterados; eso hace que sean difíciles de estudiar y plantea dudas de seguridad.
- Los multivitamínicos solo se recomiendan para personas cuya capacidad de absorber las vitaminas ha quedado reducida; la comida sigue siendo la mejor manera y más natural de obtener micronutrientes.
- Evita las hormonas sin receta.

Capítulo 23

Anticoncepción y transición a la menopausia: prevención del embarazo y gestión menstrual

Las mujeres pueden emplear anticonceptivos durante la transición a la menopausia por diversas razones: para evitar el embarazo, para tratar problemas médicos previos a la transición (por ejemplo, periodos dolorosos o dolor por endometriosis) y para mejorar síntomas molestos de la transición a la menopausia, como reglas irregulares o abundantes.

Repasar las opciones permite a las mujeres tomar decisiones basadas en pruebas científicas. Además, saber que ciertos anticonceptivos las pueden ayudar durante esta etapa podría modificar las decisiones que tomen a los treinta o incluso antes, por cuanto la planificación de la menopausia debería formar parte de la conversación sobre los anticonceptivos.

Según cumplen años, aumenta la tendencia de las mujeres a acumular afecciones médicas que incrementan el riesgo de complicaciones cuando se emplean ciertas formas de anticoncepción hormonal. En breve comentaremos los principales riesgos que son relevantes en la transición a la menopausia, pero un repaso completo de todas las afecciones que afectan a la seguridad del uso de anticonceptivos sobrepasa el alcance de este libro. Los Centros para el Control y Prevención de las Enfermedades y la Organización Mundial de la Salud (OMS) son recursos excelentes para informarse al respecto. Puedes introducir CDC y OMS y «criterios médicos de elegibilidad para el uso de anticonceptivos» en el motor de búsqueda para llegar a la información relevante en español. Tanto los CDC como la OMS tienen apps gratuitas con la misma información detallada sobre seguridad de los anticonceptivos.

¿De verdad necesito un anticonceptivo a los cuarenta?

Las mujeres que no están en riesgo de quedarse embarazadas no necesitan un anticonceptivo. Esto incluye a las mujeres que no mantienen relaciones con hombres, las que sí tienen relaciones pero practican la abstinencia por elección o circunstancias y las mujeres cuya pareja se ha hecho la vasectomía o es un hombre trans. Las mujeres que no pertenezcan a estos grupos deberían considerar qué puede implicar un embarazo para ellas. Dicho de otro modo, ¿hasta qué punto no desean quedarse embarazadas?

Cada mujer contempla el riesgo de embarazo de manera distinta. Las mujeres que llevarían adelante un embarazo sorpresa deben conocer las complicaciones de la maternidad, incluida la mortalidad materna, que se incrementa con la edad, así como el riesgo de defectos congénitos. Por ejemplo, uno de cada veinte embarazos llevados a término por mujeres de cuarenta y cinco años, o el 5 por ciento, involucrarán un síndrome de Down. Las mujeres que deseen interrumpir su embarazo —por la razón que sea— tal vez deseen contemplar la posibilidad y el coste de un aborto en la zona donde viven.

A los cuarenta, una mujer heterosexual activa tiene aproximadamente un 5 por ciento de probabilidades de quedarse embarazada en cada ciclo menstrual. Se han desarrollado distintos modelos para determinar las probabilidades de embarazo en función de la edad y se calcula que, a los cuarenta y cinco, el 55 por ciento de las mujeres aproximadamente ya no se pueden quedar embarazadas. La cifra aumenta al 79 por ciento a los cuarenta y siete y alcanza el 92 por ciento a los cincuenta. Los embarazos sin reproducción asistida son poco frecuentes por encima de los cuarenta y cinco, pero suceden, y se producen en muy contadas ocasiones entre los cincuenta y los cincuenta y cinco. La mujer de más edad que concibió sin ayuda de reproducción asistida es Dawn Brooke, de la isla de Guernsey, situada en el canal de la Mancha, que tenía cincuenta y nueve cuando dio a luz a su hijo en 1997.

He tenido muchas pacientes de cuarenta y cinco y cincuenta años que creyeron haber entrado en la transición menopáusica después de tres meses sin tener la regla, de modo que no se esperaban en absoluto el positivo en la prueba del embarazo. Los embarazos después de los cuarenta y cinco son más frecuentes entre las madres que ya han tenido varios hijos, lo que sugiere una mayor fertilidad general. Un viejo dicho afirma que algunas mujeres se quedan embarazadas solo con que su pareja se baje los pantalones. Aunque es una exageración, sin duda hay algunas mujeres que, a falta de una palabra mejor, parecen ser superfértiles. Sin embargo, si una mujer ha recurrido a los anticonceptivos toda su vida, no sabrá si pertenece a ese grupo o no.

Anticonceptivos y transición a la menopausia: ¿cuándo dejarlos?

Ningún análisis de sangre ni ecografía es capaz de señalar el momento en que una mujer deja de necesitar anticonceptivos. Algunos profesionales de la salud sugieren medir el nivel de FSH (hormona foliculoestimulante, ver capítulo 3) porque se eleva en la menopausia. Esos profesionales piensan que un nivel de FSH igual o superior a 30 UI/l en dos mediciones separadas por un mínimo de seis a ocho semanas y al menos catorce días después de la última píldora/parche/anillo, en el caso de las mujeres que empleen esos métodos, significa que la anticoncepción ya no es necesaria. Esta propuesta no ha sido avalada por estudios de gran alcance. La ovulación es errática durante la transición menopáusica, en particular durante el año o los dos años previos a la menstruación final, y algunas mujeres pueden tener niveles menopáusicos de FSH durante varios ciclos y sin embargo ovular al ciclo siguiente. Es decir, una mujer puede mostrar niveles elevados de FSH en dos mediciones separadas por ocho semanas e igualmente quedarse embarazada. La mayoría de las sociedades médicas aconsejan no recurrir a esta prueba a causa de su poca fiabilidad.

Las directrices para dejar los anticonceptivos se basan en la edad y en el fin de la menstruación. Mientras esperamos a saber si la última regla fue la final, se recomienda usar un anticonceptivo de seguridad.

- **MUJERES DE MENOS DE CINCUENTA:** es conveniente seguir usando un método anticonceptivo hasta dos años después de la menstruación final. Si bien la menopausia se diagnostica cuando ha transcurrido un año desde la última regla, las directrices recomiendan continuar un año más. Hay otras razones médicas por las que una mujer podría pasar dos años sin menstruar, así que las mujeres de cuarenta y pocos deberían asegurarse de que la ausencia del periodo no se debe a alguna otra causa que no sea la menopausia.
- **MUJERES DE CINCUENTA AÑOS Y MÁS:** es conveniente seguir usando un método anticonceptivo durante un año después de la menstruación final.
- **MUJERES DE CINCUENTA Y CINCO AÑOS Y MÁS:** no deben seguir usando un método anticonceptivo.

Ojalá pudiera decir que dejar de tomar anticonceptivos un año o dos después de haber empezado la Gran Espera Menstrual es una estrategia estupenda, pero sé que a muchas se les antojará un fastidio. No todas las que toman píldoras anticonceptivas (o llevan un parche o un anillo) quieren seguir tomándolas hasta los cincuenta y cinco sin necesidad. Las dosis de estrógenos son más altas que las empleadas para la terapia hormonal de la menopausia (THM), así que muchas mujeres se pasarían a esta opción si supieran que ya no necesitan anticonceptivos. Igualmente, usar preservativos un año más o tomar la píldora del día después a los cinco meses de haber dejado atrás el periodo supone más gasto, engorro y estrés.

No puedo ofrecer una alternativa mejor, solo quiero dejar constancia de que si a alguien le parece un horror, lo entiendo perfectamente.

DIU de hormonas

Los dispositivos intrauterinos de hormonas (DIU) contienen levonorgestrel, que es una progestina (ver capítulos 17 y 18). La tasa de embarazos del DIU de levonorgestrel (DIU-LNG) es del 0.2 al 0.3 por ciento, de modo que son una opción excelente para las mujeres que de ningún modo desean quedarse embarazadas. El DIU de progestina funciona convirtiendo la mucosa cervical en un medio inhóspito para el esperma; básicamente, crea un cerco químico. No es abortivo, es decir, no hay pruebas de que impida la implantación de un óvulo fertilizado ni de que interrumpa un embarazo en curso.

En la actualidad contamos con cuatro DIU hormonales disponibles (a fecha de julio de 2020) en Estados Unidos (ver cuadro complementario 8, p. 449). Se diferencian en la cantidad de levonorgestrel, cuánto se libera a diario y la duración de la anticoncepción. Dos de estos DIU se pueden usar más tiempo del recomendado. Un Mirena insertado a los cuarenta y cinco años se puede considerar eficaz hasta los cincuenta y cinco. De ahí que esta opción goce de gran popularidad entre las mujeres en transición a la menopausia.

El DIU hormonal induce una reducción del volumen de flujo menstrual de más del 75 por ciento en cada ciclo y el 30 por ciento de las usuarias dejarán de tener la regla, así que las mujeres con periodos irregulares y/o abundantes a menudo lo consideran una opción atractiva. El de dosis más baja, Skyla, es el que menos afecta al sangrado. Esta reducción o ausencia del periodo característica del DIU-LNG se debe a la progestina y no es perjudicial. La desventaja es un sangrado ligero o manchado durante un mínimo de treinta días durante los primeros tres meses posteriores a la inserción (el 50 por ciento de las mujeres seguirán presentando un sangrando irregular durante más de treinta días). Es muy molesto (vas a estropear un montón de ropa interior si no vas preparada) y, si alguna mujer no está dispuesta a manchar durante un par de meses, tal vez el DIU de levonorgestrel no sea su opción ideal. Otras ventajas de este tipo de DIU incluyen la reducción de los calambres de la regla, la mejora del dolor pélvico por endometriosis (una afección por la cual un tejido parecido al revestimiento uterino crece en la cavidad pélvica) y la reducción del riesgo tanto de cáncer de endometrio como de ovarios.

El Mirena destaca por encima de los demás. No solo previene o trata los problemas de sangrado sino que se puede emplear para proteger el endometrio mientras dure la terapia hormonal de la menopausia (ver capítulo 18), de tal modo que la transición del anticonceptivo a la THM sería más fluida. Se puede iniciar la terapia de estrógeno si los síntomas, como los sofocos, resultan muy molestos o si se toma la decisión de empezar como protección contra la osteoporosis. Las mujeres que no empiecen la THM pueden llevar el DIU hasta los cincuenta y cinco.

Las complicaciones derivadas del uso del DIU-LNG son infrecuentes. El riesgo de que el cuerpo expulse el dispositivo es del 2 al 10 por ciento. Se producen infecciones en 1.4 casos de cada mil inserciones (los antibióticos no reducen el riesgo) y el peligro de perforación (esto es, que el DIU atraviese el útero y se aloje en la cavidad abdominal con graves complicaciones) es superior al 0.5 por ciento. Algunos datos sugieren que el DIU-LNG podría incrementar ligeramente el riesgo de cáncer de mama, lo que significa que de cada 7,690 mujeres que empleen este método, una más desarrollará este tipo de tumor. Un pequeño porcentaje de usuarias pueden experimentar migrañas, náuseas, molestias en el pecho y quistes ováricos como efectos secundarios.

DIU de cobre

Es muy efectivo, con un porcentaje de fallas del 0.8 por ciento. No lleva hormonas y funciona porque el cobre es tóxico para el esperma. En Estados Unidos solamente hay un DIU de cobre disponible: el ParaGard o Cu380A. Sin embargo, hay muchos DIU de cobre de distintas formas y tamaños en muchos otro países. El hecho de que Estados Unidos se quedaran tan rezagados en materia de dispositivos intrauterinos daría para un capítulo entero de otro libro, quizá para un futuro *La guía Gunter de ginecología*. Igual que el DIU-LNG, el de cobre reduce el riesgo de cáncer de ovario.

El ParaGard se considera apto para diez años, pero una vez insertado a la edad de treinta y cinco o más seguirá funcinando hasta la menopausia. Otros DIU de cobre son también efectivos más allá de su fecha de caducidad. El dispositivo de cobre no afecta al ciclo menstrual. En consecuencia, las mujeres se pueden basar en el periodo para saber si han entrado en la posmenopausia. A menos que provoque algún problema es preferible dejarlo hasta que la usuaria supere los cincuenta años o lleve un año sin tener el periodo.

El DIU de cobre tiene una desventaja: la posibilidad de que los periodos sean más profusos. Ninguna mujer del mundo ha dicho nunca: «¡Quiero que mis reglas sean más abundantes, por favor!». No todas las mujeres tienen reglas abundantes y, si las tienen, a menudo pueden gestionarlas (ver capítulo 10 para más información), pero es algo que deben tener en cuenta las mujeres que sí sufren este problema, pues un DIU de cobre no lo va a mejorar. Igual que sucede con el DIU-LNG, existe el riesgo de dolor durante la inserción así como un peligro bajo de expulsión, infección y daños en el útero con la inserción.

El DIU parece muy buena idea, pero ¿duele la inserción? ¿Mucho?

La puntuación media otorgada a la inserción del DIU es de cinco sobre diez (siendo cero sin dolor y diez el peor dolor imaginable). Muchas puntúan la inserción del DIU de manera parecida al dolor de la regla; el dato no debería emplearse para restar importancia a las molestias de la regla, porque para muchas mujeres los calambres menstruales constituyen una fuente significativa de dolor. Las mujeres que teman un dolor insoportable, las que no han estado embarazadas o aquellas que tengan reglas dolorosas tienen más posibilidades de sufrir un dolor importante con la inserción del DIU. Datos antiguos sugieren que el DIU Mirena podría ser ligeramente más molesto que el de cobre, porque el tubo de inserción de Mirena tiene un diámetro un poco más ancho que el del ParaGard; 4.8 mm frente a 4.39 mm. Sin embargo, el tubo de Mirena mide ahora 4.4 mm, así que el tamaño ya no debería suponer un problema.

El dolor durante la inserción del DIU podría estar causado por distintos factores, incluido el espéculo (el instrumento que se inserta en la vagina para mantener separadas las paredes vaginales con el fin de poder visualizar el cérvix, y que podría ser necesario para estabilizar el cuello del útero), la dilatación del cérvix al paso del dispositivo y calambres en el útero cuando se coloca el DIU. Se han llevado a cabo numerosas investigaciones sobre medicaciones e intervenciones para tratar de reducir ese dolor y, por desgracia, aunque se han probado muchas cosas, ninguna ha tenido un éxito claro. Seguramente se debe a que hay distintas fuentes de dolor y no es fácil reducir las molestias que aparecen cuando se estimulan el cérvix y el útero. Por esto resulta tan complicado calmar los dolores del parto.

Se comenta a menudo que si los hombres tuvieran que insertarse un DIU lo harían en el quirófano con anestesia general, pero una intervención parecida en el caso de los hombres es la cistoscopia (mirar la vejiga con un laparoscopio) y se lleva a cabo en consulta, igual que la inserción del DIU. Eso no significa que como los hombres aguantan intervenciones dolorosas las mujeres también deberían hacerlo. Solo pretendo señalar que los hombres no disfrutan de un trato especial en relación al dolor en una intervención parecida.

Lo mejor será que comentes con el médico tus inquietudes respecto al dolor antes de la intervención, para que ambos sepan a qué atenerse y preparen un plan de antemano. Como la idea de que va a doler puede incrementar las molestias, considera practicar la respiración profunda e incluso tener preparadas algunas afirmaciones que te recuerden que el promedio del dolor es de cinco. Eso significa que el 50 por ciento de las mujeres han puntuado las molestias con un cinco o menos y que la mayoría de las usuarias del DIU lo recomendaría a una amiga. La medicación oral unos 30 minutos antes de la intervención ayuda a algunas mujeres. Se han probado varios anestésicos para el cérvix y tal vez mejoren la situación en algunos casos, pero los resultados de los estudios no son abrumadores. Otra opción sería un sedante o medicación intravenosa para reducir el dolor. Al fin y al cabo, para algo existe la anestesia moderna. Esa alternativa encarece la intervención y reduce la comodidad, por cuanto la sedación requiere una sala especial y equipo de monitorización o quizá incluso un quirófano, y la anestesia entraña un pequeño riesgo de complicaciones, pero en algunos casos podría ser la mejor opción. Cada persona valora la relación riesgo-beneficio de manera distinta, esto es, cada mujer estará dispuesta a soportar distinta intensidad de dolor frente al engorro de tener que pedirle a alguien que la acompañe a casa tras ser anestesiada para la inserción de un DIU. No está mal pedir más medidas para el control del dolor. Si lo necesitas, lo necesitas. Conocer todas las opciones te permite tomar una decisión informada. Por desgracia, más control del dolor implica más coste y a muchas mujeres no se les ofrecen esas alternativas.

Anticonceptivos hormonales combinados

Normalmente se conocen como «la píldora». Los anticonceptivos hormonales combinados suelen llevar un estrógeno, por lo general etinilestradiol con una progestina. Están disponibles en forma de píldora, parche y anillo vaginal, y funcionan suprimiendo la ovulación y convirtiendo la mucosa del cérvix en un medio inhóspito.

Las píldoras anticonceptivas con estrógeno contienen de 10 a 35 mcg de etinilestradiol por pastilla. Las más antiguas llevaban 50 mcg por pastilla, pero esas dosis ya no se emplean. Ahora también existe una píldora que contiene valerato de estradiol. Se emplean varias progesteronas distintas y, exceptuando el desogestrel (ver p. 416), son todas muy parecidas. Tanto el parche como el anillo contienen etinilestradiol, pero el parche lleva la progestina norelgestromina y el anillo lleva la progestina etonogestrel.

La tasa de fallas típica del anticonceptivo hormonal combinado en mujeres de menos de cuarenta y cinco años es del 9 por ciento, pero se reduce al 0.3 por ciento cuando se siguen las instrucciones exactas. La diferencia entre el uso típico y el ideal refleja el hecho de que acordarse de tomar la píldora a diario, o cambiarse el parche o el anillo, puede ser complicado para muchas mujeres (incluidas las ginecólogas). Durante la transición menopáusica, la tasa de fallas de esos métodos se reduce en la medida en que cae la fertilidad. Básicamente, si una mujer de cuarenta y siete años olvida tomarse dos píldoras, tiene muchas menos probabilidades de ovular durante esa ventana que una de veintisiete.

La anticoncepción combinada posee algunas ventajas durante la transición a la menopausia:

- **CONTROL DEL SANGRADO ANÓMALO:** regula los periodos y reduce la cantidad de sangre menstrual. La medicación se puede usar de manera continuada, sin placebo y sin una semana de descanso, y en muchos casos las reglas cesarán del todo. Eso no es perjudicial; significa que el revestimiento del útero es fino a causa de las hormonas y, al no haber privación de progesterona, nada desencadena el sangrado.
- **PREVENCIÓN DE SÍNTOMAS DE LA MENOPAUSIA:** cortesía del estrógeno.
- **PROTECCIÓN DE LOS HUESOS:** el estrógeno retrasa la pérdida ósea asociada a la menopausia y puede resultar útil a las mujeres con un riesgo alto de osteoporosis.
- **REDUCE LA TASA DE CÁNCER DE OVARIO Y CÁNCER ENDOMETRIAL:** sin duda un valor añadido.

Los anticonceptivos combinados entrañan algunos riesgos y muchos de ellos se incrementan con la edad, así que debes asegurarte de que esa medicación es segura en tu caso:

- **EFECTOS CARDIOVASCULARES:** el estrógeno incrementa el riesgo de coágulos, ictus e infarto (ver cuadro 5). Los cofactores que incrementan el riesgo de estas complicaciones incluyen la edad, fumar, presión sanguínea alta y un historial de migrañas. Las mujeres que no fuman y no presentan afecciones que incrementen el peligro de ictus o de infarto pueden, por lo general, usar anticonceptivos hormonales combinados hasta los cincuenta y cinco años.
- **DEPRESIÓN:** abunda la investigación sobre este tema, así que las inquietudes planteadas por las mujeres se han evaluado. El mayor estudio sobre la depresión y la anticoncepción hormonal, que data de 2016, sugiere una pequeña correlación entre la píldora y la depresión entre las adolescentes (un caso adicional de depresión por cada doscientas usuarias adolescentes de la píldora), pero los anticonceptivos hormonales no parecen incrementar la depresión entre las adultas. Algunos estudios demuestran incluso que mejoran el estado de ánimo. Es importante reconocer que algunas usuarias afirman haber sufrido cambios en el estado de ánimo al tomar la píldora, pero no sabemos si existe un pequeño número de mujeres que son particularmente vulnerables, si la asociación negativa entre el anticonceptivo y el estado de ánimo se debe a un recuerdo condicionado (pensar en retrospectiva y tratar de relacionar lo que te pasa con un acontecimiento) o si algunas mujeres presentan otros factores de riesgo para la depresión que están relacionados con el hecho de empezar a tomar la píldora pero no causados por esta (por ejemplo, la transición a la menopausia, acné o una nueva pareja sexual). Los anticonceptivos hormonales combinados no están contraindicados en caso de historial de depresión o de estar tomando antidepresivos, pero si una mujer nota que está baja de ánimo tiene que comentarlo con sus proveedores de atención médica.
- **CÁNCER DE MAMA:** algunos datos sugieren un mínimo incremento del riesgo entre las usuarias de anticoncepción hormo-

nal combinada, pero muchos de esos estudios tenían limitaciones. En general, el riesgo de cáncer de mama sería como máximo de un caso adicional de cada 7,690 mujeres (igual que con el DIU hormonal). Las mujeres que han tenido cáncer de mama no deberían usar ninguna forma de anticoncepción hormonal.

Otros trucos para emplear anticoncepción hormonal combinada:

- **PROCURA ESCOGER LA DOSIS MÁS BAJA DE ESTRÓGENO:** si bien no contamos con datos de calidad que revelen que una píldora con 10-20 mcg de estrógeno sea más segura que otra con 35 mcg, muchas mujeres prefieren emplear la mínima dosis necesaria, siempre que sea posible. Como la recomendación para la THM es tomar la dosis más baja, parece lógico aplicar el mismo principio al estrógeno del anticonceptivo. El parche y el anillo se presentan en una única dosis.
- **SOFOCOS DURANTE LA SEMANA CON EL PLACEBO:** toma la píldora a diario para evitar el intervalo sin hormonas.
- **MINIMIZA EL RIESGO DE COÁGULOS:** algunos datos sugieren que el riesgo podría ser ligeramente mayor con la píldora anticonceptiva que contiene la hormona drospirenona y el parche. Si no hay una razón de peso para usar esos productos, mejor evitarlos.
- **LA PÍLDORA NO ENGORDA:** la idea de que la píldora engorda está muy extendida y puede llevar a algunas mujeres a evitar este método, pero diversos estudios lo desmienten. Se llevó a cabo un estudio comparativo entre mujeres que tomaban la píldora y otras que usaban el DIU de cobre y hubo un ligero incremento de peso, el mismo en ambos grupos. Como las mujeres que habían optado por el DIU de cobre habían ganado la misma cantidad de peso, el motivo no podían ser las hormonas. Es posible que los cambios vitales que llevan a las mujeres a empezar a usar un anticonceptivo, como un cambio en las relaciones, motive el aumento de peso.

CUADRO 5: RIESGO DE COÁGULOS CON LA ANTICONCEPCIÓN HORMONAL, LA THM Y EL EMBARAZO

	RIESGO DE COÁGULOS SANGUÍNEOS*
Riesgo base	1-5/10,000 mujeres al año
THM oral	8-9/10,000 mujeres al año
Anticonceptivos con estrógeno	3-15/10,000 mujeres al año
Embarazo	5-20/10,000 mujeres al año
Posparto	40-65/10,000 mujeres al año

* Como el riesgo se incrementa con la edad, las mujeres de edades comprendidas entre cuarenta y cuarenta y cinco años se encontrarán en la zona más alta de cada segmento de riesgo.

Píldora de progestina sola (minipíldora)

Estas píldoras solamente contienen una progestina, así que no suben la presión sanguínea y no presentan el riesgo levemente incrementado de coágulos, ictus e infarto que se ha observado en los anticonceptivos que contienen estrógeno. Únicamente existe una píldora solo con progestina o minipíldora en el mercado estadounidense y canadiense (a fecha de julio de 2020) y contiene noretisterona. A diferencia del anticonceptivo oral combinado, el mecanismo principal de acción es la mucosa cervical inhóspita, igual que el DIU de progestina (mucosa cervical inhóspita sería un nombre genial para un grupo punk). Alrededor del 40 por ciento de los ciclos son ovulatorios con la píldora de noretisterona.

La tasa de fallas típica de la minipíldora es del 9 por ciento, pero desciende a menos del 1 por ciento entre las mujeres de más de cuarenta, seguramente a causa del descenso de la fertilidad. Las píldoras de progestina sola tienen un estrecho margen de error; por ejemplo, hay que tomarlas a la misma hora cada día, en una ventana de tres horas, para que su eficacia sea óptima. La reducción de la fertilidad con la edad ofrece protección adicional. Hay una nueva minipíldora en Reino Unido, Europa y otros países que contiene la progestina desogestrel. Una de las marcas es Cerzaette. La ventaja de esta formulación es que ofrece una ventana de doce horas para tomar la píldora y además impide la ovulación, lo que reduce la tasa de fallas.

La minipíldora suele ser muy segura, aunque para algunas mujeres con enfermedad cardiovascular o un historial de ictus los riesgos podrían sobrepasar las ventajas, así que en estos casos habría que pedirle opinión al proveedor de atención médica sobre la seguridad. No hay un límite de edad específico para la píldora de progestina sola y constituyen una buena opción para las mujeres que prefieren anticonceptivos orales pero que presentan alguna contraindicación.

Se pueden tener síntomas de menopausia durante el uso de la minipíldora, como sofocos, pero en ocasiones la progestina puede contribuir a calmarlos, así que la situación puede resultar confusa. La minipíldora contribuye a mejorar también los periodos abundantes o irregulares durante la transición a la menopausia, pero en general es menos efectiva en el control de la menstruación que los métodos con estrógeno.

Anticonceptivos hormonales inyectables

El acetato de medroxiprogesterona de depósito o DMPA es una progestina también conocida por la marca DepoProvera o DepoProgevera. Es un anticonceptivo inyectable que se administra cada doce semanas con una tasa de embarazo del 3 por ciento. El DMPA puede ser un tratamiento eficaz para el sangrado menstrual abundante. El 50 por ciento de las mujeres que llevan empleándolo un año o más dejarán de tener la regla. Sin embargo, un problema del DMPA según las mujeres envejecen es un efecto potencial sobre la pérdida de hueso, y en Estados Unidos el prospecto contiene una advertencia destacada según la cual el uso prolongado se asocia con una reducción de la densidad ósea que podría no ser del todo reversible. La advertencia también avisa de que el DMPA únicamente debería usarse cuando hay otro anticonceptivo adecuado y un máximo de dos años. El aviso se basa en un pequeño estudio sobre adolescentes y salud ósea.

La Organización Mundial de la Salud (OMS) revisó los datos sobre el DMPA y la densidad ósea y concluyó que no debería haber restricciones para las mujeres de edades comprendidas entre dieciocho y cuarenta y cinco años. De los cuarenta y cinco en adelante, se cree que los beneficios del DMPA superan el riesgo potencial de pérdida ósea, pero también es cierto que no existen demasiados datos sobre pérdida ósea y recuperación en mujeres que transitan a la menopausia. Las mujeres que corren un riesgo mayor de osteoporosis tendrán que sopesar el posible impacto negativo sobre los huesos frente a los demás beneficios del DMPA. Para que te hagas una idea, el embarazo y la lactancia también provocan pérdida ósea, pero es reversible.

El DMPA puede incrementar el riesgo de enfermedad cardiovascular e ictus en algunos casos, así que las mujeres con la presión alta que no esté controlada con medicación o que posean otros factores de riesgo para la enfermedad cardiaca tendrán que analizar a fondo con su proveedor de atención médica si este anticonceptivo es seguro para ellas. El DMPA se asocia con un aumento de peso de 2 kg. Muchas personas piensan que la depresión es un efecto secundario habitual de este anticonceptivo. Sin embargo, los estudios no han demostrado esta relación. En consecuencia, igual que pasaba con la píldora/parche/anillo, la depresión no constituye una contraindicación para empezar. Ahora bien, si una mujer tiene la sensación de que el método está afectando a su salud mental, debería dejarlo.

Implante de etonogestrel

El método anticonceptivo más eficaz es un implante en forma de varilla que contiene etonogestrel, una progestina cuyo nombre comercial es Nexplanon. La tasa de fallas es del 0.01 por ciento y su uso está aprobado para un periodo de tres años, aunque su eficacia se prolonga durante cinco. Es habitual el sangrado irregular provocado por el implante, en particular durante el primer año de uso. En general, no es una opción tan buena como otros métodos hormonales para el control de las reglas irregulares. No se asocia a pérdida de densidad ósea o complicaciones cardiovasculares, como el DMPA.

Esterilización

La vasectomía y la esterilización femenina son métodos anticonceptivos irreversibles. La vasectomía es el más seguro, pero no será una opción para todas las mujeres, ya sea por ausencia de una pareja regular, porque tienen múltiples parejas o porque su compañero no está dispuesto a hacerse la intervención. Las conversaciones con las parejas en las que el hombre se niega a someterse a una vasectomía cuando su pareja ha cargado con todos los cambios físicos que implica el embarazo siempre resultan desalentadoras. Habida cuenta de que pocas parejas confían en el preservativo a largo plazo, la mayoría de las mujeres tienen que cargar con el peso de la anticoncepción durante el tiempo que dura la relación heterosexual y, con franqueza, ya va siendo hora de que los hombres se pongan las pilas. La tasa de fallas en la vasectomía es del 0.15 por ciento.

La ligadura de trompas es el método anticonceptivo permanente más empleado. Los tasas varían mucho de un país a otro. En Estados Unidos, la ligadura de trompas es la quinta intervención quirúrgica más habitual y los porcentajes son mucho más altos que en Europa. La esterilización femenina es muy frecuente asimismo en India, Colombia y El Salvador. Las tasas de fallas son inferiores al 0.5 por ciento. El procedimiento requiere anestesia general, que constituye una de las grandes desventajas, ya que incrementa el riesgo, los gastos y los recursos necesarios.

El otro problema es que exige entrar quirúrgicamente en el abdomen, así que existe el riesgo —por pequeño que sea— de dañar inadvertidamente otros órganos o algún vaso sanguíneo importante. El riesgo de complicaciones graves es de menos del 1 por ciento.

La ligadura de trompas se suele realizar mediante laparoscopia (técnica que emplea un telescopio quirúrgico o laparoscopio). Normalmente requiere dos pequeñas incisiones, pero también se puede llevar a cabo poco después del parto con una incisión debajo del ombligo (ligadura de trompas posparto). Mediante laparoscopia, las opciones son extirpar las trompas de Falopio por completo o colocar unas pinzas permanentes para bloquear las trompas (la extirpación reduce el riesgo de cáncer de ovario un 50 por ciento). Técnicamente es más complicado extirpar las trompas inmediatamente después del parto, así que cuando se practica una operación posparto las trompas se atan o se cortan en lugar de retirarse.

Algunas mujeres notifican cambios en el ciclo menstrual tras una ligadura de trompas, algo que se conoce como el síndrome posligadura de trompas, pero los estudios no han hallado relación y una ligadura de trompas no afecta a la edad natural de la menopausia. La diferencia entre periodos tras una ligadura de trompas podría deberse al hecho de que, tras la intervención, muchas mujeres dejan la píldora anticonceptiva con estrógenos y, sin el control que esta proporciona, su patrón menstrual —reglas irregulares— se manifiesta. Recuerda, la transición a la menopausia es una época en que la menstruación se comporta de un modo anómalo, así que la irregularidad menstrual a los pocos años de una ligadura de trompas, a finales de la treintena o principios de la cuarentena, es esperable. Una mujer que se esté planteando someterse a una ligadura de trompas debería sopesar cómo se sentiría si más adelante empezara a tener reglas abundantes y/o irregulares —o incluso a los pocos años de la intervención— y le recomendaran anticonceptivos hormonales. Si piensa que deploraría su decisión, tal vez debería replantearse sus opciones.

Preservativos

Tanto los masculinos como los femeninos (también llamados preservativos internos) son opciones excelentes. El preservativo masculino tiene una tasa de fallas del 13 por ciento y el femenino del 21 por ciento a lo largo de un año. Los preservativos protegen asimismo de las enfermedades de transmisión sexual (ETS), cuya incidencia está en auge en todos los grupos de edad. Las tasas de la clamidiasis prácticamente se han duplicado entre los adultos de edades comprendidas entre los cincuenta y cinco y los sesenta y cuatro años y las de tricomoniasis son más altas en las mujeres mayores de cuarenta años que en las de edades comprendidas entre veinticinco y treinta y cinco años. Las razones son complejas. Muchas personas dan por supuesto, equivocadamente, que no hay que preocuparse por las ETS más allá de los cuarenta. Sin embargo, los niveles inferiores de estrógeno en la vagina a esa edad podrían incrementar el riesgo de contraer algunas ETS. Las mujeres que han mantenido una relación de larga duración y que ahora vuelven a salir con gente, tal vez se sientan incómodas comprando preservativos o no estén familiarizadas con el protocolo de los mismos. (No es demasiado directo llevar los tuyos ni es de mala educación insistir; además, ¿tú crees que alguien a quien no le importa tu salud se va a preocupar demasiado de tu orgasmo?).

La disfunción eréctil o DE de los hombres se incrementa con la edad; hacia los cuarenta años, alrededor de un 40 por ciento de los hombres experimentan algún grado de disfunción eréctil, y el porcentaje se incrementa un 10 por ciento con cada década (el 50 por ciento de los hombre de cincuenta; el 60 por ciento de los hombres de sesenta, y así sucesivamente). Muchos hombres afectados de DE no son capaces de llevar un preservativo masculino. En cierto estudio el 46 por ciento de los hombres heterosexuales de cincuenta años o mayores notificaron problemas para mantener la erección cuando usaban preservativo. Un buen modo de sortear los problemas relativos a los preservativos, aparte de una conversación directa sobre expectativas y seguridad así como buscar tratamiento para la disfunción eréctil, es el preservativo femenino. Estos profilácticos se insertan vaginalmente y no dependen de la calidad de la erección. El preservativo femenino también se puede usar analmente.

Los preservativos protegen asimismo el ecosistema vaginal. Diversos estudios han demostrado que reducen la incidencia de la vaginosis bacteriana, que es la perturbación del ecosistema de la vagina, cuyas consecuencias son flujo, irritación y mal olor. La vaginosis bacteriana incrementa además el riesgo de contraer otras ETS, como VIH o gonorrea, en caso de exposición.

Gel anticonceptivo

Hay un nuevo gel anticonceptivo en el mercado llamado Phexxi; rima con sexy. Las usuarias tienen que insertarse el producto con un aplicador antes de mantener relaciones. El gel crea un medio ácido e impide que la eyaculación eleve de manera temporal el pH de la vagina (es lo que permite al esperma sobrevivir en la vagina para poder nadar hasta el cérvix y ascender al útero).

El Phexxi cuesta de 250 a 275 dólares la caja de doce (de 210 a 235 euros aproximadamente). «Sí, es lindo, pero, ¿merece que use el Phexxy?» podría decir Elaine Benes en el meme de la esponja de *Seinfeld*. Bromas aparte, es genial contar con otro anticonceptivo utilizado en el momento que controlan las mujeres. Phexxi tiene una tasa de fallas del 27 por ciento aproximadamente a lo largo de un año, así que es aún menos eficaz que los preservativos. En el estudio inicial, cerca del 18 por ciento de las mujeres desarrollaron escozor vaginal o vulvar. Las personas con ETS recurrentes no deberían usarlo.

Anticoncepción poscoital

Hay dos medicamentos orales para la anticoncepción poscoital, normalmente conocidos como la píldora del día después: 1.5 mg de levonorgestrel (una progestina, comercializada con el nombre de Plan B) y 30 mg de acetato de ulipristal (un fármaco que bloquea la progesterona, comercializado con el nombre de Ella). Estos métodos funcionan retrasando o inhibiendo la ovulación el tiempo suficiente para que el esperma muera. El método de levonorgestrel retrasa/inhibe la ovulación dos días y el ulipristal lo hace cinco días. Estas diferencias, junto con el hecho de que el peso corporal afecta menos al ulipristal, explican seguramente por qué este último es más eficaz.

El DIU de cobre también es un método anticonceptivo de emergencia excelente, porque es instantáneamente tóxico para el esperma y la respuesta inflamatoria puede afectar también a la calidad del óvulo. Se trata del método más eficaz (ver cuadro 6).

Si la ovulación ya hubiera tenido lugar, la medicación oral no sería efectiva. El cobre, al dañar el esperma, seguiría siendo útil en cualquier momento de la ovulación. No existen contraindicaciones médicas para ninguna de las píldoras del día siguiente. Los efectos secundarios más habituales son náuseas temporales y dolor de cabeza. También podría provocar sangrado irregular.

CUADRO 6: ANTICONCEPCIÓN POSCOITAL

* Probabilidad de concepción el día más fértil del ciclo.

MÉTODO	DÍAS DESPUÉS DEL COITO	RIESGO DE EMBARAZO	ACCESIBILIDAD	INFLUENCIA DEL PESO
Ninguno (como referencia)	N/A	10 %*	N/A	N/A
Lovonorgestrel	Hasta 72 horas	2.2 %	Venta libre en EE. UU., Canadá, Reino Unido, Australia y otros países	Menos efectivo para IMC ≥ 25
Ulipristal	Hasta 5 días	1.4 %	Con receta en EE. UU. y Canadá, venta libre en otros países	Menos efectivo para IMC ≥ 30
DIU de cobre	Hasta 5 días, algunos estudios sugieren hasta 10	0.1 %	Requiere visita al médico	No

Tener a mano un anticonceptivo poscoital es una estrategia estupenda para las mujeres que emplean métodos sujetos a error (píldora, parche, anillo, inyección, preservativo y demás), así como para aquellas que no creen precisar un anticonceptivo y luego cambian de idea. Buscar la farmacia más cercana en el Strip de Las Vegas a los cuarenta y cuatro cubierta de sudor frío a pesar del calor asfixiante no es una situación nada divertida. #elqueavisanoestraidor #mehapasado

Métodos basados en la observación de la fertilidad

Los métodos anticonceptivos basados en la observación de la fertilidad se conocen a menudo como planificación familiar natural o método del calendario. Abarcan una gran variedad de sistemas que requieren monitorizar distintos marcadores biológicos, como la duración del ciclo menstrual, la mucosa cervical, la temperatura corporal, la posición cervical y los niveles de hormonas en orina para predecir ventanas fértiles en las cuales la concepción es más probable. Para evitar el embarazo durante los días fértiles se practica la abstinencia o se emplea algún otro método. Las tasas de fallas abarcan del 2 al 34 por ciento, aunque muchos de esos métodos no han sido estudiados de manera adecuada. La dificultad de monitorizar los distintos marcadores, la imprevisibilidad de los mismos en algunas mujeres y la necesidad de abstinencia periódica o anticoncepción de refuerzo contribuyen a las altas tasas de fracaso.

La irregularidad del ciclo menstrual y las fluctuaciones de los niveles hormonales durante la transición a la menopausia dificultarán el seguimiento de esos marcadores biológicos. Contamos con un único estudio de ciento sesenta mujeres de edades comprendidas entre los cuarenta y los cincuenta y cinco años que usaban el método de la observación de la fertilidad. La tasa de embarazo fue de seis de cada cien participantes al año, o 6 por ciento. No hubo embarazos entre las mujeres de cuarenta y cuatro años o más, pero si tenemos en cuenta el escaso número de participantes no podemos saber si el resultado se debe a la tasa inferior de embarazos a esa edad o a la efectividad del método; en consecuencia, no es posible ofrecer conclusiones al respecto.

EN RESUMIDAS CUENTAS

- Las mujeres deberían considerarse capaces de concebir hasta que lleven dos años sin menstruar cuando son menores de cincuenta o un año sin tener la regla para las de cincuenta o más.
- El DIU Mirena, insertado a una mujer de cuarenta y cinco años o más, es un método anticonceptivo de gran efectividad hasta los cincuenta y cinco y se puede usar para llevar a cabo la transición del anticonceptivo a la progestina de la THM.
- El DIU de cobre insertado a los treinta y cinco años o más será efectivo hasta la menopausia.
- Muchas mujeres pueden usar un anticonceptivo oral con dosis bajas de estrógeno hasta los cincuenta años y este podrá tratar numerosos síntomas de la transición a la menopausia.
- Los anticonceptivos de venta libre, los preservativos (tanto masculinos como internos), el Phexxi y la anticoncepción poscoital son también opciones excelentes.

Cuarta parte

TOMAR LAS RIENDAS DEL CAMBIO

Capítulo 24

Bienvenida a mi menofiesta: cómo aborda una ginecóloga la menopausia

Mientras escribía este libro he pensado a menudo en mi madre, un detalle curioso si tenemos en cuenta que nuestra relación era espantosa. Muchas mujeres acuden a sus madres, a veces para pedir información o consejo, pero también para mirarse en ellas como en un espejo mágico: ¿será la experiencia de sus progenitoras un presagio de lo que les depara el futuro?

Yo, en cambio, cuando era joven quería ser lo opuesto a mi madre y como nunca hablamos de nada relativo a salud reproductiva —no le gustaba que fuera ginecóloga y se preguntaba si no podría hacer algo útil por las mujeres y ser una radióloga que interpretase mamografías—, me he preguntado por qué este libro me inducía a volver la vista atrás. Mis motivos abarcaban mucho más que su osteoporosis.

Empecé a reflexionar sobre su transición a la menopausia, que al principio del libro describía como «volcánica». Sus cambios de humor, su ira y la crueldad con que me trató en esa época todavía me duele. Mi madre padeció una depresión toda su vida y desarrolló una depresión posparto severa después de mi nacimiento, así que sería lógico, desde una perspectiva biológica, que su salud mental se hubiera visto aún más comprometida durante la transición a la menopausia. No disculpo su crueldad, pero la idea me permite experimentar más empatía hacia ella de la que me creía capaz. No tenía a nadie con quien hablar de sus síntomas y, si bien había hormonas disponibles en la década de 1970 y la habrían ayudado, nadie se las ofreció. Su familia vivía en Inglaterra y no tenía amigas íntimas. Mientras escribía este libro pensaba a menudo en lo sola que debió de sentirse en ese cuerpo que cambiaba y en el terror a que quizá el pozo en el que había caído después de mi nacimiento estuviera a la vuelta de la esquina.

La menopausia depende en tantos sentidos de la perspectiva...

Yo entré en la transición a la menopausia en torno a los cuarenta y cinco años. Me sorprendió que fuera tan tarde porque mi madre ya había dejado la menopausia atrás a esa edad. Lo achaqué al hecho de no fumar y haber tomado la píldora anticonceptiva muchos años. Pero quién sabe.

Me vino la regla por última vez a los cincuenta años exactos. Sufrí unos cuantos sofocos, en particular por la noche, hasta cosa de un año antes de mi periodo final, cuando rápidamente se convirtieron en un engorro. Intenté vestirme en capas de manera creativa, pero tener menos ropa que arrancar solo sirvió para que me enfadara un poquito menos cuando experimentaba un sofoco.

Como les sucede a tantas mujeres, los sofocos y los sudores nocturnos empeoran durante los meses de verano. De hecho, este verano —que ha sido horriblemente caluroso— he sufrido bochornos de una intensidad que llevaba mucho tiempo sin experimentar. No paro de presionarme el parche de estrógeno por si sirve de algo, pero no funciona así (el estrógeno se absorbe despacio), así que mi gesto es tan útil como apretar el botón de peatones de un semáforo.

Un detalle interesante que he observado en relación a mis sofocos es que nunca aparecen cuando estoy al aire libre, por mucho calor que haga. Jamás he sufrido un sofoco corriendo o montando en bici, aunque esté acalorada y sudorosa. Me gustaría saber si los experimento y no los noto o si de verdad se producen con menos frecuencia. También me pregunto si les pasará a otras mujeres y si podría servir para explicar las variaciones regionales en relación a los sofocos. O podría ser cosa mía y de mi termostato averiado; la menopausia es así. Igualmente me invaden náuseas durante los bochornos, algo que nunca he visto mencionado. En ocasiones me siento como si hubiera bebido demasiado y necesitara rezar al dios de la porcelana. Pensaba que era la única, pero desde que lo mencioné hace varios años en una publicación del blog, me han escrito varias mujeres para contarme que ellas también creían ser las únicas.

Según se gestaba este libro, empecé a plantearme la cantidad de preguntas que nadie ha formulado, porque durante demasiado tiempo las personas que experimentan la menopausia y que mejor podrían explicar en qué consiste no han tenido un sitio a la mesa de los médicos. O porque hablar de menopausia se consideraba de mala educación o algo que no se hacía, porque ¿quién quiere llamar la atención sobre el hecho de que está envejeciendo? El patriarcado ha controlado la menopausia durante mucho tiempo —exigiendo nuestro silencio y, cuando hablábamos, imponiendo las palabras que debíamos emplear— y todavía estamos pagando el precio.

A menudo me preguntan por qué razón empecé a tomar hormonas y me fascina que la decisión se contemple como algo furtivo. Recuerdo haberle comentado a una periodista que seguía una THM y jadeó de la sorpresa, como si le hubiera dicho que me había acostado en el techo del Museo Británico con un muchacho guapísimo que acababa de conocer en un club londinense sin preguntarle su nombre siquiera. Supongo que su reacción fue un reflejo del importante descenso en el número de mujeres que emplean la terapia hormonal para la menopausia (THM), pero pienso que influye igualmente la falsa idea de que el estrógeno es una manera peligrosa de intentar alargar la juventud.

En ese momento de la conversación le recuerdo a quienquiera que haya preguntado que el estrógeno solo es un fármaco y luego saco a colación el tema de la relación riesgo-beneficio. Me he referido a ella a lo largo del libro, pero creo que vale la pena mencionarla de nuevo, por cuanto pienso que el concepto no se enseña bien y es muy importante. Al hablar de la relación riesgo-beneficio me refiero al riesgo que estamos dispuestas a tolerar para poder obtener un beneficio; una relación distinta para cada persona. A mí nunca se me ocurriría tirarme en paracaídas: ningún beneficio contrarrestaría el riesgo en mi caso, porque odio las alturas. De hecho, me estoy mareando una pizca solo de imaginarme saltando desde un avión. Así pues, como no voy a obtener beneficios, no hace falta que sopese el riesgo. Sin embargo, otras personas que quieran experimentar la emoción del salto tal vez opinen algo distinto. Aquellos que entiendan los mecanismos de seguridad del paracaídas percibirán un riesgo muy inferior al que percibo yo... una inexperta aterrada.

Cuando sopesamos los riesgos, me parece importante plantearnos cómo nos sentiríamos si el peligro potencial se materializara. La mayoría tendemos a contemplar los aspectos positivos más que los negativos.

No obstante, por remota que sea la posibilidad, por ejemplo uno de cada cien mil, no es cero, así que cuando comento el riesgo con mis pacientes siempre les pido que piensen cómo se sentirían si fueran ellas la persona que sufre la complicación.

Las mujeres merecen medicamentos seguros, pero un riesgo en el rango de 1/10,000-1/100,000 al año es muy difícil de prever. La singularidad de esos eventos significa que son prácticamente imposibles de identificar en los ensayos que se llevan a cabo para la aprobación de los fármacos. Es una de las razones principales por las cuales la Agencia Estadounidense de Alimentos y Medicamentos (FDA) requiere seguimiento poscomercialización, que son estudios de más envergadura posteriores a la salida al mercado del medicamento para identificar señales que puedan haber pasado desapercibidas en los estudios originales. También es importante poner en contexto esos riesgos infrecuentes y comentar las consecuencias de no recurrir a una medicación. Cierto análisis calcula que entre dieciocho mil y noventa y una mil mujeres podrían haber muerto de forma prematura, bien porque sus médicos temían el estrógeno, bien por su propio miedo, a lo largo de los diez años posteriores a la publicación de la Iniciativa para la Salud de las Mujeres.

Teniendo presente la osteoporosis de mi madre —teniendo en cuenta su juventud y la gravedad de la enfermedad—, el estrógeno me pareció la mejor opción en mi caso. Decidí que si sufría una fractura y no había empezado una THM, nunca me lo perdonaría. Sopesé el pequeño riesgo de sufrir un cáncer de mama contra los beneficios y decidí que valía la pena en mi caso.

Escogí el estradiol transdermal porque sin duda es el mejor en cuestión de seguridad. Eso no significa que las medicaciones orales no sean seguras, pero si no hay una razón que aconseje especialmente la terapia oral, ¿por qué correr el riesgo más alto de coágulos que entraña, por pequeño que sea? Utilizo un parche que se cambia dos veces a la semana (el parche semanal se me despegaba a los cuatro días). Para mí, el mayor problema eran los restos de adhesivo, que tiene una textura parecida al alquitrán, y me costaba mucho retirármelo de la piel. Siempre llego tarde, así que no estoy segura de disponer del tiempo necesario para aplicarme la loción o el gel de estradiol y esperar a que se seque. Esos detalles de calidad de vida son importantes, porque una terapia no va a funcionar si no eres capaz de seguirla.

Antes de empezar con el estrógeno, practicar el sexo a mis cuarenta y tantos requería un lubricante con base de silicona, pero, por lo visto, pertenezco al 50 por ciento de las mujeres cuyo síndrome genitourinario mejora con la THM. Las terapias vaginales también son opciones excelentes, así que de no haber necesitado estrógeno transdérmico seguramente habría probado el anillo. Como me cuesta mucho acordarme de tomar las medicaciones, cuanto más fácil de usar, mejor.

No albergaba ideas falsas sobre el estrógeno y eso es muy importante. Hay personas que defienden a capa y espada que todas las mujeres necesitan estrógeno y que no hay riesgo de cáncer. Si unos datos de calidad demostraran que el cien por cien de las mujeres deben someterse a una terapia de estrógeno después de la menopausia, las sociedades profesionales, como la Sociedad Norteamericana de la Menopausia (NAMS) o el Colegio Estadounidense de Obstetras y Ginecólogos (ACOG) la recomendarían.

Como ginecobstetra, también fui capaz de orientarme entre las afirmaciones contradictorias de las distintas organizaciones médicas. Saber lo que decían los expertos en menopausia del NAMS sobre el estrógeno fue crucial, porque el Colegio Estadounidense de Médicos considera esta hormona un medicamento de alto riesgo. Si fuera esa la primera información que cae en las manos de alguien sobre el estrógeno, ¿por qué se iba a plantear usarlo para los sofocos o para cualquier otra cosa? Como es obvio, estoy en desacuerdo con el Colegio de Médicos al igual que muchos otros, pero si el proveedor de atención médica se informa sobre la THM en esta organización, es muy posible que aconseje en contra a sus pacientes.

Y, por supuesto, hay personas que no quieren saber nada del estrógeno porque consideran que la menopausia es una fase normal de la vida. Pero eso implica ignorar enfermedades como la osteoporosis y la depresión asociada a la menopausia... y también prescindir de la calidad de vida. ¿Por qué debería una mujer que sufre veinte sofocos al día y lleva semanas sin dormir bien abstenerse de probar el estrógeno, sabiendo que es seguro, para poder llevar una vida mejor? El embarazo es una fase natural de la vida, pero no estaría bien que nos dejasen sin tratar las náuseas matutinas, no nos ofreciesen ayuda para los dolores del parto o se negasen a hacernos una transfusión de sangre después de dar a luz si la pérdida de sangre lo requiriese. Al fin y al cabo, algunas mujeres sufren hemorragias tras un parto por lo demás típico.

La verdad es que muchas mujeres funcionan mejor con estrógeno, por muy diversas razones, y otras muchas no lo necesitan. Por eso es importante saber tanto sobre la menopausia como sea posible, para que cada mujer pueda tomar las decisiones que mejor le funcionen.

Hice algunos cambios en mi vida a consecuencia de la investigación para este libro. He adoptado un plan de ejercicio regular. Sinceramente, estudio tras estudio colocaba el deporte en el grupo de «recomendable». Todos y cada uno. Todavía tengo que mejorar en ese aspecto, porque la vida se complica, pero como cuidado preventivo es excelente. También he perfeccionado una pizca mi dieta. Ahora incluyo más legumbres y he limitado el consumo de leche a dos tazas al día. Estoy explorando una combinación de la dieta Mediterránea y la MIND, de las que hemos hablado en capítulos anteriores.

Encontrar buenas recetas a diario da mucho trabajo, así que obtengo casi todas las mías de la sección gastronómica de *The New York Times*, pero también estoy creando algunas que hacen hincapié en las necesidades nutricionales de las mujeres en la menopausia. Como pescado azul dos veces a la semana y me supone un esfuerzo, pero si no pudiera hacerlo tomaría un complemento de omega 3. También he empezado a tomar un complemento de vitamina D; la producción de vitamina D desciende con la edad y estoy intentando ser más cuidadosa con la protección solar.

Como muchas de mis amigas, tuve la sensación de que la menopausia era un imán para lo que se me antojaban rápidos e indeseables cambios físicos. Me gustaría culpar a las hormonas, pero también tengo que ser sincera. En esa época de mi vida dejé de hacer ejercicio y comía fuera a menudo. Es un factor importante y debo remarcarlo: es muy fácil echarle la culpa a la menopausia cuando puede ser «redoble de tambor» todo lo demás. Igual que es importante no desdeñar a las mujeres que expresan dudas relacionadas con la menopausia, también lo es no culpar de todas nuestras inquietudes a las hormonas y dar por supuesto que el estrógeno es la solución.

Soy consciente de que la THM solo es una parte de mi "*menopuzle*". Además de la dieta, el deporte y los ejercicios de equilibrio, estoy poniendo en práctica las técnicas de la terapia cognitiva conductual con el fin de mejorar los sofocos y tengo presentes el control anual de presión sanguínea, los análisis de lípidos y azúcar en sangre cada dos o tres años (en función de mis resultados), la prueba de densidad ósea y las mamografías. De los cincuenta en adelante hace falta un poquito de mantenimiento.

Soy consciente de que el hecho de ser ginecóloga me otorga grandes ventajas, incluidos mis conocimientos de medicina, del sistema médico y el hecho de que me formé cuando el terror al estrógeno no estaba en pleno apogeo. Pero la menopausia no debería ser un misterio para las mujeres y no constituye un tema menor. La asistencia médica a las mujeres es esto, ni más ni menos.

Capítulo 25

Para terminar: recapitulando

Entender lo que está sucediendo en tu cuerpo y conocer las opciones es una medicina poderosa. Una de las experiencias más habituales en relación a la menopausia, por lo que me dice la gente, es la soledad.

Recuerda la analogía de la canoa que comentábamos al principio del libro: muchas mujeres se sienten como si hubieran emprendido un viaje a solas. Espero que este libro te hay proporcionado orientación para navegar las aguas que tienes por delante o una explicación del viaje que ya has comenzado.

¿Y ahora qué?

Lo primero que debería hacer una mujer que se enfrenta a síntomas que podrían estar relacionados con la menopausia es anotar lo que le está pasando. Llamo a esos síntomas el «factor inquietud». Puede que sean sofocos o una sensación de falta de energía, pero para otras personas podrían ser olvidos o reglas abundantes. Tal vez sea todo lo anterior u otra cosa. Pero sé por experiencia que es mejor tenerlo claro, sobre todo si le vas a pedir ayuda a un proveedor de asistencia médica. A mí personalmente me encanta que mis pacientes me traigan una lista. Prefiero conocer sus síntomas con detalle, porque eso me ayuda a proponerles la mejor terapia y, por supuesto, quiero que se sientan escuchadas.

Cuando las mujeres me preguntan por su menopausia y lo que deberían hacer, sé que se están planteando si deberían tomar hormonas. Confío en que este libro te haya ofrecido información exhaustiva sobre lo que las hormonas pueden y no pueden hacer, además de generar consciencia sobre los riesgos que podría entrañar la terapia hormonal para la menopausia (THM). Tan importante como lo anterior es dar un paso atrás para no centrarse en la THM y ver la imagen completa de la menopausia, no solo para contemplar la experiencia con otros ojos sino también para tener en cuenta las maneras de optimizar la salud a lo largo del proceso. Cuando solo nos fijamos en las hormonas pasamos por alto muchas otras intervenciones importantes, como dejar de fumar, la dieta y el ejercicio. O el valor de la terapia cognitiva conductual para los sofocos, el insomnio y la falta de libido.

Por otro lado, centrarse únicamente en los estrógenos tiene otro peligro. Cuando insinuamos que todas las mujeres necesitan estrógeno durante la transición a la menopausia o la posmenopausia, no estamos haciendo nada más que actualizar el *marketing* sobre las hormonas de los años cincuenta y sesenta. Solo que ahora, en lugar de presentarlas como algo glamuroso, se vende como algo natural y un gesto de autocuidado. La THM no es una tarjeta del Monopoli para salir de la cárcel, aplicada a la menopausia; solo es una pieza del rompecabezas. Para algunas mujeres una gran pieza del rompecabezas y para otras, no tanto.

En lugar de pensar en términos de natural y artificial, es preferible afrontar la menopausia desde los datos objetivos. Al fin y al cabo, es natural desarrollar osteoporosis durante la menopausia e incluso lo es que los estrógenos producidos por los ovarios provoquen cáncer de mama. No es natural que las mujeres posmenopáusicas tengan los niveles de estradiol en sangre que aporta la THM. Nada de eso convierte la menopausia en algo bueno o malo.

El mejor modo de enfocar la menopausia es la información, para que las mujeres puedan saber si lo que les está pasando guarda relación con la menopausia; qué enfermedades podrían tener que afrontar en función de su genética, salud y momento del proceso menopáusico; cuál es la mejor manera de conseguir calidad de vida y salud, y cómo alcanzar esos objetivos sopesando los riesgos. Todo eso solo puede suceder con información certera y sin los prejuicios del patriarcado.

¿Cómo saber si tu proveedor de asistencia médica es el más adecuado?

Tanto si le pides información a tu proveedor de asistencia médica en consulta como si buscas conocimientos en un libro, una revista o una fuente de internet, es importante saber unas cuantas cosas básicas para que puedas decidir si el contenido es fiable o no. Si te has informado online en la Sociedad Norteamericana de la Menopausia (NAMS), en el Colegio Estadounidense de Obstetras y Ginecólogos (ACOG), la Asociación de Obstetras y Ginecólogos de Canadá (SOGC), la Asociación Australiana de la Menopausia (AMS), la Sociedad Internacional de la Menopausia o en cualquier otra asociación profesional, la información estará revisada por expertos que habrán identificado cualquier sesgo.

Un buen modo de empezar a buscar información en internet es no limitarse a usar el motor de búsqueda sino entrar en NAMS o ACOG (o en la Asociación Española para el Estudio de la Menopausia, AEEM), o bien introducir una búsqueda, como «sofocos», y luego añadir «NAMS» o «ACOG» o cualquier otra sociedad médica profesional. De ese modo se filtrarán los resultados de esas organizaciones y aparecerán en las primeras entradas.

La NAMS cuenta también con una acreditación para los proveedores especializados en menopausia. Si bien muchos proveedores de asistencia sanitaria que no están avalados por la NAMS son excelentes profesionales, buscar uno que tenga esa acreditación, si acaso te encuentras en Estados Unidos, te puede ayudar a contar con un experto que ha demostrado un interés importante en ese tema, ha superado un examen de competencia y está al día mediante formación médica constante para conservar su credencial.

¿Qué puedes hacer con la información que te dan o que buscas tú misma? Sin leer el párrafo en cuestión, no puedo decirte si algo es fiable o si debes desconfiar, pero te puedo ofrecer algunas señales de alerta sobre las fuentes de información y los contenidos con los que las mujeres deberían ser cuidadosas cuando busquen información de calidad sobre la menopausia.

- **MEDIR LOS NIVELES DE HORMONAS EN SALIVA:** nunca están indicados. Jamás. Si un proveedor de asistencia médica le recomendara a una amiga mía un análisis de niveles hormonales en saliva, mi consejo sería que pidiera su dinero, diera media vuelta y olvidara todo lo que le hubiera dicho esa persona. Visito a menudo a mujeres que han pagado un dineral por esas pruebas y se llevan un lógico disgusto cuando les digo que no sirven para nada. Con frecuencia, estas pacientes se han realizado el análisis por consejo de un naturópata. Siempre es una conversación complicada explicar por qué los resultados son inútiles; a la gente le cuesta aceptar que algo llevado a cabo en un laboratorio cuyos resultados constan por escrito carece de significado médico. Además, a nadie le gusta escuchar que ha pagado por algo inútil.
- **NIVELES HORMONALES PARA ORIENTAR LA TERAPIA O PARA «VER CÓMO ESTÁS»:** algunos proveedores de asistencia médica recomiendan análisis de sangre para observar los niveles hormonales, por lo general estradiol y FSH (hormona foliculoestimulante), aunque podrían ser otras, para diagnosticar la menopausia, valorar si la menopausia está cerca o gestionar la THM. No están indicados. Del mismo modo que no necesitamos conocer los niveles hormonales para diagnosticar la pubertad, no nos hacen falta para identificar la transición menopáusica o la menopausia. Los niveles hormonales están indicados cuando una mujer tiene menos de cuarenta años,

pero, por lo demás, no sirven para nada y son un derroche de dinero y recursos. Esta recomendación no es un conocimiento médico marginal que solo unos cuantos proveedores de atención médica conocen, sino el protocolo recomendado por la NAMS y la ACOG. Si mi médico me recomendara un análisis de niveles hormonales, siempre me preguntaría: ¿qué otros conocimientos de dominio general ignora?

- **INSISTENCIA EN LA TERAPIA HORMONAL:** algunos proveedores de asistencia médica solamente recomiendan hormonas, y las mujeres se quedan sin conocer las opciones no hormonales o pensando que no funcionan o temiendo los efectos secundarios. Lo he visto a menudo en las pacientes que sufren sofocos; las terapias no hormonales pueden ser muy eficaces para muchas pacientes. Si te vienen con la monserga «¡Hormonas, hormonas, hormonas!» pide una segunda opinión.
- **¿HABLAN DEL ESTRÓGENO COMO SI FUERA LA PANACEA Y CIEN POR CIEN SEGURO?:** el estrógeno puede ayudar a muchas pacientes con algunos síntomas, pero incluso en esos casos en que resulta útil (por ejemplo, para los sofocos) no elimina el cien por cien de los síntomas en todas y cada una de las pacientes. Para mí, esa idea de que el estrógeno es el medicamento mágico para cualquier mujer no es sino un eco de las ideas misóginas según las cuales la menopausia implica decadencia. El estrógeno es una herramienta terapéutica; sirve para una serie de cosas concretas. Como cualquier medicamento, si no es necesario, no tiene sentido emplearlo. Todos los fármacos entrañan riesgos, incluso el estrógeno. Y los riesgos existen, por pequeños que sean.
- **RECOMIENDAN HORMONAS DE FÓRMULACIÓN MAGISTRAL POR ENCIMA DE LAS FARMACÉUTICAS:** no han pasado controles, no están reguladas y los estudios plantean dudas sobre la dosificación. Eso incluye los implantes de testosterona. Nada recomendables.

- **RECOMIENDAN PROGESTERONA TÓPICA:** otro motivo para levantarte y marcharte y/o bloquear en internet. La progesterona no se absorbe tópicamente y confiar en esa forma de protección podría conducir a una mujer a emplear estrógeno y desarrollar un cáncer de endometrio. Abstenerse.
- **EL PROVEEDOR ES ANTIVACUNAS O COMULGA CON OTRAS TEORÍAS DE LA CONSPIRACIÓN MÉDICA:** introduce su nombre y la palabra «vacunas» y luego repite la misma operación con la palabra «fluoruro» (los antifluoruro en el agua son otro grupo habitual de la conspiración médica). Hay muchos que no lo ocultan; de hecho, a menudo es una insignia de honor. Las vacunas son seguras y salvan vidas. El fluoruro en el agua es seguro. Las teorías de la conspiración médica son lo opuesto al pensamiento lógico y racional y no tienen lugar en la medicina. Hay una gran diferencia entre el bienestar o la medicina natural y las teorías de la conspiración, así que mucho cuidado con eso.
- **¿RECOMIENDAN COMPLEMENTOS ALIMENTICIOS ESPECIALES?:** no hablamos de vitamina D u omega 3 ni de suplementos para cuando pudiera haber un déficit (por ejemplo, de hierro). Hablamos de esos multivitamínicos «especiales» para la menopausia o de los brebajes para «reforzar» la glándula suprarrenal o los ovarios. Esas cosas no existen. Los órganos no necesitan refuerzo. Algunos médicos tienen incluso complementos de marca propia con su cara y/o su nombre impreso en el envase. Hablando de recomendaciones interesadas. Esos productos no han pasado las pruebas pertinentes y podrían estar adulterados. Si funcionaran, las sociedades médicas profesionales los recomendarían.
- **¿LA WEB VENDE PRODUCTOS?:** la persona que obtiene beneficio de la venta de un producto no te puede proporcionar información de calidad sobre el mismo. No aceptes consejos sobre la menopausia de personas que tienen tiendas on line con productos específicos para esta etapa. Pueden ser tus proveedores de atención médica o tu tienda, pero no las dos cosas. Las tiendas y la ciencia no deberían mezclarse.

No culpes de todo a la menopausia: Recuerda el diagrama M

Estaba mirando el programa de Oprah sobre las hormonas en el que participó Robin McGraw (la esposa del doctor Phil). Dedicaron los diez primeros minutos del programa al libro que Robin McGraw acababa de publicar y Oprah quería comentar el capítulo sobre la menopausia.

La presentadora explicó a los espectadores que Robin McGraw contaba en su libro que se había abandonado a sí misma por cuidar de los demás. Si bien se aseguraba de que sus hijos se alimentaran de manera saludable y acudieran a todas las revisiones médicas, ella comía pastel para desayunar, golosinas para almorzar en el coche y se puso muy triste cuando sus hijos se marcharon a la universidad. Se sintió fatal.

No se trata de una historia poco habitual y, hasta ese momento, seguí su relato con mucho interés. ¿Cómo resolvió Robin McGraw el problema de unas demandas excesivas y su incesante dedicación para satisfacerlas?

Hormonas bioidénticas.

¿En serio?

Mi pareja, al que llamo cariñosamente «pseudo doctora Jen», le gritó a la pantalla: «Pues claro que te sientes mal. Comes pastel para desayunar y gomitas para almorzar, y estás triste porque tus hijos se marchan a la universidad. ¿Por qué le echas la culpa a la menopausia?».

Buena observación. Piensa en el diagrama M del capítulo 1. La menopausia no es un hecho aislado. El patriarcado se las ha ingeniado para que nos apresuremos a culpar a las hormonas de todo. Mira, a mí también me gustan las respuestas sencillas —incluso a los médicos nos gustan—, pero si una mujer está agotada o se siente desbordada, seguramente se debe a algo más que a la menopausia.

Lleva cuidado con las nuevas terapias

Es muy habitual que las personas —en particular los médicos— tiendan a sacar conclusiones precipitadas, en un sentido positivo, de las pequeñas tendencias que sugieren los estudios. Las mujeres han salido perjudicadas de terapias que no se habían evaluado a conciencia y merecen datos de la mejor calidad. El problema es que eso lleva tiempo y, como es natural, todas queremos respuesta rápidas.

La hora de la verdad reproductiva

Hervía de rabia mientras atravesaba la transición menopáusica y la ira no ha hecho sino aumentar de intensidad. He observado esa misma reacción en otras mujeres y eso me ha llevado a preguntarme el motivo. He tardado un tiempo en ordenar mis pensamientos al respecto, porque reconozco que durante buena parte del tiempo solo tenía ganas de gritar con todas mis fuerzas. Por más que venga bien de momento, gritar a la inmensidad no es un agente especialmente positivo del autocuidado o del cambio. Necesitaba entender el origen de mi rabia, porque solo entonces podría impedir que se apoderara de mi mente y sería capaz de emplear esa energía de manera constructiva. Mientras escribía este libro lo vi claro por fin.

Ser mujer implica convivir con el órdago reproductivo que nos impone la biología. En mi caso eran reglas abundantes, diarrea menstrual y tremendas complicaciones en el embarazo. Otras mujeres afrontan otros obstáculos y sufrimiento, todos ellos consecuencia de una biología programada para mejorar los resultados reproductivos. El sistema no es perfecto, así que unas mujeres sangran demasiado, otras tienen sistemas inmunes que atacan al propio organismo y desarrollan enfermedades como la artritis reumatoide, a algunas les sube la presión durante el embarazo o sufren depresión posparto, y todo eso está «bien» en el gran esquema de las cosas, porque a la evolución le basta con sobrevivir. Pero que la mayoría salga adelante no significa que lo hagan todas.

La imperfecta ecuación de tener un gran cerebro y la capacidad de caminar erguidos —la misma base de la humanidad— solo funciona porque las mujeres hacen de tripas corazón, algunas más que otras. La evolución y todo lo que hemos conseguido dependen literalmente de que las mujeres llevemos a cuestas una carga desproporcionada. Que las mujeres poseen una biología complicada en comparación con la de los hombres no es precisamente un secreto; al fin y al cabo, antes de que la Ley del Cuidado de la Salud a un Precio Asequible se aprobara en Estados Unidos, ser mujer venía a ser poco menos que una enfermedad preexistente.

Por si fuera poco, las mujeres son también las que acostumbran a cargar con las consecuencias financieras de su biología, tanto si tienen hijos como si no. Hay más probabilidades de que tengan empleos peor pagados e incluso cuando ocupan un puesto de la misma categoría que un hombre, a menudo tienen sueldos inferiores. El mejor/peor ejemplo es que a las ginecólogas —casi todas mujeres— les paguen menos por hacer una biopsia vulvar que a los urólogos —casi todos hombres— por llevar a cabo una biopsia del escroto. La misma intervención, la misma capacidad, el mismo nivel de dolor, las mismas consecuencias sexuales... Distinta retribución.

Las mujeres tienen también más probabilidades de realizar trabajos no remunerados: tareas domésticas como cocinar, limpiar y cuidar de los hijos, así como el cuidado emocional en el hogar y en la oficina.

Sobrecargar nuestros cuerpos para rellenar los huecos parece estar codificado en nuestro ADN.

A las mujeres se las confunde para que crean que sus cuerpos —eso mismo que les permite solventar la ecuación cerebros grandes-pelvis pequeñas— son problemáticos y que en consecuencia ellas mismas son problemáticas. Somos sucias, tontas, gordas, asquerosas, débiles o sencillamente unas quejicas. Nos obligan a enfrentarnos con un sistema médico diseñado en gran medida en torno a las necesidades de los hombres y restan importancia a nuestras inquietudes de salud diciendo que «no son para tanto» o nos dicen que nos las inventamos.

Cuando entré en la transición menopáusica, ya estaba enfadada por la desigualdad médica y la carga social que suponía tener útero, ovarios, vagina y vulva; como si fueran el alambre de espinos en una carrera de obstáculos por el fango. Pero después de superar la odisea, lo que me aguardaba no era la gloria sino un reinicio a Mujer 2.0. Una actualización aún menos deseable con otra colección de obstáculos médicos que superar. Más maneras de ser un asco y juzgada inferior a los hombres. Es como si tuvieras que volver a empezar. Pero peor, porque ahora encima te consideran vieja.

Y ahí estaba. El origen de mi rabia era esa hora de la verdad reproductiva. Darme cuenta de que la menopausia no es sino un modo más en que la carga de perpetuar la especie recae de manera desigual sobre las mujeres y un modo más de esgrimir nuestro cuerpo como arma contra nosotras. Es para enloquecer, porque precisamente nuestra biología ha dado a luz literalmente —de la pubertad a la tumba— a la humanidad tal como la conocemos.

A muchas mujeres se les ha inculcado el miedo a la menopausia, como si fuera una fecha de caducidad de su relevancia y una marca de fragilidad, porque eso era lo que pensaban los hombres. De hecho, contamos con datos increíbles que nos dicen exactamente lo contrario sobre la menopausia: que es una época en que las mujeres, a lo largo de la historia, han hecho grandes contribuciones a la sociedad gracias a sus conocimientos y a su edad. Sí, la menopausia provoca síntomas y se asocia con problemas médicos, pero hay maneras de solucionarlos y sin duda no se trata de un estado previo a la enfermedad.

Cuando la sociedad patriarcal nos cuenta la historia de la menopausia, nos narra un relato de juventud perdida, fragilidad y pérdida de relevancia. La historia que debes recordar es la de tu valía, capacidad de decisión y voz propia. Quiero que tengas los conocimientos para disfrutar de una salud óptima al mismo tiempo que exiges un sitio en la mesa, en condiciones de igualdad.

Este es mi manifiesto.

Material complementario

Cuadros complementarios

CUADRO COMPLEMENTARIO 1: PATRONES DE SANGRADO TÍPICOS Y ENFERMEDADES ASOCIADAS EN MUJERES DE CUARENTA HASTA LA EDAD DEL PERIODO FINAL (DANDO POR SUPUESTO QUE EL EMBARAZO ESTÁ DESCARTADO)

PATRÓN DE SANGRADO	TIPO DE SANGRADO	CAUSAS HABITUALES
Periodos regulares	Manchado entre periodos	Pólipo Cáncer/precáncer Infección
Periodos regulares	Abundante o de duración superior a 7 días	Miomas Adenomiosis Cáncer/precáncer Medicaciones/complementos que afectan a la coagulación
Periodos irregulares	Flujo abundante o ligero	Transición menopáusica Anticoncepción hormonal Terapia hormonal de la menopausia Amenorrea hipotalámica Enfermedad tiroidea Niveles elevados de prolactina Cáncer/precáncer
Sangrado tras el coito	Puede abarcar desde manchado hasta un flujo abundante	Pólipo en el cérvix Infección Cáncer/precáncer Inflamación del cérvix

CUADRO COMPLEMENTARIO 2: HIDRATANTES VAGINALES HABITUALES: pH Y OSMOLALIDAD CUANDO SE CONOCEN

PRODUCTO	BASE	pH	OSMOLALIDAD
HyaloGyn	Ácido hialurónico	4.8	1.336
K-Y Liquibeads humectante vaginal	Silicona	N/A	N/A
Moist Again	Agua	5.68	187
Replens	Agua	3.0	1.177
Vagisil íntima gel hidratante	Ácido hialurónico	N/A	N/A
Yes hidratante vaginal	Agua	4.15	250

CUADRO COMPLEMENTARIO 3: HORMONAS VAGINALES DE GRADO FARMACÉUTICO

PRODUCTO	DOSIS DE MANTENIMIENTO	MÁS INFORMACIÓN
Crema de estradiol 0.01 mg/g	0.5–1 g dos veces por semana	Podría ser mejor opción para mujeres con irritación y dolor vestibular y vulvar
Crema de ECE 0.625 mg/g	0.5–1 g dos veces por semana	Podría ser mejor opción para mujeres con irritación y dolor vestibular y vulvar
Anillo de estradiol 7.5 mcg/día	Cambiar el anillo cada 3 meses	En mujeres con prolapso, podría caer. La inserción puede ser dolorosa en algunos casos. En otros (en concreto las que padezcan artritis), la inserción y la extracción podrían plantear problemas. Dosis ultrarreducida*
Óvulo de gel de estradiol 4 mcg	1 dos veces por semana	Sin aplicador y mínima suciedad. Dosis ultrarreducida*
Óvulo de gel de estradiol 10 mcg	1 dos veces por semana	Sin aplicador y mínima suciedad. Dosis ultrarreducida*

(Continúa en la p. siguiente)

(Viene de p. siguiente)

PRODUCTO	DOSIS DE MANTENIMIENTO	MÁS INFORMACIÓN
Comprimidos vaginales de estradiol 10 mcg	1 dos veces por semana	Precargado en aplicador de plástico, para algunas mujeres es un problema el impacto medioambiental.*
DHEA-S 6.5 mg	1 diaria	

* Las opciones de dosis ultrarreducida no parecen generar resultados apreciables de la absorción de estradiol en el torrente sanguíneo y los niveles de estradiol se mantienen en el rango habitual de la menopausia, que corresponde a < 20 pg/ml.

CUADRO COMPLEMENTARIO 4: DOSIS EQUIVALENTES DE DISTINTOS ESTRÓGENOS Y VÍAS DE ADMINISTRACIÓN

	DOSIS EQUIVALENTE	FUENTE
ORAL		
Estradiol	1 mg	Semisintética
ECE	0.625 mg	Natural
EC	0.625 mg	Semisintética
Etinilestradiol	0.005 mg (o 5 mcg)	Semisintética o sintética
Estropipato	0.625 mg	Semisintética
Estrógenos esterificados	0.625 mg	Semisintética
TRANSDÉRMICA		
Parche de estradiol (matriz)	0.05 mg	Semisintético
Parche de estradiol (reservorio)	0.05 mg	Semisintético
Gel de estradiol	Tres marcas diferentes con diferentes vías de administración, ver cuadro complementario 5	Semisintético
Emulsión de estradiol	2 sobres	Semisintético
Aerosol de estradiol	3 aerosoles	Semisintético
VAGINAL		
Anillo de estradiol	0.5 mg	Semisintético

Con un parche matricial el estradiol está en el adhesivo, con el parche reservorio está en un reservorio sobre el adhesivo.

CUADRO COMPLEMENTARIO 5: DOSIS EQUIVALENTES DE GELES DE ESTRADIOL

	DOSIS	ZONA DE APLICACIÓN	NIVELES DE ESTRADIOL
EstroGel	1 pulsación	Brazo, de la muñeca al hombro	35 mcg
Divigel	Sobre de 1 g	Parte superior del muslo	34 mcg
Elestrin	2 pulsaciones	Parte superior del brazo/hombro	37.5 mcg

CUADRO COMPLEMENTARIO 6: PROGESTÁGENOS EN ESTADOS UNIDOS Y EN CANADÁ

PROGESTÁGENO	TIPO	VÍAS DE ADMINISTRACIÓN
Drospirenona	Derivado de espironolactona	Oral
Levonorgestrel	Derivado de testosterona	Oral, intrauterino, transdérmico
Acetato de medroxiprogesterona	Derivado de progesterona	Oral
Acetato de noretindrona	Derivado de testosterona	Oral, transdérmico
Norgestimato	Derivado de testosterona	Oral
Progesterona	Progesterona	Oral, gel vaginal

CUADRO COMPLEMENTARIO 7: REGÍMENES DE PROGESTÁGENO

	PROGESTÁGENO	MÁS INFORMACIÓN
Continuo	Diario	• Transición a la menopausia: puede empeorar irregularidades de sangrado • Posmenopausia: no debería restaurar la regla (la mayoría de las mujeres prefiere no sangrar)

(Continúa en la p. siguiente)

(Viene de p. siguiente)

	PROGESTÁGENO	MÁS INFORMACIÓN
Cíclico	12-14 días/mes	• Transición a la menopausia: menos probable que empeore los patrones de sangrado • Posmenopausia: el 80 % de las mujeres tendrá sangrado leve cada ciclo
Intermitente	3 días sí y 3 días no	• Puede ser útil para mujeres en terapia continua con sangrado posmenopáusico persistente que deseen eliminarlo
Ciclo largo	14 días cada 2-6 meses	• Sangrado más abundante, pero menos frecuente • El más impopular, pues podría no aportar suficiente exposición como para reducir el riesgo de cáncer, requiere exámenes en profundidad y seguimiento especial

CUADRO COMPLEMENTARIO 8: DIU DE LEVONORGESTREL EN ESTADOS UNIDOS (A FECHA DE AGOSTO DE 2020)

MARCA	TOTAL DE HORMONA	HORMONA LIBERADA DIARIAMENTE	USO MÁXIMO (APROBADO POR LA FDA)	USO EXTENDIDO (LOS ESTUDIOS APOYAN EL USO MÁS ALLÁ DE LAS RECOMENDACIONES DE LA FDA)
Mirena	52 mg	20 mcg	5 años	7 años
Lilette	52 mg	18.6 mcg	4 años	5 años
Kyleena	19.5 mg	17.5 mcg	5 años	Sin datos
Slya	13.5 mg	14 mcg	3 años	Sin datos

Apéndices:

APÉNDICE A: SÍNTESIS DE ESTRADIOL, ESTRONA Y TESTOSTERONA A PARTIR DEL COLESTEROL

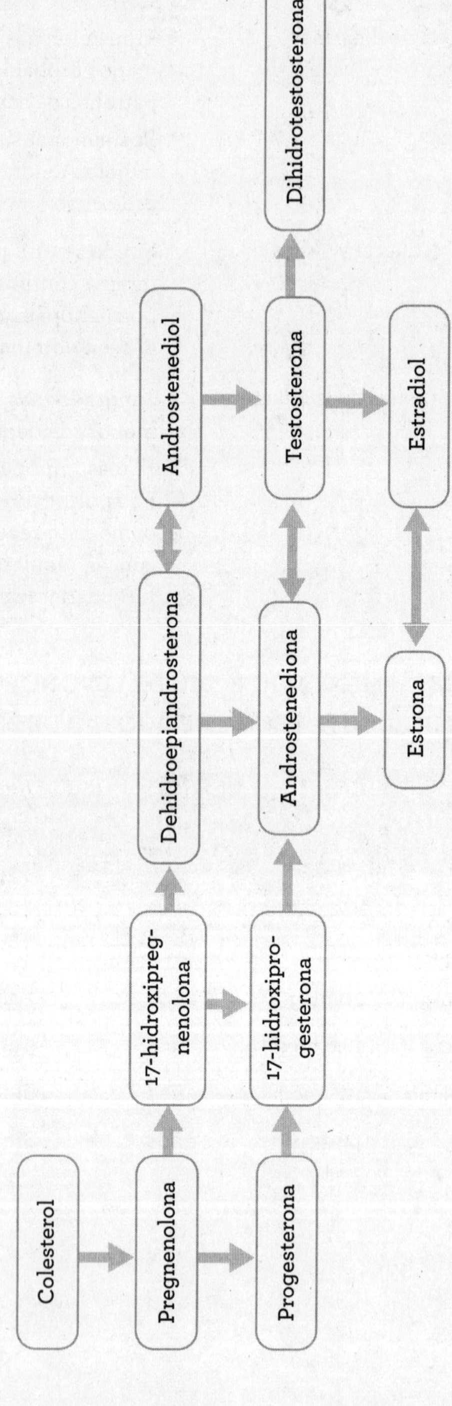

APÉNDICE B: DIETAS DASH, MEDITERRÁNEA Y MIND

DASH	MEDITERRÁNEA	MIND
Cereales integrales, a diario	Cereales integrales, 1-2 raciones por comida principal	Verduras de hoja verde, ≥ 6 raciones por semana
Verdura, a diario	Verdura, ≥ 2 raciones por comida	Otras verduras, ≥ 1 ración por día
Fruta, a diario	Fruta, 1-2 raciones por comida	Bayas ≥ 2 raciones por día
Lácteos, semidescremados o descremados, 2-3 raciones por día	Aceitunas/frutos secos/semillas, 1-2 raciones por día	Cereales integrales ≥ 3 raciones por día
Pollo o pavo, 2 raciones por semana	Papas, ≤ 3 raciones por semana	Pescado ≥ 1 ración por semana
Pescado y marisco, 1-2 raciones por semana, ≤ 2 raciones por día	Legumbres, ≥ 2 raciones por semana	Pollo/Pavo ≥ 2 raciones por semana
Legumbres, 2 raciones por semana	Pescado, marisco ≥ 2 raciones por semana	Frijoles ≥ 3 raciones por semana
Frutos secos, semillas 4-5 por semana	Pollo/pavo/carne blanca, 2 raciones por semana	Frutos secos ≥ 5 raciones por semana
Grasas y aceites 2-3 raciones por día	Huevos 2-4 raciones por semana	Vino, 1 vaso al día
Dulces, ≤ 5 raciones por semana	Lácteos descremados, 2 raciones por día	Mantequilla < 1 cucharada sopera al día
	Carne roja ≤ 1 ración por semana	Queso < 1 ración por semana
	Carne procesada ≤ 1 ración por semana	
	Dulces ≤ 2 raciones por semana	
	Vino tinto, con moderación	

Selección de referencias

Capítulo 1: Un segundo rito de paso

Menopause Practice: A Clinician's Guide, 6.ª ed., C.J. Crandall, editor, North American Menopause Society, 2019.

El Khoudary, S.R., Greendale, G., Crawford, S.L. *et al.*, «The menopause transition and women's health at midlife: A progress report, from the Study of Women's Health Across the Nation (SWAN)», *Menopause*, 2019; 26: 10, 1213.

Epperson, C.N., Sammel, M.D., Bale, T.L. *et al.*, «Adverse childhood experiences and risk for first-episode major depression during the menopause transition», *Journal of Clinical Psychiatry*, 2017; 78.

Capítulo 2: Historia y lenguaje de la menopausia

Dean-Jones, L. Menstrual bleeding according to the Hippocratics and Aristotle. *Transactions of the American Philological Association*, 1989; 119, 177.

Bonnard, J.-B. Trans, L.E. Doherty, V. Sebillotte Cuchet, «Male and female bodies according to ancient Greek physicians», *Clio*, 2014; 37.

Gentle, K.M. *Reclaiming the Role of the Old Priestess: Ritual Agency and the Post-Menopausal Body in Ancient Greece*, Tesis, programa de posgrado en griego y latín, Universidad Estatal de Ohio, 2009.

Stolberg, M., «A woman's hell? Medical perceptions of menopause in preindustrial Europe», *Bulletin of the History of Medicine*, 1999; 73: 3, 404.

Physician, A., *The Ladies Physician Directory*, 1727, Creative Media Partners Llc (edición facsímil), 2018.

Fothergill, J., «On the management proper at the cessation of the menses», *Medical Observations and Inquiries* 5 (1776): 160–86. Reimpreso en F. Churchill, ed. *Essays on the Puerperal Fever and Other Diseases Peculiar to Women.* Selección de los autores de finales del siglo XVIII (1849), 503–516. Sydenham Society Publications, Londres.

De Gardanne, C., *Sur les avis à donner aux femmes qui entrent dans l'âge critique. Tesis*, 1812.

–, *Avisvis aux femmes qui entrent dans l'âge critique*, 1.ª ed., París: De J. Moronval, 1816.

–, De *la ménopause, ou de l'âge critique des femmes*, 2.ª ed., París: Meguig non-Marvis, 1821.

Tilt, E.J., *The Change of Life in Health and Disease*, 2.ª ed., Londres: John Churchill, 1857.

Tillier, An., *Un âge critique. La ménopause sous le regard des médecins des XVIIIè et XIXè siècles. Clio Histoire, femmes et sociétés*, 2005; 21.

Minkin, M.J., Reiter, S., Maamari, R., Prevalence of postmenopausal symptoms in North America and Europe, *Menopause*, 2015; 22:11, 1231.

Capítulo 3: La biología de la menopausia

Burger, H.G., Hale, G.E., Dennerstein, L., Robertson, D.M., «Cycle and hormone changes during perimenopause: The key role of ovarian function», *Menopause*, 2008; 15 (4): 603–612.

Taylor, H.S., Pal, L., Sell, E., *Speroff's Clinical Gynecologic Endocrinology and Infertility*, 9.ª ed., Nueva York: Lippincott Williams & Wilkins, 2019.

Menopause Practice: A Clinician's Guide, 6.ª ed. C.J. Crandall, editor. North American Menopause Society, 2019.

Broekmans, F.J., Soules, M.R., Fauser, B.C., «Ovarian aging: Mechanisms and clinical consequences», *Endocrine Reviews,* 2009; 30; *Journal of Clinical Endocrinology and Metabolism,* 2012; 97.

El Khoudary, S.R., Greendale, G., Crawford, S.L. *et al.,* «The menopause transition and women's health at midlife: A progress report, from the Study of Women's Health Across the Nation (SWAN)», *Menopause,* 2019; 26: 10, 1213.

Tepper, P.G., Randolph, J.F., Jr., McConnell, D.S. *et al.,* «Trajectory clustering of estradiol and follicle-stimulating hormone during the menopausal transition among women in the Study of Women's Health across the Nation (SWAN)», *The Journal of Clinical Endocrinology & Metabolism* 2012; 97 (8), 2872-2880.

The use of Antimüllerian hormone in women not seeking fertility care, Dictamen de comité de la ACOG n.° 773, American College of Obstetricians and Gynecologists. *Obstetrics & Gynecology,* 2019; 133.

de Kat, A., van de Schouw, Y.T., Eijkemans, M.J.C. *et al.,* «Can menopause prediction be improved with multiple AMH measurements? Results from the Prospective Doetinchem Cohort Study», *Journal of Clinical Endocrinology and Metabolism,* 2019; 104 (11), 5024-5031.

Capítulo 4: La ventaja evolutiva de la menopausia

Amundsen, D.W., Diers, C.J., «The age of menopause in classical Greece and Rome», *Human Biology,* 1970; 42.

Pollycove, R., Naftolin, F., Simon, J.A., «The evolutionary origin and significance of menopause», *Menopause,* 2011; 18.

Thompson, M.E., «Comparative reproductive energetics of human and nonhuman primates», *Annual Review of Anthropology,* 2013; 42.

Plinio el Viejo, Historia Natural. <http://perseus.tufts.edu/hopper/text?doc=Perseus% 3Atext%3A1999.02.0137%3Abook%3D7%3Achapter%3D49>.

Social Security Actuarial Life Tables. Último acceso 5/16/20, <https://ssa.gov/oact/STATS/table 4c6.html>.

Gurven, M.D., Gomes, C.M., «Mortality, senescence, and life span», en M.N. Muller, R.W. Wrangham, D.R. Pilbeam, eds., *Chimpanzees and Human*

Evolution, Cambridge, MA: Belknap Press of Harvard University Press; 2017: 181–216.

Shanley, D.P., Kirkwood, T.B.L., «Evolution of the human menopause», *BioEssays*, 2001; 23.

Hawkes, K., O'Connell, J.F., Jones, B., «Hadza Women's time allocation, offspring provisioning, and the evolution of long postmenopausal life spans», *Current Anthropology*, 1997; 38.

Croft, D.P., Johnstone, R.A., Ellis, S. *et al.*, «Reproductive conflict and the evolution of menopause in killer whales», *Current Biology*, 2017; 27.

Schubert, C., «Benefits of menopause: Good fishing, *Biology of Reproduction*», 2015; 92.

El Khoudary, S.R., Greendale, G., Crawford, S.L. *et al.*, «The menopause transition and women's health at midlife: A progress report, from the Study of Women's Health Across the Nation (SWAN)», *Menopause*, 2019; 26: 10, 1213.

Arnot, M., Mace, R., «Sexual frequency is associated with age of natural menopause: Results from the Study of Women's Health Across the Nation», *Royal Society Open Science*, 7: 191020.

Capítulo 5: La cronología de la menopausia

Morris, D.H., Jones, M.E., Schoemaker, M.J. *et al.*, «Familial concordance for age at natural menopause: Results from the Breakthrough Generations Study», *Menopause*, 2011; 18.

Bjelland, E.K., Hofvind, S., Byberg, L. *et al.*, «The relation of age at menarche and age at natural menopause: A population based study of 336.788 women in Norway», *Human Reproduction*, 2018; 33.

Klonoff-Cohen, H.S., Natarajan, L., Chen, R.V., «A prospective study of the effects of female and male marijuana use on in vitro fertilization (IVF) and gamete intrafallopian transfer (GIFT) outcomes», *American Journal of Obstetrics and Gynecology*, 2006; 194: 369–376.

Gargiulo, A.R. Endocrinología de la Reproducción de Yen y Jaffe E-Book. Nueva York: Elsevier Health Sciences. Edición Kindle.

Song, T., Kim, M.K., Kim, M.L. *et al.*, «Impact of opportunistic salpingectomy on anti-Müllerian hormone in patients undergoing laparoscopic hysterectomy: A multicentre randomised controlled trial», *BJOG,* 2017; 124.

Mahal, A.S., Rhoads, K.F., Elliott, C.S., Sokol, E.R., «Inappropriate oophorectomy at time of benign premenopausal hysterectomy», *Menopause,* 2017; 24(8): 947.

Infertility workup for the women's health specialist. Dictamen del comité de la ACOG n.° 781. American College of Obstetricians and Gynecologists, *Obstetrics & Gynecology,* 2019; 133: e377–384.

Parker, W.H., Broder M.S., Liu Z. *et al.,* «Ovarian conservation at the time of hysterectomy for benign disease», *Obstet Gynecol,* 2005; 106.

Hammer, A., Rositch, A.F., Kahlert, J. *et al.,* «Global epidemiology of hysterectomy: Possible impact on gynecological cancer rates», *American Journal of Obstetrics & Gynecology,* 2015; 7.

Ding, N., Harlow, S.D., Randolph, J.F. *et al.,* «Associations of perfluoroalkyl substances with incident natural menopause: The Study of Women's Health Across the Nation», *Journal of Clinical Endocrinology and Metabolism,* 2020; June 3.

Ainsworth, A.J., Baumgarten, S.C., Bakkum-Gamez, J.N. *et al.,* «Tubal ligation and age at natural menopause», *Obstetrics & Gynecology,* 2019; 133.

Gold, E.B., Crawford, S.L., Avis, N.E. *et al.,* «Factors related to age at natural menopause: Longitudinal analyses from SWAN», *American Journal of Epidemiology,* 2013; 178.

Capítulo 6: Cuando la menstruación y la ovulación cesan antes de los cuarenta

«Hormone therapy in primary ovarian insufficiency», Dictamen del comité n.° 698, American College of Obstetricians and Gynecologists, *Obstetrics & Gynecology,* 2017; 129.

«Primary ovarian insufficiency in adolescents and young women», Dictamen del comité n.° 605, American College of Obstetricians and Gynecologists, *Obstetrics & Gynecology,* 2014; 123.

Menopause Practice: A Clinician's Guide, 6.ª ed. C.J. Crandall, editor. North American Menopause Society, 2019.

Andany, N., Kaida, A., de Pokomandy, A. *et al.*, «Prevalence and correlates of early-onset menopause among women living with HIV in Canada», *Menopause,* 2019; 27.

Pan, M.-L., Chen, L.-R., Tsao, H.-M., Chen, K.-H., «Polycystic ovarian syndrome and the risk of subsequent primary ovarian insufficiency: A nationwide population-based study», *Menopause,* 2017; 24.

Christ, J.P., Gunning, M.N., Palla, G. *et al.*, «Estrogen deprivation and cardiovascular disease risk in primary ovarian insufficiency», *Fertility and Sterility,* 2018; 109.

Capítulo 7: Metamorfosis en la menopausia

Strings, S., *Fearing the Black Body: The Racial Origins of Fat Phobia,* Nueva York, NYU Press, 2019.

Hetemäki, N., Savolainen-Peltonen, H., Tikkanen, M.J. *et al.*, «Estrogen metabolism in abdominal subcutaneous and visceral adipose tissue in postmenopausal women», *Journal of Clinical Endocrinology and Metabolism,* 2017; 102.

Menopause Practice: A Clinician's Guide, 6.ª ed., C.J. Crandall, editor, North American Menopause Society, 2019.

Ambikairajah, A., Walsh, E., Tabatabaei-Jafari, H. *et al.*, «Fat Mass changes during menopause: A metanalysis», *American Journal of Obstetrics and Gynecology,* 2019.

Christakis, M.K., Hasan, H., De Souza, L. *et al.*, «The effect of menopause on metabolic syndrome: Cross-sectional results from the Canadian Longitudinal Study on Aging», *Menopause,* 2020; 27.

Davis, S.R., Castelo-Branco, C., Chedraui, P. *et al.*, «Understanding weight gain at menopause», *Climacteric,* 2012; 15.

Pollock, R.D., Carter, S., Velloso, C.P. *et al.*, «An investigation into the relationship between age and physiological function in highly active older adults», *Journal of Physiology,* 2015; 3.

van Gemert, W.A., Peeters, P.H., May, A.M. *et al.*, «Effect of diet with or without exercise on abdominal fat in postmenopausal women—a randomised trial», *BMC Public Health,* 2019; 19.

Capítulo 8: Pensar con el corazón

Zheng, Y., Wen, T.S., Shen, Y. *et al.*, «Age at menarche and cardiovascular health», *Menopause,* 2020; septiembre (preimpresión).

Wang, D., Jackson, C.A., Karvonen-Gutierrez, M.R. *et al.*, «Healthy lifestyle during the midlife is prospectively associated with less subclinical carotid atherosclerosis: The Study of Women's Health Across the Nation», Journal of the American Heart Association, 2018; 7.

Menopause Practice: A Clinician's Guide, 6.ª ed., C.J. Crandall, editor, North American Menopause Society, 2019.

Norris, C.M., Yip, C.Y.Y., Nerenberg, K.A. *et al.*, «State of the science in women's cardiovascular disease: A Canadian perspective on the influence of sex and gender», *Journal of the American Heart Association,* 2020; 9.

Al-Salameh, A., Chanson, P., Bucher, S. *et al.*, «Cardiovascular disease in type 2 diabetes: A review of sex-related differences in predisposition and prevention», *Mayo Clinic Proceedings,* 2019; 94.

Capítulo 9: ¿Hace calor aquí o es cosa mía?

Tepper, P.G., Brooks, M.M., Randolph, J.F. *et al.*, «Characterizing the trajectories of vasomotor symptoms across the menopausal transition», *Menopause,* 2016; 23.

Avis, N.E., Crawford, S.L., Greendale, G. *et al.*, «Duration of menopausal vasomotor symptoms over the menopause transition», *JAMA Internal Medicine,* 2015; 175.

Zeserson, J.M., «How Japanese women talk about hot flushes: Implications for menopause research», *Medical Anthropology Quarterly,* 2001; 15.

Brown, D.E., Leidy Sievert, L., Morrison, L.A. *et al.*, «Do Japanese American women really have fewer hot flashes than European Americans? The HiLo Health Study», *Menopause,* 2009; 16.

Menopause Practice: A Clinician's Guide, 6.ª ed., C.J. Crandall, editor, North American Menopause Society, 2019.

Management of Menopausal Symptoms ACOG. Boletín para la práctica clínica n.° 514. American College of Obstetricians and Gynecologists, 2014.

«Nonhormonal management of menopausal-associated vasomotor symptoms: 2015 position statement of the North American Menopause Society», *Menopause,* 2015; 22.

Kickey, M., «Non-hormonal treatments for menopausal symptoms», *BMJ,* 2017; 359.

Leach, M.J., Moore, V., «Black cohosh (*Cimicifuga spp.*) for menopausal symptoms», *Cochrane Database of Systematic Reviews,* 2012; n.° 9. Art. n.° CD007244.

Liu, Zh., Ai, Y., Wang, W. *et al.,* «Acupuncture for symptoms in menopause transition: A randomized controlled trial», *American Journal of Obstetrics and Gynecology,* 2018; 219.

Depypere, H., Timmerman, D., Doders, G. *et al.,* «Treatment of menopausal vasomotor symptoms with fezolinetant, a neurokinin 3 receptor antagonist: A phase 2a trial», *Journal of Clinical Endocrinology and Metabolism,* 2019; 104.

Capítulo 10: Desbarajuste menstrual

«Management of acute abnormal uterine bleeding in non-pregnant reproductive-aged women». Dictamen del comité n.° 557. American College of Obstetricians and Gynecologists. *Obstetrics & Gynecology,* 2013; 121.

«Management of Abnormal Uterine Bleeding Associated with Ovulatory Dysfunction». Boletín para la práctica clínica n.° 136. American College of Obstetricians and Gynecologists, 2013.

Middleton, L.J., Champanera, R., Daniels, J.P. *et al.,* «Hysterectomy, endometrial ablation, and levonorgestrel releasing system (Mirena) for treatment of heavy menstrual bleeding: Systemic review and meta-analysis of data from individual patients», *BMJ,* 2010; 341.

Beelen, P., Reinders, I.M.A., Scheepers, W.F.W. *et al.,* «Prognostic factors for the failure of endometrial ablation», *Obstetrics & Gynecology,* 2019; 134.

Bulun, S.E., «Uterine fibroids», *New England Journal of Medicine,* 2013; 369.

Manyonda, A.-M., Belli, M.-A., Lumsden, J. *et al.,* «Uterine-artery embolization for myomectomy for uterine fibroids», *New England Journal of Medicine,* 2020; 383.

Schaff, W.D., Ackerman, R.T., Al-Hendry, A. *et al.*, «Elagolix for heavy menstrual bleeding in women with uterine fibroids», *New England Journal of Medicine,* 2020; 382.

Capítulo 11: Salud ósea

«Osteoporosis in menopause». *Journal of Obstetrics and Gynaecology Canada,* 2014; 36.

Jha, S., Wang, Z., Laucis, N. *et al.*, «Trends in media reports, oral bisphosphonate prescriptions, and hip fractures 1996–2012: An ecological analysis», *Journal of Bone and Mineral Research,* 2015; 30.

Menopause Practice: A Clinician's Guide, 6.ª ed., C.J. Crandall, editor, North American Menopause Society, 2019.

Guidelines for Women's Health Care, A Resource Manual, 4.ª ed., American College of Obstetricians and Gynecologists, 2014.

Capítulo 12: Tu cerebro y la menopausia

El Khoudary, S.R., Greendale, G., Crawford, S.L. *et al.*, «The menopause transition and women's health at midlife: A progress report, from the Study of Women's Health Across the Nation (SWAN)», *Menopause,* 2019; 26: 10, 1213.

Bromberger, J.T., Kravitz, H.M., «Mood and menopause: Findings from the Study of Women's Health Across the Nation (SWAN) over ten years», *Obstetrics and Gynecology Clinics of North America,* 2011; 38.

Greendale, G.A., Wight, R.G., Huang, M.H. *et al.*, «Menopause-associated symptoms and cognitive performance: Results from the Study of Women's Health Across the Nation», *American Journal of Epidemiology,* 2020; 171.

Cohen, L.S., Soares, C.N., Vitonos, A.F. *et al.*, «Risk of new onset depression during the menopausal transition», *Archives of General Psychiatry,* 2006; 63.

Greendale, G.A., Karlamangla, A.S., Mali, P.M., «The menopause transition and cognition», *Journal of the American Medical Association,* 2020; doi:10.1001/jama.2020.1757.

Miller, V.M., Naftolin, F., Asthgana, S. *et al.*, «The Kronos Early Estrogen Prevention Study (KEEPS): What have we learned?», *Menopause,* 2019; 26.

Savolainen-Peltonen, H., Rahkola-Soisalo, P., Hoti, F. *et al.*, «Use of postmenopausal hormone therapy and risk of Alzheimer's disease in Finland: Nationwide case-control study», *BMJ,* 2019; 364: l665.

Capítulo 13: La vagina y la vulva

Suh, D.D., Yang, C.C., Cao, Y., Garland, P.A. *et al.*, «Magnetic resonance imaging anatomy of the female genitalia in premenopausal and postmenopausal women», *The Journal of Urology,* 2003; 170: 138–144.

«The 2020 genitourinary syndrome of menopause position statement of the North American Menopause Society», *Menopause,* 2020; 27.

Lindau, S.T., Dude, A., Gavrilova, N., Hoffman, J.N., Schumm, L.P., McClintock, M.A., «Prevalence and correlates of vaginal estrogenization in postmenopausal women in the United States», *Menopause,* 2017; 24: 536–545.

Edwards, D., Panay, N., «Treating vulvovaginal atrophy/genitourinary syndrome of menopause: How important is vaginal lubricant and moisturizer composition?», *Climacteric,* 2016; 19.

Gunter, J. *La biblia de la vagina,* capítulos 1 y 2, Barcelona: Libros Cúpula, 2021.

Shifren, J.L., «Genitourinary syndrome of menopause», *Clinical Obstetrics and Gynecology,* 2018.

Ghandhi, J., Chen, A., Dagur, G. *et al.*, «Genitourinary syndrome of menopause: An overview of clinical manifestations, pathophysiology, etiology, evaluation, and management», *American Journal of Obstetrics and Gynecology,* 2016; Dic.

Rahn, D.D., Carberry, C., Sanses, T.V. *et al.*, «Vaginal estrogen for genitourinary syndrome of menopause. A systemic review», *Obstetrics & Gynecology,* 2014; 124; 5: 1147–56.

Hickey, M., Szabo, R.A., Hunter, M.S., «Non-hormonal treatments for menopausal symptoms», *BMJ,* 2017; 359.

«The Use of Vaginal Estrogen in Women with a History of Estrogen-Dependent Cancer». Dictamen de comité de la ACOG n.º 659, marzo de 2016.

Paraiso, F.M.R., Ferrando, C.A., Sokol, E.R. *et al.*, «A randomized clinical trial comparing vaginal laser therapy to vaginal estrogen therapy in women with genitourinary syndrome of menopause: The VeLVET Trial», *Menopause*, 2019; 27.

Capítulo 14: La salud de la vejiga

Krause, M., Wheeler, T.L., II, Snyder, T.E. *et al.*, «Local effects of vaginally administered estrogen therapy: A review», *Journal of Pelvic Medicine and Surgery*, 2009; 15.

Brubaker, L., Carberry, C., Nardos, R. *et al.*, «American Urogynecologic Society Best-Practice Statement: Recurrent urinary tract infection in adult women», *Female Pelvic Medicine and Reconstructive Surgery*, 2018; 24.

«Urinary incontinence in women». Boletín para la práctica clínica n.° 155. American College of Obstetricians and Gynecologists, *Obstetrics & Gynecology*, 2015; 126: e66–81.

Nicolle, L.E., «Cranberry for prevention of urinary tract infection? Time to move on», *Journal of the American Medical Association*, 2016; 16141.

«Pelvic organ prolapse». Boletín para la práctica clínica n.° 185. American College of Obstetricians and Gynecologists, *Obstetrics & Gynecology*, 2017; 130.

Capítulo 15: Hablemos de sexo

Brotto, L.A., Bitzer, J., Laan, E. *et al.*, «Women's sexual desire and arousal disorders», *Journal of Sexual Medicine*, 2010; 7.

—, Evidence-based treatments for low sexual desire in women, *Frontiers Neuroendocrinology*, 2017; 45.

Moynihan, R., «Evening the score on sex drugs: feminist movement or *marketing* masquerade?», *BMJ*, 2014; 349:g6246.

Female sexual dysfunction. Boletín del ACOG para la práctica clínica n.° 213, American College of Obstetricians and Gynecologists, *Obstetrics & Gynecology*, 2019; 134.

Meixel, A. *et al.*, *Journal of Medical Ethics*, 2015; 41.

Reed, B.G., Bou Nemer, L., Carr, B.R., «Has testosterone passed the test in premenopausal women with low libido? A systemic review», *Journal of Women's Health,* 2016; 8.

«Bremelanotide (Vylessi) for hypoactive sexual desire disorder», *Medical Letter on Drugs and Therapeutics,* 2019; 61.

«Flibanserin (Addyi) for hypoactive sexual desire disorder», *Medical Letter on Drugs and Therapeutics,* 2015; 57.

Brotto, L.A., Basson, R., «Group mindfulness-based therapy significantly improves sexual desire in women», *Behavior Research and Therapy,* 2014; 57.

Segraves, R.T., Clayton, A., Croft, H. *et al.,* «Bupropion sustained release for the treatment of hypoactive sexual desire disorder in premenopausal women», *Journal of Clinical Psychopharmacology,* 2004; 24.

Nurnberg, H.G., Hensley, P.L., Heiman, J.R. *et al.,* «Sildenafil treatment of women with antidepressant-associated sexual dysfunction: A randomized controlled trial», *Journal of the American Medical Association,* 2008; 300.

Shifren, J.L., Davis, S.R., «Androgens in postmenopausal women: A review», *Menopause,* 2017; 24.

Davis, S.R., Baber, R., Panay, N. *et al.,* «Global consensus position statement on the use of testosterone therapy for women», *Journal of Clinical Endocrinology and Metabolism,* 2019; 104.

Davis, S.R., Moreau, M., Kroll, R. *et al.,* «Testosterone for low libido in postmenopausal women not taking estrogen», *New England Journal of Medicine,* 2008; 359.

Capítulo 16: ¿Volveré a sentirme descansada algún día?

Baker, F.C., Lampio, L., Saaresranta, T. *et al.,* «Sleep and sleep disorders in the menopause transition», *Sleep Medicine,* 2018; 13.

Menopause Practice: A Clinician's Guide, 6.ª ed. C.J. Crandall, editor. North American Menopause Society, 2019.

Xu, M., Bélanger, L., Ivers, H. *et al.,* «Comparison of subjective and objective sleep quality in menopausal and non-menopausal women with insomnia», *Sleep Medicine,* 2011; 12.

Kravitz, H.M., Janssen, I., Bromberger, J.T. *et al.*, «Sleep trajectories before and after the final menstrual period in the Study of Women's Health Across the Nation (SWAN)», *Current Sleep Medicine Review,* 2017; 3.

Lampio, L., Polo-Kantola, P., Polo, O. *et al.*, «Sleep in midlife women: Effects of menopause, vasomotor symptoms, and depressive symptoms», *Menopause,* 2014; 21.

Zolfaghari, S., Yao, C., Thompson, C. *et al.*, «Effects of menopause on sleep quality and sleep disorders: Canadian Longitudinal Study on Aging», *Menopause,* 2019; 27.

Capítulo 17: Terapia hormonal para la menopausia

«The "Marker Degradation" and Creation of the Mexican Steroid Hormone Industry 1938–1945, The Historic Chemical Landmarks Program». American Chemical Society.

Wilson, R.A., *Feminine Forever,* Nueva York: M. Evans and Company, 1966.

Reza, A., *Marketing Menopause: An Analysis of How the Marketing of Premarin Changed as Societal Perception of Menopause Changed,* Ottawa: Universidad de Carleton, 2009.

«Menopausal hormone therapy and health outcomes during the intervention and extended poststopping phase of the Women's Health Initiative randomized trials», Informe ejecutivo, *Journal of the American Medical Association,* 2013; October.

Langer, R.D., «The evidence base for HRT: What can we believe?», *Climacteric,* 2017.

Vinogradova, Y., Coupland, C., Hippisley-Cox, J. Use of hormone replacement therapy and risk of venous thromboembolism: Nested case-control studies using the QResearch and CPRD databases. *BMJ* 2019; 364.

Menopause Practice: A Clinician's Guide, 6.ª ed., C.J. Crandall, editor, North American Menopause Society, 2019.

Manson, J.E., Bassuk, S.S., Kaunitz, A.M. *et al.*, «The Women's Health Initiative trials of menopausal hormone therapy: Lessons learned», *Menopause,* 2020; 27.

Capítulo 18: La película de las hormonas

«The 2017 hormone therapy position statement of the North American Menopause Society», *Menopause,* 2017; 24.

Minami, C.A., Freedman, R.A., «Menopausal hormone therapy and long-term breast cancer risk. Further data from the Women's Health Initiative trials», *Journal of the American Medical Association,* 2020; 324.

Reame, N.K., «Estetrol for menopause symptoms: The Cinderella of estrogens or just another fairy tale?», *Menopause,* 2020; 27.

Menopause Practice: A Clinician's Guide, 6.ª ed., C.J. Crandall, editor, North American Menopause Society, 2019.

«Postmenopausal estrogen therapy: Route of administration and risk of venous thromboembolism». Comité de opinión n.° 556. American College of Obstetricians and Gynecologists, *Obstetrics & Gynecology,* 2013; 121: 887–890.

Bagot, C.N., Marsh, M.S., Whitehead, M. *et al.,* «The effect of estrone on thrombin generation may explain the different thrombotic risk between oral and transdermal hormone replacement therapy», *Journal of Thrombosis and Haemostasis,* 2010.

Stute, P., Wildt, L., Neulen, J., «The impact of micronized progesterone on breast cancer risk: A systematic review», *Climacteric,* 2018; 21.

Capítulo 19: Fitoestrógenos, alimentación y hormonas

Rowland, I., Faughnan, M., Hoey, L., «Bioavailability of phytoestrogens», *British Journal of Nutrition,* 2003: 89.

Patisaul, H.B., «Endocrine disruption by dietary phyto-oestrogens: Impact on dimorphic sexual systems and behaviours», *Proceedings of the Nutrition Society,* 2017; 76.

Shappell, N.W., Berg, E.P., Magolski, J.D. *et al.,* «An *in vitro* comparison of estrogenic equivalents per serving size of some common foods», *Journal of Food Science,* 2019.

Zamora-Ros, R., Knaze, V., Luján-Barroso, L. *et al.,* «Dietary intakes and food sources of phytoestrogens in the European Prospective Investigation into cancer and nutrition (EPIC) 24-hours dietary recall cohort», *European Journal of Clinical Nutrition,* 2012; 66.

Steinberg, F.M., Murray, M.J., Lewis, R.D. *et al.,* «Clinical outcomes of a 2-years soy isoflavone supplementation in menopausal women», *American Journal of Clinical Nutrition,* 2011; 93.

Michaëlsson, K., Wolk, A., Langenskiöld, S. *et al.,* «Milk intake and risk of mortality and fractures in women and men: Cohort studies», *BMJ,* 2014; 349.

Capítulo 20: Hormonas bioidénticas, naturales y de formulación magistral

Bhavnani, B.R., Stancyk, F.Z., «Misconception and concerns about bioidentical hormones used for custom-compounded hormone therapy», *Journal of Clinical Endocrinology and Metabolism,* 2012; 97.

«The Clinical Utility of Compounded Bioidentical Hormone Therapy: A Review of Safety, Effectiveness, and Use», Washington, DC: The National Academies Press, 2020.

«Experts slam Oprah and Somers' take on menopause», Newsweek 2/8/09, Último acceso 11/19/20 en <https://newsweek.com/experts-slam-oprah-and-somers-take-menopause-82463>.

Declaracion de la FDA sobre la notificación de eventos adversos relacionados con fármacos formulados para la protección de los pacientes, último acceso 11/19/20 en <https://fda.gov/news-events/press-announcements/statement-improving-adverse-event-reporting-compounded-drugs-protect-patients>.

«Disciplinary order», Prudence Hall, MD, Medical Board California, último acceso 11/19/20 en <http://4patientsafety.org/documents/Hall,%20Prudence%20Elizabeth%202018-08-03.pdf>.

Liss, J., Santoro, N., «Stand firm with science: The compounded bioidentical hormone industry needs major changes in oversight to keep consumers safe», *Contemporary OB/GYN,* 2020; 65.

Capítulo 21: Menodietas

Position of the Academy of Nutrition and Dietetics: Health implications of dietary fiber, *Journal of the Academy of Nutrition and Dietetics,* 2015; 115.

Boutot, M.E., Purdue-Smith, A., Whitcomb, B.W., «Dietary protein intake and early menopause in the Nurses' Health Study II», *American Journal of Epidemiology,* 2017; 187.

Dunneram, Y., Greenwood, D.C., Burley, V.J. *et al.,* «Dietary intake and age at natural menopause: Results from the UK Women's Cohort Study», *Journal of Epidemiology and Community Health,* 2018; 72: 733-740.

Marcason, W., «What are the components to the MIND diet?», *Journal of the Academy of Nutrition and Dietetics,* 2015; 115.

Dinu, M., Pagliai, G., Casini, A. *et al.,* «Mediterranean diet and multiple health outcomes: An umbrella review of meta-analyses of observational studies and randomised trials», *European Journal of Clinical Nutrition,* 2018; 72.

Martínez, Steele E., Galastri Baraldi, L., Laura da Costa Louzada, M. *et al.,* «Ultra-processed foods and added sugars in the US diet: Evidence from a nationally representative cross-sectional study», *BMJ Open,* 2016; 6: e009892.

Hall, K.D., Ayuketah, A., Brychta, R. *et al.,* «Ultra-processed diets cause excess calorie intake and weight gain: An inpatient randomized controlled trial of ad libitum food intake», *Cell Metabolism,* 2019; 19.

Capítulo 22: Menocéuticos

«Nonhormonal management of menopause-associated vasomotor symptoms: 2015 position statement of the North American Menopause Society», *Menopause,* 2015; 22.

«The composition of certain secret remedies», *BMJ,* 1911; 2.

Horwitz, R., *Lydia Pinkham's Vegetable Compound* (1873-1906), Embryo Project Encyclopedia (2017-05-20), ISSN: 1940-5030, recuperado de <https://embryo.asu.edu/pages/lydia-pinkhams-vegetable-compound-1873-1906>.

Manson, J.E., Cook, N.R., Lee, I-Min *et al.,* «Marin n-3 fatty acids and prevention of cardiovascular disease and cancer», *New England Journal of Medicine,* 2019; 380: 23 32.

Yao, P., Bennett, D., Mafham, M. *et al.*, «Vitamin D and calcium for the prevention of fracture: A systematic review and meta-analysis», *JAMA Network Open*, 2019; 2.

Manson, J.E., Bassuk, S.S., «Vitamin and mineral supplements. What clinicians need to know», *Journal of the American Medical Association*, 2018; 319.

Menopause Practice: A Clinician's Guide, 6.ª ed., C.J. Crandall, editor, North American Menopause Society, 2019.

Capítulo 23: Anticoncepción y transición a la menopausia

«Use of hormonal contraception in women with coexisting medical conditions». Boletín para la práctica clínica del ACOG n.° 206. American College of Obstetricians and Gynecologists. *Obstetrics & Gynecology*, 2019; 133: e128–50.

Allen, R., Cwiak, C.A., Kaunitz, A.M., «Contraception in women over 40 years of age», *Canadian Medical Association Journal*, 2013; 185.

The ESHRE Capri Workshop Group, Female contraception over 40, *Human Reproduction Update*, 2009; 15.

«Combined hormonal contraception and the risk of venous thromboembolism: A guideline». Comité para la práctica clínica de la American Society for Reproductive Medicine, *Fertility and Sterility*, 2016.

Menopause Practice: A Clinician's Guide, 6.ª ed., C.J. Crandall, editor, North American Menopause Society, 2019.

Pergallo, R., Polis, C., Jenses, E.T. *et al.*, «Effectiveness of fertility awareness-based methods for pregnancy prevention», *Obstetrics & Gynecology*, 2018; 132.

Fehring, R.J., Mu, Q., «Cohort efficacy study of natural family planning among perimenopausal women», *Journal of Obstetric, Gynecologic, & Neonatal Nursing*, 2014; 43.

Agradecimientos

Las dos personas que más merecen mi agradecimiento son mis hijos, Oliver y Victor. «No puedo, estoy escribiendo» se ha convertido en una frase tan habitual que ellos dejaron de preguntar y, en vez de eso, encontraron maneras de apoyarme al mismo tiempo que se olvidaron de mí. Les debo un montón de actividades postergadas. Perforaremos orejas. Veremos series compulsivamente. Prepararemos nuevos postres. Y espero que al final podamos hacer algún viajecito. No pierdan la soltura que han adquirido para lavar ropa y limpiar la cocina.

Tania Malik, gracias por tus sugerencias y perspicacia. Siempre te agradeceré el tiempo y el esfuerzo que con tanta generosidad has dedicado a ayudarme a materializar este libro. Eres una escritora de gran talento y un tesoro de amiga.

Gracias, Maya Creedman, doctora Lori Brotto, doctora Yoni Freedhoff y doctor Ethan Weis, por sus valiosos comentarios y preguntas.

Muchas gracias a mi familia de Kensington. Han trabajado con ahínco para que este libro cobrara vida y les agradezco su devoción tanto por la biblia como por el manifiesto. Vaya un agradecimiento especial a Esi Sogah, por ser una editora tan maravillosa y paciente y por mantenerme en el buen camino. Esto último es complicado, pero si alguien puede hacerlo, eres tú. Y, Ann Pryor, eres fabulosa se mire por donde se mire. Gracias por colocar mis libros en manos de tanta gente. Y gracias de nuevo a Lisa Clark por las preciosas ilustraciones.

Muchas gracias a Penguin Random House de Canadá, en especial a Amanda Betts y Sharon Klein.

Y a todos los que leen y comparten mis publicaciones, artículos de opinión y cavilaciones en redes sociales. Les agradezco el apoyo, las preguntas y que me pidan cuentas cuando es necesario.

No habría llegado hasta aquí si miles de mujeres no me hubieran confiado su salud. Ha sido un regalo del cielo ser su doctora y espero seguir mereciendo ese privilegio.

Y, por fin, gracias a Todd. Si alguien me hubiera dicho hace unos años que a los cincuenta y tres iba a encontrar al amor de mi vida, le habría contestado con un bufido. Don «Está bien, bueno», claro. Sin embargo, había renunciado hacía mucho a la idea de encontrar a mi media naranja. Y entonces... esto. ¡¡¡Esto!!! Me siento como si estuviera en un universo de Mary Poppins en el que ya hubiera roto y tirado al fuego avergonzada la descripción que escribí de mi hombre ideal, y ya me hubiera olvidado de ella, pero hubieras llegado tú y te hubieras sacado mi lista del bolsillo pegada con cinta adhesiva. Eres mi inspiración, mi amante y mi mejor amigo, y además no me dejas pasar ni una.

Acerca de la autora

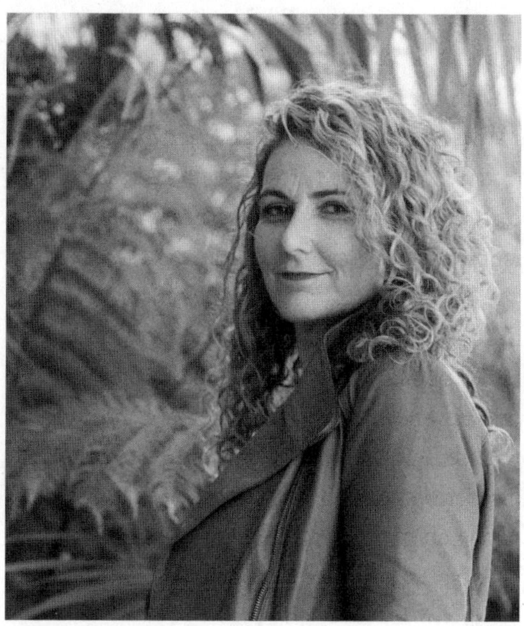

La doctora **Jen Gunter** es una obstetra y ginecóloga con casi tres décadas de experiencia en enfermedades vulvares y vaginales.

Conocida como la ginecóloga de Gray Lady, firma dos columnas para *The New York Times,* llamadas «The Cycle» (mensual) y «You Asked» (semanal), y ha escrito para una amplia gama de medios, incluidos *USA Today, Cosmopolitan, Self* y *The Cut,* entre otros.

La doctora Jen obtuvo el reconocimiento Woman to Watch de la revista *Elle* y, además, es la estrella de la serie *Jensplaining,* producida por la cadena CBC. Su último libro, *La biblia de la vagina* (2021), es una guía de salud para desmitificar todo lo referente a la vulva y la vagina.